はりきゅう
検査・治療学

編集
有馬 義貴 常葉大学

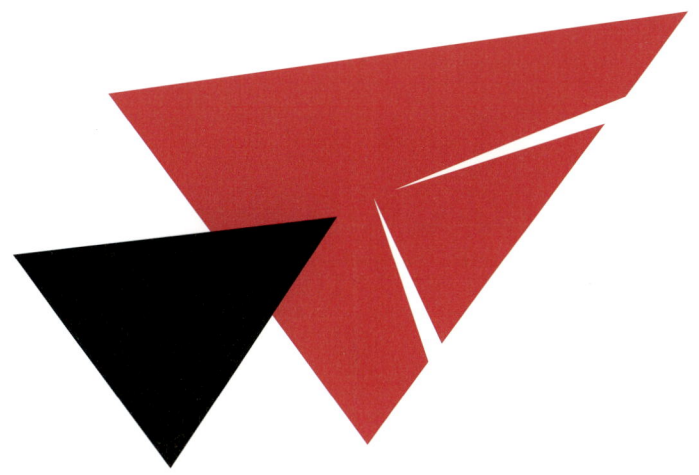

南江堂

■ **執筆者**（五十音順）

有馬　義貴	ありま　よしたか	常葉大学	
石丸　圭荘	いしまる　けいそう	了德寺大学	
木村　啓作	きむら　けいさく	明治国際医療大学	
近藤　史生	こんどう　ふみお	福岡医健専門学校	
角谷　英治	すみや　えいじ	明治国際医療大学	
田口　辰樹	たぐち　たつき	明治東洋医学院専門学校	
谷口　剛志	たにぐち　たけし	明治国際医療大学	
村上　高康	むらかみ　たかやす	常葉大学	
渡辺　康晴	わたなべ　やすはる	明治国際医療大学	

序

　本書は，著者らが「臨床入門」・「はり技術学」という科目で実施してきた講義内容を整理し，現代医学的な視点に基づく鍼灸治療の基礎を身につけるための教育実習書として執筆したもので，『はりきゅう 基礎技術学』の続編にあたる．

　現代医学的な視点に基づく鍼灸治療は，疼痛や運動機能の障害を，解剖・生理学的に整理して，原因と推測される組織に対してアプローチを行う．そこで本書では，第1章で筋組織，第2章で支持組織である関節，第3章では神経組織の一部を学ぶように構成した．同時に，第1章では視診（機能的姿勢検査）と筋の伸展検査，第2章では運動機能検査の基礎である骨運動検査と関節副運動検査，第3章では特殊検査，第4章では骨運動検査各論というように検査の視点を段階的に学ぶ構成としている．そして，検査結果に対する施術の考え方と，実技実習で行いたい施術例を各項で紹介している．

　第1章，第2章では，主に体表へ筋・骨・靱帯を描く作業を通して触診技術を養う．筋・骨・靱帯は大きさ・形・位置が人によって異なり，肢位によってそれらの位置関係は変化する．鍼灸師は正確な位置を触れて確認してから施術を行う．触診技術は本を読み，図を見るだけで修得できるものではない．各項の図と第4章を参考に，多くの人の体に触れて手を育て，体表に描いた結果は教員や技術を持った人に確認してもらうことが大事である．

　第3章で紹介している手順化した検査ルーチンは，臨床実習の効率化と臨床カンファレンスの質を高めるための一つの方策でもある．すなわち，臨床教育の場では，教員が学生に検査を一つ一つ指示して実施させるあるいは学生が一つ一つの検査を選択するのではなく，複数の検査が手順化されたルーチンを指定または選択して実施するのである．検査ルーチンで収集した情報は，除外診断に基づく病態把握を可能とし，より有意義な臨床カンファレンスの土台となる．

　さらに，著者らが授業時間という制約のなかで実施してきた試験問題を，随所に課題として設けている．本書の内容は一読で理解・修得できるものではなく，繰り返し読み，練習と確認を行うことで身につけるものと認識し，課題を達成できるように練習に励んでいただきたい．

　最後に，ご助言をいただいた鷹峰澄子先生，および執筆にあたりご協力いただいた株式会社南江堂の担当者各位に厚くお礼を申し上げる．

　　平成19年10月

　　　　　　　　　　　　　　　　　　　　　　　　　　　　　　有馬　義貴

目　次

第1章　筋・骨格系の視診　……………………………………………… 1

I．総　論　　1

1. 理想姿勢の重心線 …………………… 1
2. 理想姿勢の水平線 …………………… 2
3. 姿勢の変位 …………………………… 3
4. 姿勢筋の分類 ………………………… 4
5. 検査の手順 …………………………… 4
   a. 視診法（機能的姿勢検査） ……… 4
   b. 筋の伸展検査 ……………………… 5

II．頭頸部・肩部　　6

1. 推測のための知識 …………………… 6
   a. 筋の緊張と姿勢 …………………… 6
   b. 推測の例 …………………………… 7
2. 検査の手順 …………………………… 10
   a. 視診法（機能的姿勢検査） ……… 10
   b. 筋の伸展検査 ……………………… 10
3. 触診と施術例 ………………………… 10
   a. 骨の触診 …………………………… 12
   b. 筋の触診と施術例 ………………… 16

III．体幹・骨盤　　21

1. 推測のための知識 …………………… 21
   a. 筋の緊張と姿勢 …………………… 21
   b. 推測の例 …………………………… 24
   c. 運動学的連鎖の考え方 …………… 25
2. 検査の手順 …………………………… 27
   a. 視診法（機能的姿勢検査） ……… 27
   b. 筋の伸展検査 ……………………… 27
3. 触診と施術例 ………………………… 28
   a. 骨の触診 …………………………… 30
   b. 筋の触診と施術例 ………………… 30

IV．骨盤・下肢　　31

1. 推測のための知識 …………………… 31
   a. 筋の緊張と姿勢 …………………… 31
   b. 運動学的連鎖の考え方 …………… 31
2. 検査の手順 …………………………… 35
   a. 視診法（機能的姿勢検査） ……… 35
   b. 筋の伸展検査 ……………………… 35
3. 触診と施術例 ………………………… 35
   a. 骨の触診 …………………………… 36
   b. 筋の触診と施術例 ………………… 39
      □課題 ……………………………… 39

第2章　運動機能検査と鍼治療　　41

Ⅰ．総　論　　41

1. 組織の分類 …………………………… 41
2. 運動機能検査 ………………………… 41
   a. 骨運動検査 ………………………… 43
   b. 関節副運動検査 …………………… 45

Ⅱ．上肢の運動機能検査　　47

1. 肘関節・手関節の構造 ……………… 47
   a. 肘関節の構造 ……………………… 47
   b. 手関節の構造 ……………………… 47
2. 肘関節の運動機能検査 ……………… 47
   a. 骨運動検査 ………………………… 47
   b. 関節副運動検査 …………………… 50
3. 手関節の運動機能検査 ……………… 50
   a. 骨運動検査 ………………………… 50
   b. 関節副運動検査 …………………… 50
4. 触診と施術例 ………………………… 50
   a. 関節と靱帯の触診 ………………… 50
   b. 筋の触診 …………………………… 52
   　□課題 ……………………………… 54
   c. 施術例 ……………………………… 54

Ⅲ．下肢の運動機能検査　　56

1. 股関節・膝関節・足関節の構造 …… 56
   a. 股関節の構造 ……………………… 56
   b. 膝関節の構造 ……………………… 56
   c. 足関節（距腿関節）の構造 ……… 58
2. 股関節の運動機能検査 ……………… 58
   a. 骨運動検査 ………………………… 58
   b. 関節副運動検査 …………………… 60
3. 膝関節の運動機能検査 ……………… 60
   a. 骨運動検査 ………………………… 60
   b. 関節副運動検査 …………………… 62
4. 足関節の運動機能検査 ……………… 62
   a. 骨運動検査 ………………………… 62
   b. 関節副運動検査 …………………… 62
5. 触診と施術例 ………………………… 62
   a. 膝の触診 …………………………… 62
   b. 下腿の触診 ………………………… 65
   c. 足首の触診 ………………………… 67
   　□課題 ……………………………… 67
   d. 施術例 ……………………………… 68

Ⅳ．肩の運動機能検査　　69

1. 肩の関節の構造 ……………………… 69
2. 肩関節の運動機能検査 ……………… 70
   a. 骨運動検査 ………………………… 70
   b. 関節副運動検査 …………………… 70
3. 触診と施術例 ………………………… 70
   a. 関節と靱帯の触診 ………………… 70
   b. 筋の触診 …………………………… 70
   　□課題 ……………………………… 74
   c. 施術例 ……………………………… 74

第3章　特殊検査と鍼灸治療 77

Ⅰ. 検査総論　78

1. 関節可動域検査 ……………… 78
   a. 検査方法 ……………………… 79
   b. 記録方法 ……………………… 79
   c. 推測方法 ……………………… 79
2. 徒手筋力検査 ………………… 80
   a. 検査方法 ……………………… 80
   b. 記録方法 ……………………… 80
   c. 推測方法 ……………………… 81
3. 反射検査 ……………………… 81
   a. 深部腱反射 …………………… 81
   b. 病的反射 ……………………… 83
   c. 表在反射 ……………………… 83
4. 知覚検査 ……………………… 84
   a. 検査方法 ……………………… 85
   b. 記録方法 ……………………… 85
   c. 推測方法 ……………………… 85
5. 神経圧迫・伸展検査 ………… 86
   a. 検査方法 ……………………… 86
   b. 記録方法 ……………………… 86
   c. 推測方法 ……………………… 86
6. 阻血負荷検査 ………………… 87
   a. 検査方法 ……………………… 87
   b. 記録方法 ……………………… 87
   c. 推測方法 ……………………… 87

Ⅱ. 頸部の検査　88

1. 主要検査 ……………………… 88
   a. 前屈（屈曲）ROMとMMT ……… 88
   b. 後屈（伸展）ROMとMMT ……… 90
   c. ジャクソンテスト …………… 90
   d. 側屈ROMとMMT ……………… 90
   e. スパーリングテスト ………… 91
   f. 回旋ROMとMMT ……………… 91
2. 参考検査 ……………………… 92
   a. 頸部引き離しテスト ………… 92
   b. 頸椎叩打検査 ………………… 92
3. 頸部の代表的な疾患と鍼灸治療 … 93
   a. 代表的な疾患 ………………… 93
   b. 治療の考え方 ………………… 94

Ⅲ. 肩の検査　97

1. 主要検査 ……………………… 97
   a. 屈曲（前方挙上）ROMとMMT … 97
   b. スピードテスト ……………… 99
   c. 伸展（後方挙上）ROMとMMT … 99
   d. ストレッチテスト（上腕二頭筋長頭腱伸展テスト） ……………… 99
   e. 外転（側方挙上）ROMとMMT …100
   f. ペインフルアーク徴候 ………101
   g. ドロップアームテスト ………101
   h. 外旋ROMとMMT ………………101
   i. 内旋ROMとMMT ………………102
2. 参考検査 ………………………103
   a. 肩関節のROMとMMT …………103
   b. 肩甲骨の運動機能検査 ………105
   c. ダウバーン徴候 ………………106
   d. ヤーガソンテスト ……………106
3. 肩の代表的な疾患と鍼灸治療 …107
   a. 代表的な疾患 …………………107
   b. 治療の考え方 …………………108
      ■課題 ………………………109

Ⅳ. 上肢の検査　　110

1. 主要検査 …………………………… 110
    a. モーレイテスト ………………… 110
    b. ライトテスト …………………… 112
    c. アレンテスト …………………… 112
    d. ハルステッドテスト …………… 112
    e. イートンテスト ………………… 113
    f. エデンテスト …………………… 113
    g. チネル徴候 ……………………… 114
2. 参考検査 …………………………… 114
    a. フローマン徴候 ………………… 114
    b. ファーレンテスト ……………… 114
    c. フィンケルスタインテスト …… 116
    d. 手のバレー徴候 ………………… 116
    e. リストアレンテスト …………… 116

Ⅴ. 上肢の神経学的検査　　118

1. 主要検査 …………………………… 118
    a. 上腕二頭筋反射 ………………… 118
    b. 腕橈骨筋反射 …………………… 118
    c. 上腕三頭筋反射 ………………… 119
    d. ホフマン反射 …………………… 120
    e. トレムナー反射 ………………… 120
    f. 知覚検査 ………………………… 120
2. 上肢の代表的な疾患と鍼灸治療 …… 121
    a. 絞扼神経障害 …………………… 121
    b. 腕神経叢と上肢の代表的神経 … 125
    c. 施術例 …………………………… 128
       □課題 …………………………… 130

Ⅵ. 腰下肢の検査　　131

1. 主要検査 …………………………… 131
    a. 前屈と指床間距離 ……………… 131
    b. 後　屈 …………………………… 132
    c. 側　屈 …………………………… 133
    d. 回　旋 …………………………… 133
    e. 長母趾伸筋筋力（EHL）………… 134
    f. 長母趾屈筋筋力（FHL）………… 134
    g. ラセーグ徴候 …………………… 134
    h. 大腿神経伸展（FNS）テスト …… 135
    i. 棘突起叩打検査 ………………… 135
    j. 腰椎椎間関節圧迫テスト ……… 135
2. 参考検査 …………………………… 136
    a. トレンデレンブルグ徴候 ……… 136
    b. ネリ徴候 ………………………… 136
    c. ケンプ徴候 ……………………… 137
    d. フリップテスト ………………… 137
    e. エリー徴候 ……………………… 138

Ⅶ. 腰の鑑別検査　　139

1. 主要検査 …………………………… 139
    a. トーマス（股関節屈曲）テスト … 139
    b. 股関節内旋・外旋強制テスト … 141
    c. パトリックテスト ……………… 141
    d. Kボンネットテスト …………… 142
    e. ウィリアムステスト …………… 142
    f. ニュートンテスト ……………… 142
2. 参考検査 …………………………… 143
    a. 股関節屈曲ROMとMMT ……… 143
    b. 股関節伸展ROMとMMT ……… 143
    c. 股関節内転ROMとMMT ……… 144
    d. 股関節外転ROMとMMT ……… 145
    e. 股関節内旋ROMとMMT ……… 145
    f. 股関節外旋ROMとMMT（ペイス徴候）
       ………………………………… 145

Ⅷ. 下肢の神経学的検査　　　147

1. 主要検査 …………………………147
   a. 膝蓋腱反射（PTR）………………147
   b. アキレス腱反射（ATR）…………147
   c. バビンスキー反射 ………………147
   d. 知覚検査 …………………………148
2. 腰部周辺の代表的な疾患と鍼灸治療 …149
   a. 収縮組織障害の代表的な疾患 …………149
   b. 支持組織障害の代表的な疾患 …………149
   c. 神経組織障害の代表的な疾患 …………150
   d. 治療の考え方 …………………………152
   e. 施術例 …………………………………153
   　□課題 ……………………………………156

Ⅸ. 膝の検査①　　　157

1. 主要検査 …………………………157
   a. 膝関節伸展（大腿四頭筋）MMT ………157
   b. 変　形 ……………………………159
   c. 膝蓋骨圧迫テスト ………………159
   d. 膝蓋跳動 …………………………160
   e. 大腿周径 …………………………160
   f. 膝関節屈曲ROM…………………161
2. 参考検査 …………………………161
   a. フェアバンクテスト（アプリヘンジョンテスト）………………………………161
   b. ゾーレンテスト …………………162
   c. 下腿周径 …………………………162

Ⅹ. 膝の検査②　　　163

1. 主要検査 …………………………163
   a. 膝関節内反動揺・外反動揺テスト ……163
   b. 前方・後方引き出しテスト ……165
   c. マクマレーテスト ………………165
2. 参考検査 …………………………166
   a. アプレイの押し下げテスト ……166
   b. アプレイの引き上げテスト ……166
   c. ラックマンテスト ………………167
   d. グラスピングテスト ……………167
3. 膝の代表的な疾患と鍼灸治療 …………168
   a. 代表的な疾患 ……………………168
   b. 治療の考え方 ……………………168
   c. 運動療法について ………………170
   　□課題 ……………………………………171

第4章　骨運動検査のための知識 ……… 173

1. 頸部前屈 …………………………… 173
2. 頸部後屈 …………………………… 174
3. 肩関節90°屈曲（前方挙上）……… 176
4. 肩関節伸展（後方挙上）…………… 177
5. 肩関節90°外転（側方挙上）……… 178
6. 肩関節水平伸展（外分回し）……… 179
7. 肩関節水平屈曲（内分回し）……… 180
8. 肩関節外旋 ………………………… 181
9. 肩関節内旋 ………………………… 182
10. 肩甲骨外転・上方回旋 …………… 183
11. 肩甲骨挙上 ………………………… 184
12. 肩甲骨内転 ………………………… 185
13. 肩甲骨引き下げ・内転 …………… 186
14. 肩甲骨内転・下方回旋 …………… 187
15. 肘関節屈曲 ………………………… 188
16. 肘関節伸展 ………………………… 189
17. 前腕回外 …………………………… 190
18. 前腕回内 …………………………… 191
19. 手関節屈曲（掌屈）………………… 192
20. 手関節伸展（背屈）………………… 193
21. 中手指節（MCP）関節屈曲………… 194
22. 手指近位指節間（PIP）関節, 遠位指節間（DIP）関節屈曲 ……………… 195
23. 中手指節関節伸展（背屈）………… 196
24. 手指外転 …………………………… 197
25. 手指内転 …………………………… 198
26. 母指中手指節関節, 指節間（IP）関節屈曲 ………………………………… 199
27. 母指中手指節関節, 指節間関節伸展 … 200
28. 母指外転 …………………………… 201
29. 母指内転 …………………………… 202
30. 母指・小指対向運動 ……………… 203
31. 体幹前屈 …………………………… 204
32. 体幹回旋 …………………………… 205
33. 体幹後屈 …………………………… 206
34. 骨盤引き上げ ……………………… 207
35. 股関節屈曲 ………………………… 208
36. 股関節伸展 ………………………… 209
37. 股関節外転 ………………………… 210
38. 股関節内転 ………………………… 211
39. 股関節外旋 ………………………… 212
40. 股関節内旋 ………………………… 214
41. 膝関節屈曲および股関節屈曲・外転・外旋 ……………………………… 215
42. 股関節屈曲からの外転 …………… 216
43. 膝関節屈曲 ………………………… 217
44. 膝関節伸展 ………………………… 218
45. 足関節底側屈曲 …………………… 219
46. 足背側屈曲・内反 ………………… 220
47. 足底側屈曲からの内反 …………… 221
48. 足底側屈曲からの外反 …………… 222
49. 中足趾節（MTP）関節屈曲………… 223
50. 足趾節間（IP）関節屈曲…………… 224
51. 中足趾節関節, 母趾趾節間関節伸展 … 225
52. 足趾外転 …………………………… 226
53. 足趾内転 …………………………… 227

付録　筋肉の位置関係と断面図 ……………………………………………………… 229

参考文献 ………………………………………………………………………………… 236

索引 ……………………………………………………………………………………… 237

第1章 筋・骨格系の視診

　コナン・ドイルが生み出した名探偵シャーロック・ホームズは炯眼を持ち，相手をみただけでさまざまなことがわかる人物である．たとえば，1891年に発表された『赤毛連盟（The Red-headed League）』の中で，ホームズは依頼者をみて，手先を使う仕事にしばらく従事していたこと，最近，相当な量の書き物をしていたことを指摘した．右手が左手より一回り大きいことから，右手を使う仕事をして筋肉が発達し，左右の袖口のてかりは机にこすれたものであり，こすれ具合からみて日数が経過していないと判断し，「最近，相当な量の書き物をした」と考えたのである．

　医師や鍼灸師も同様に，患者をみて病変や病変部位を推測する．目から得ることのできる情報の量や推測の精度は，知識の質や量によって大きく異なり，医学知識に結びつけて視診情報をすべて活用することは容易ではない．本章では，基礎的な視診力を養うために骨と筋に関連した視診の考え方を整理する．

I. 総 論

1 理想姿勢の重心線（図1・1）

　はじめに緊張・短縮している筋を見つけ出すために，基準となる理想姿勢の「重心線」を理解する．

　身体を一側から反対側に向かって前後に分ける面を「前額面」，前から後ろに向かって左右に分ける面を「矢状面」，床に平行に体を上下に分ける面を「水平面」という．前額面の前方からみた重心線は眉間，唇，胸骨柄切痕，剣状突起，恥骨結合，左右膝関節の中間点，左右足関節の中間点を通る．前額面の後方からみた重心線は後頭骨中央，第2胸椎棘突起，第2仙椎棘突起，殿部の中心点，左右膝関節の中間点，左右足関節の中間点を通る．矢状面からみた重心線は外耳孔，肩甲骨肩峰突起の中心，大転子の中

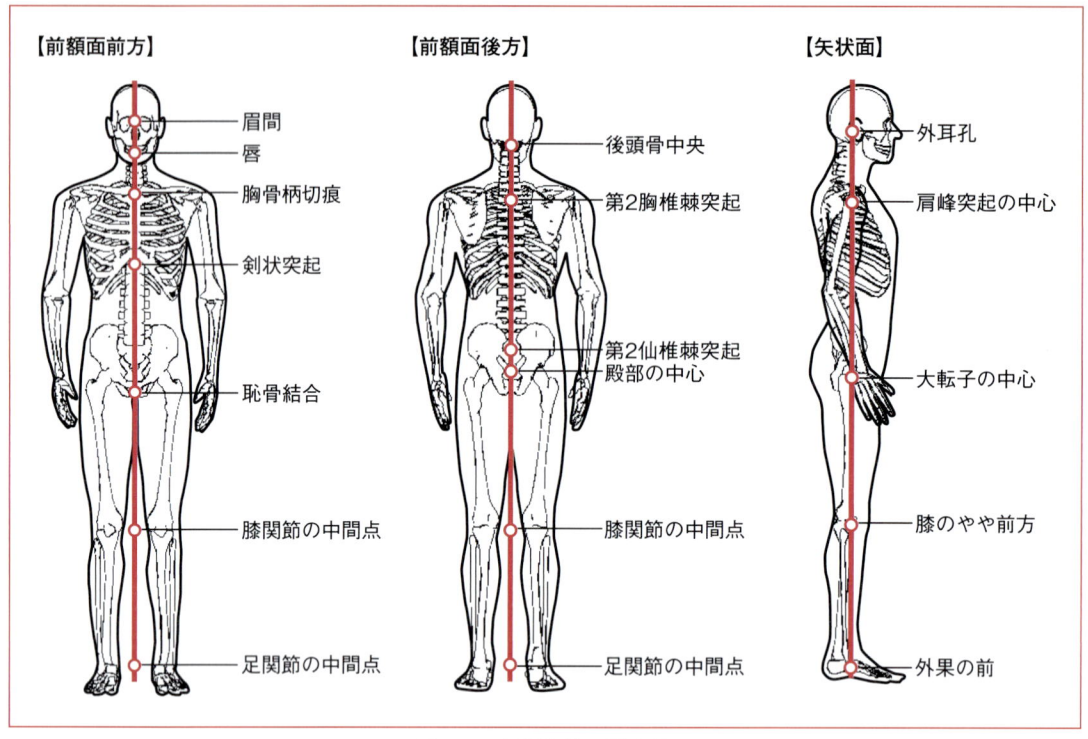

図1・2 理想姿勢の重心線

心，膝のやや前方，外果の前を通る．

2 理想姿勢の水平線（図1・2）

　重心線を観察した後は，左右水平部位を結んだ「水平線」の傾きをみる．
　前額面の前方では耳，肩鎖関節，胸鎖関節，乳頭，第12肋骨下縁，腸骨稜，上前腸骨棘，大転子，膝蓋骨の高さを左右で比較する．前額面の後方は，耳もしくは乳様突起，肩鎖関節，肩甲骨下角，第12肋骨下縁，腸骨稜，上後腸骨棘，大転子の高さを左右で比較し，殿部の高さと形状を観察する．肩峰や肩鎖関節の高さは利き腕がやや低く，乳頭の高さは大胸筋の発達の程度で変わる．第12肋骨下縁は骨格上の相違が多く，左右で高さが異なっても異常ではない．
　矢状面では後頭隆起と頬骨弓下縁を結んだ線，上後腸骨棘と上前腸骨棘を結んだ骨盤の傾きを観察する．頭部や骨盤の線は左右両側面からみて比較する．理想姿勢では後頭隆起と頬骨弓下縁を結んだ線は水平であり，左右両側からみた線は頭部，骨盤部ともに同角度である．その他，矢状面前方では胸部と腹部の輪郭，後方では頸椎の前弯度，胸椎の後弯度，腰椎の前弯度，殿部の形状を観察する．

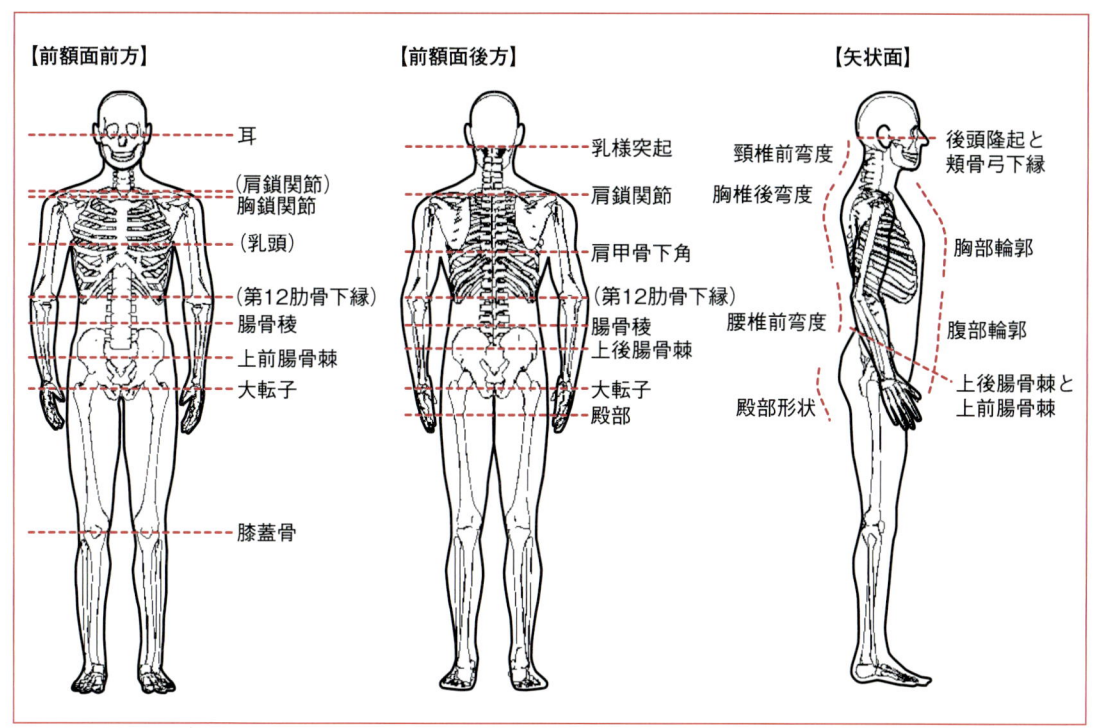

図1・2 理想姿勢の水平線

3 姿勢の変位

　姿勢変位には骨構造が原因となるものと筋が原因となるものとがある．骨構造が原因となる姿勢変位には「構造的姿勢変位」と「機能的姿勢変位」があり，構造的姿勢変位は先天性の構造や配置の異常・骨折・関節脱臼などに起因する姿勢変位であり，機能的姿勢変位（広義）は関節の可動性減少・関節面の運動性減少などに起因する姿勢変位である．筋が原因となる姿勢変位には「整形外科的な姿勢変位」と「機能的姿勢変位」があり，整形外科的な姿勢変位では筋萎縮・筋損傷・筋麻痺などが原因となり，機能的姿勢変位（狭義）では筋緊張・筋短縮・筋弛緩などが原因となる．

　身体の一部が変位すると重心線が変化し，変化した重心を理想的な位置に戻すために身体の別の部分が反対方向へ代償的に変位する．代償変位は，身体の運動学的連鎖（kinematic chain：キネマティックチェーン）によって全身に広がる．つまり，変位は一部位に留まらず，全身へ影響を及ぼすのである．運動学的連鎖のすべてを一度に理解することは難しいため，筋を柔軟にする施術を行うことを前提として，機能的姿勢変位を起こす原因になっていると考えられる緊張筋・短縮筋をみつけるための視診法について整理する．

4 姿勢筋の分類

　筋の分類法には骨格筋，平滑筋，心筋に分ける組織学的な分類や遅筋，速筋に分ける生理学的な分類などがある．姿勢をみるときは，ジェンダ（Janda）らの提唱している運動生理学的な分類を用いると解釈しやすい．それは筋の損傷や物理的ストレスに対する反応によって筋を「姿勢筋」と「相動筋」に分類する方法で，姿勢筋は機能亢進しやすい性質を持ち，緊張・短縮しやすく，相動筋よりも筋力が強い．相動筋は緩みと脆弱化傾向を持ち，機能低下を起こしやすい．姿勢筋には腰方形筋，脊柱起立筋，腸腰筋，大腿筋膜張筋，大腿直筋，内転筋，下腿三頭筋，後脛骨筋などがあり，相動筋には腹直筋，腹斜筋，大腿四頭筋，前脛骨筋，腓腹筋などがある．

　姿勢筋の緊張・短縮は拮抗関係にある相動筋の機能を低下させ，姿勢変位の一因となる．たとえば，体幹の前後では脊柱起立筋が姿勢筋で腹直筋が相動筋であり，脊柱起立筋の緊張は相動筋の腹直筋の機能低下の原因になり，緊張を緩和させることは機能低下を予防することになる．したがって，緊張・短縮している筋をみつけ，緊張を緩和することは臨床上，一定の意義があると考えられる．

　また，脊椎の分節的安定性向上を目的とした運動療法では，「グローバル筋」，「ローカル筋」という分類を行っている．グローバル筋は一般に多関節筋であり，関節可動域の全般にわたって骨運動を起こす力を発生する筋である．ローカル筋は単関節筋であることが多く，関節可動域の全般にわたって骨運動を起こす力を発生することはできないが，グローバル筋の拮抗筋として運動を制御し，豊富に存在する受容器から位置覚の情報を中枢に送り安定性を維持する働きをしている．体幹では腹直筋や脊柱起立筋がグローバル筋であり，腹横筋や多裂筋がローカル筋になる．グローバル筋とローカル筋のバランスの崩れは，関節へのストレスを増加させ，炎症や関節症などを引き起こす原因になると考えられている．そのため，近年では弱っているローカル筋のリハビリテーションが重要視されている．

　これらのことから，筋のバランスの崩れは姿勢変位や機能障害の原因となり，筋の緊張・短縮の緩和や筋力の増強は疾病の予防と治療に有効と考えられていることが理解できる．

5 検査の手順

a．視診法（機能的姿勢検査）

　視診はできる限り薄着で行う．患者に目をつぶり，その場で3〜4回足踏みをして，首を前後左右にゆっくりと2〜3回動かし，目を閉じたまま自然な位置で止まるように指示する．

　検者は前額面の前方と後方の重心線と水平線を観察し，矢状面の重心線と水平線，

体幹の輪郭を観察する．記録は各節（Ⅱ～Ⅳ節）毎の指定の図を複写して用い，重心線から凸になっている方向に向けて「→」を描き入れ，水平線の上がっている方向に「↑」，下がっている方向に「↓」を描き入れる．

b．筋の伸展検査

視診によって緊張筋や短縮筋を推測した後は，検者が他動的に筋の起始部と停止部を離すように患者の関節を動かし，動きと可動域を左右で比較する．筋が緊張・短縮している側は動きが硬く，可動範囲が狭く，最終可動域で緊張や痛みを訴えることが多い．

Ⅱ. 頭頸部・肩部

　本節では，頭頸部・肩部にある筋の緊張・短縮がもたらす姿勢変位を整理し，視診によって緊張もしくは短縮している筋を推測する．そして，推測した筋が緊張・短縮していることを関節可動域から確認し，鍼を用いて緊張・短縮を緩和させた後に，再度，可動域と姿勢を確認する．

1 推測のための知識

　機能的姿勢変位を起こしている緊張筋（きんちょうきん）・短縮筋（たんしゅくきん）を見つけ出すには，筋の起始停止（きしていし）と動作を正しく理解していることが前提となる．

a．筋の緊張と姿勢（図1・3（1）〜（4））

　右胸鎖乳突筋（みぎきょうさにゅうとつきん）緊張による姿勢変位の図（図1・3（2）A）を見本として，他の図について緊張・短縮していると考えられる筋を起始停止を確認して描き入れ，重心線と水平線の移動方向を矢印で示して完成させる．この作業を通して，頭頸部・肩部の変位に関連

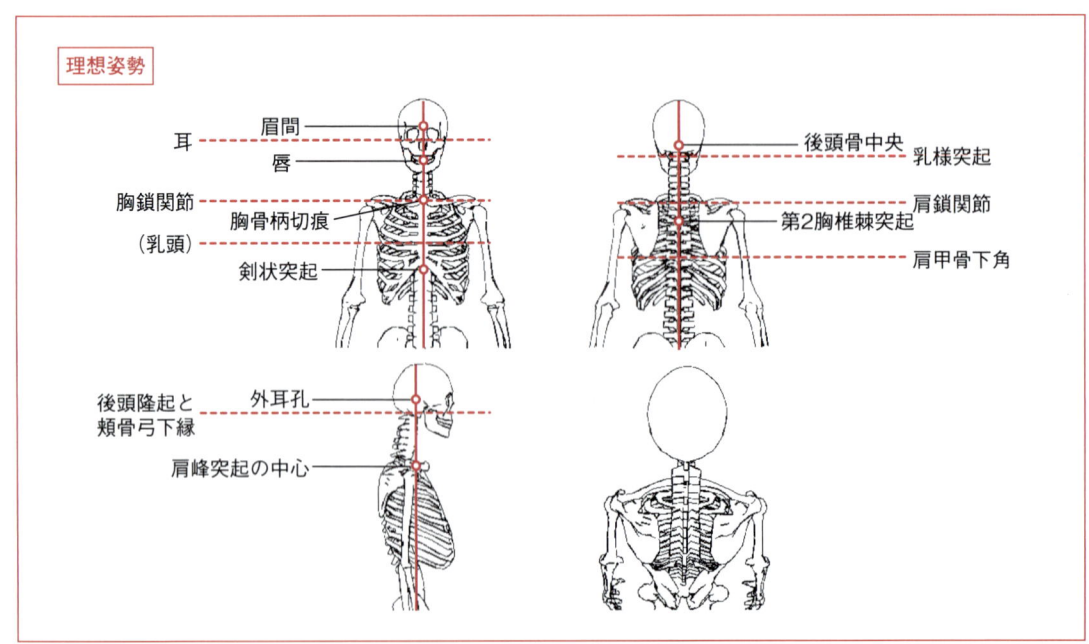

図1・3　頭頸部・肩部の筋緊張と姿勢変位（1）

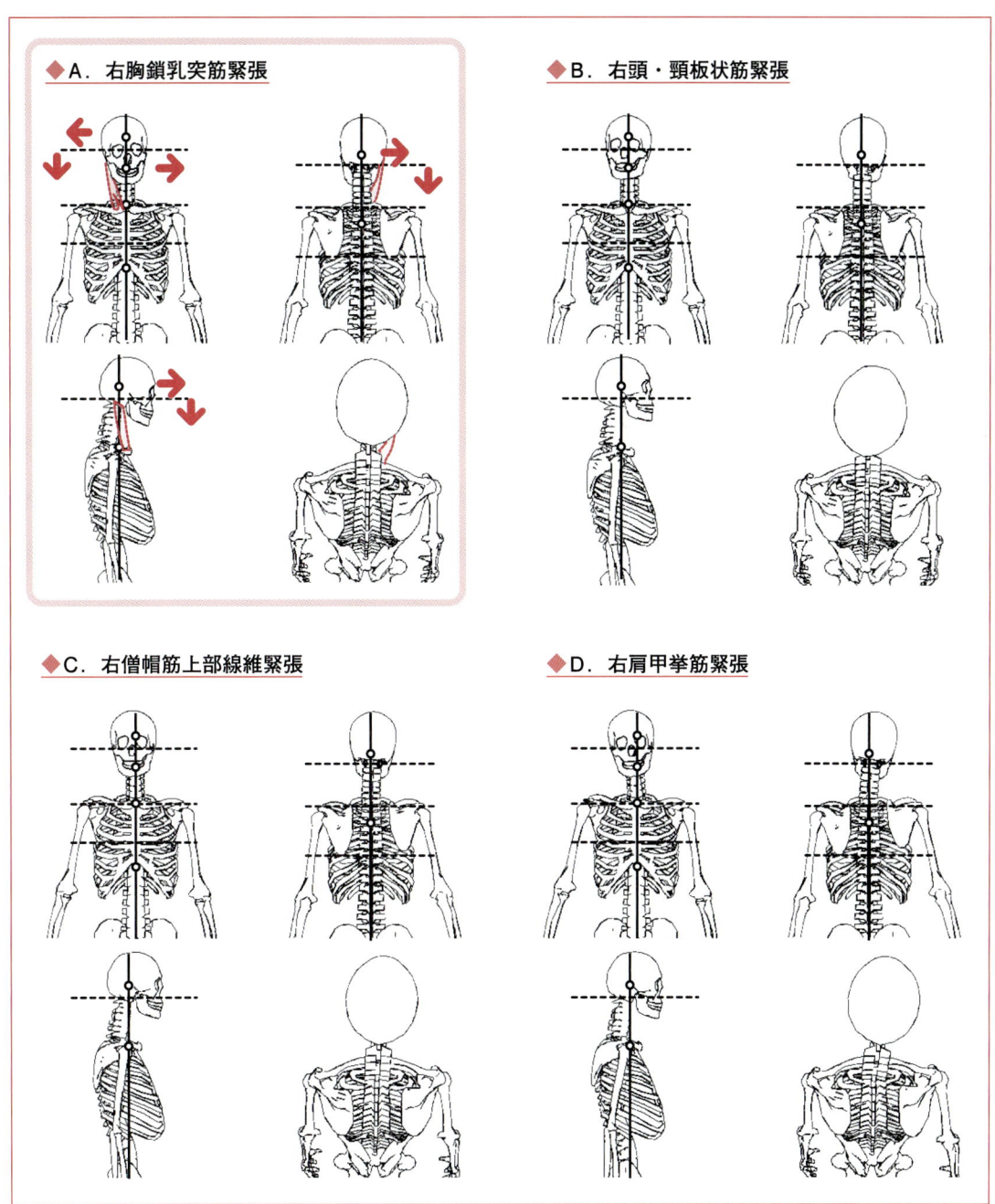

図1・3　頭頸部・肩部の筋緊張と姿勢変位(2)

する筋の知識を整理する．

b．推測の例

1）前額面前方の重心線から眉間・顎が移動し，左右乳様突起の高さが異なる

緊張筋として第一に胸鎖乳突筋を疑う（**図1・3(2) A**）．胸鎖乳突筋は頭部の安定や回

◆E．右脊柱起立筋緊張　　　　　　　　◆F．右烏口腕筋・三角筋前部線維緊張

◆G．右菱形筋緊張　　　　　　　　　　◆H．右小円筋・棘下筋緊張

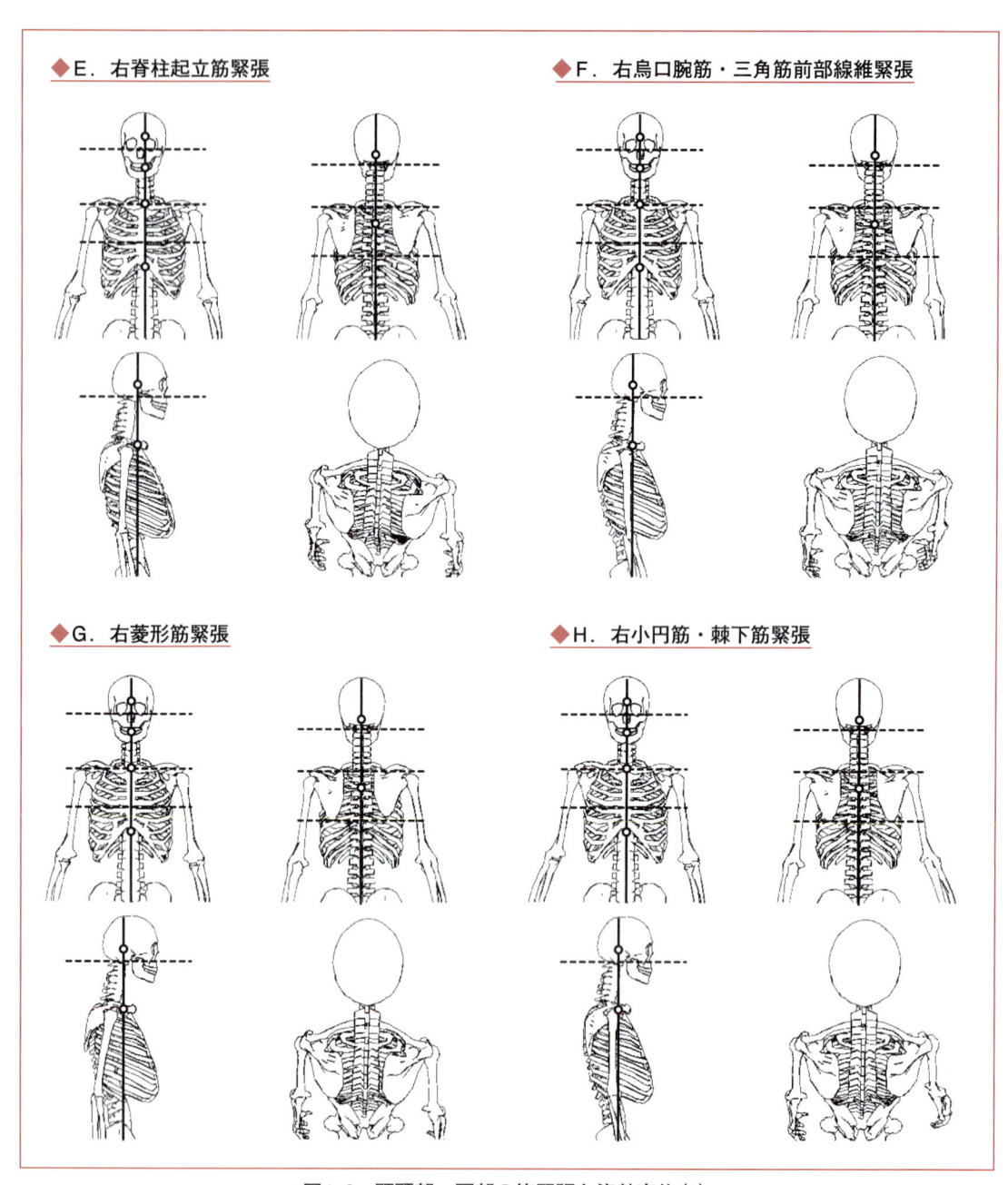

図1・3　頭頸部・肩部の筋緊張と姿勢変位(3)

旋および屈曲動作に深く関与する．この筋に緊張があれば側頭部・後頸部の凝り感，頭痛，斜角筋間隙の狭小化による胸郭出口症候群，頸部椎間板ヘルニアの原因になる．一側の胸鎖乳突筋が緊張・短縮を起こしている場合は頭部が前屈し，健側に回旋，患側に側屈を起こす．

2）肩の高さが異なる

緊張筋として僧帽筋上部線維を第一に疑う（図1・3(2) C）．僧帽筋は頭部と肩の動

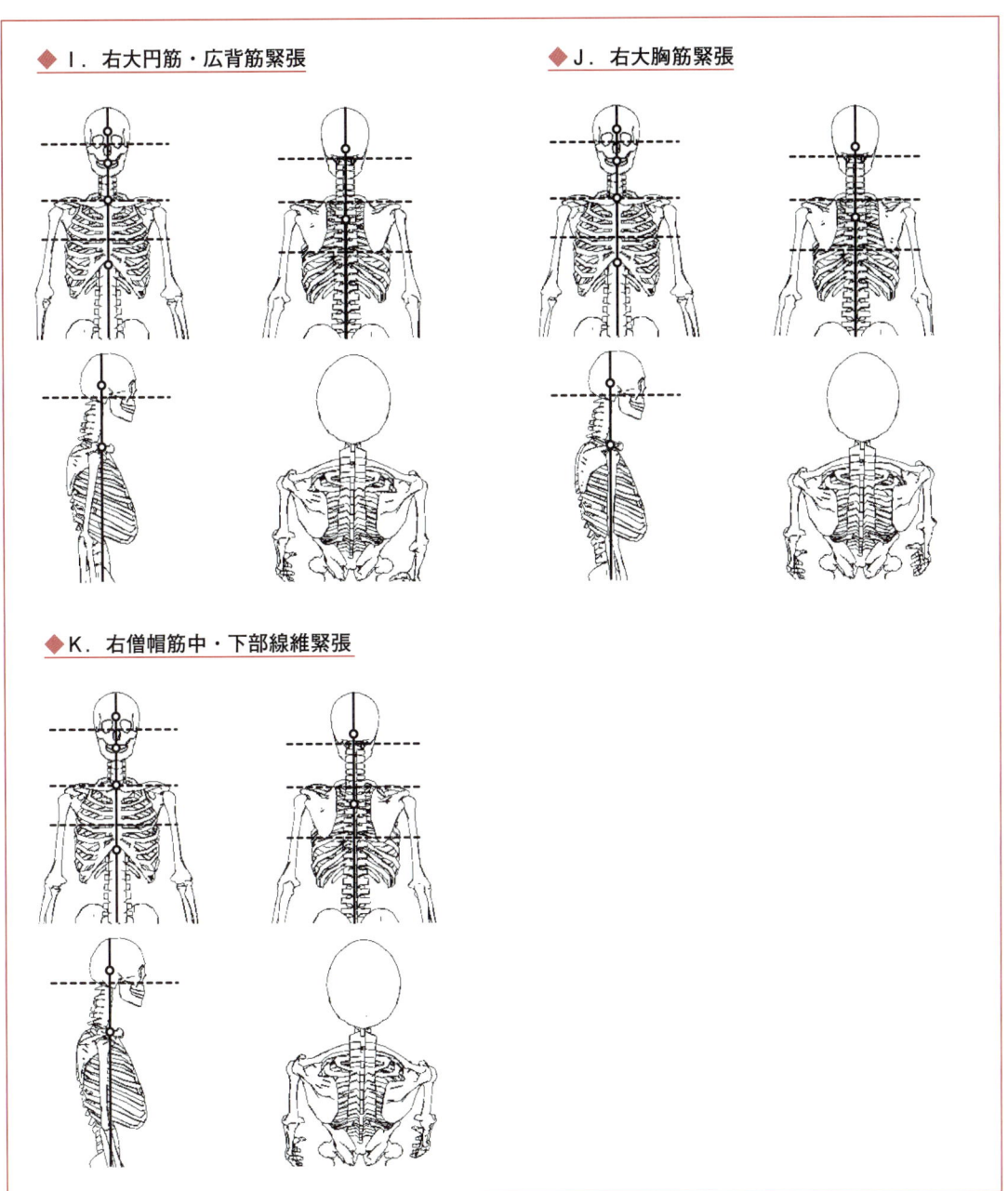

図1・3 頭頸部・肩部の筋緊張と姿勢変位（4）

作を調整し，上肢下垂位では鎖骨と肩峰を中継として，腕をぶら下げた状態で常に緊張を保っている．この筋に緊張があれば，後頸部・肩甲上部・肩甲間部の凝りや変形性頸椎症などの原因になる．一側の僧帽筋上部線維が過緊張・短縮を起こしている場合は，左右で僧帽筋傾斜角度が異なり，患側の肩が挙上する．これに伴って頭部がわずかに伸展し，健側にやや回旋，患側に側屈を起こす．

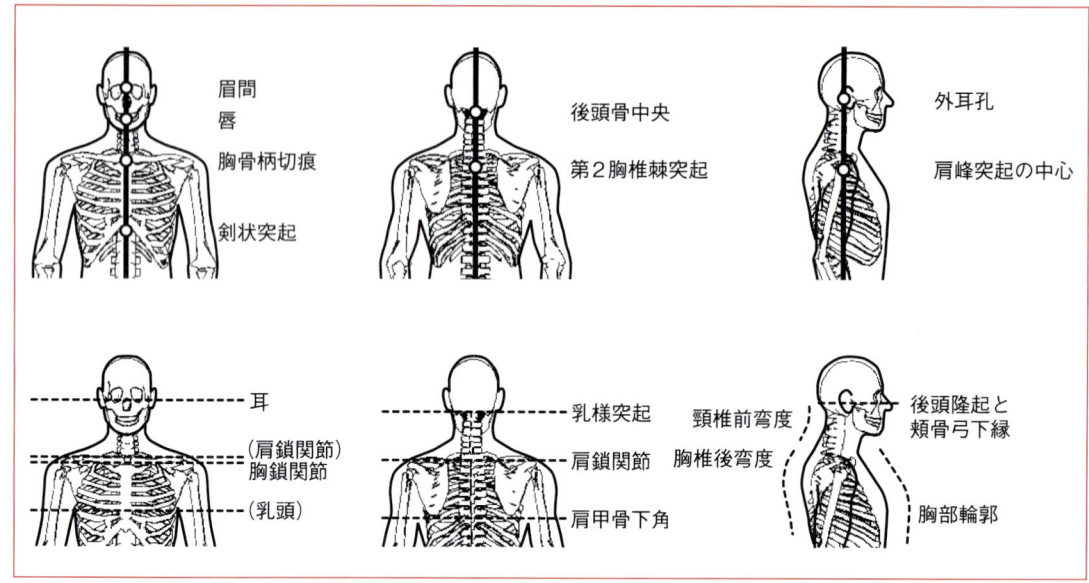

図1・4　頭頸部・肩部の視診記録図

3）肩甲骨下角の高さが異なる

緊張筋として肩甲挙筋を疑う（図1・3（2）D）．肩甲挙筋の緊張・短縮がある場合は，患側の肩幅がわずかに短縮し，頭部がやや側屈する．肩甲骨の位置や角度に違いがあれば菱形筋，小円筋，棘下筋，大円筋など（図1・3（3），（4）G〜I）の緊張を考える．

2　検査の手順

a．視診法（機能的姿勢検査）

記録は図1・4を複写して用い，重心線から凸になっている方向に向けて「→」を描き入れ，水平線の上がっている方向に「↑」，下がっている方向に「↓」を描き入れる．

b．筋の伸展検査

図1・5（1）〜（3）は筋を伸展させる動作を整理するためのものである．筋の起始停止を確認して描き入れ，筋の伸展方法を確認する．

3　触診と施術例

患者に，胸当てを使用してベッドに額をつけた腹臥位を指示する．胸当ての上辺は肩の高さにくるようにし，肩関節を90°外転させて腕をベッドの横に置かせる（図1・6（1））．この状態で患者の外後頭隆起，上項線，乳様突起を確認し，第7頸椎〜第12胸椎棘突起，肩甲骨，鎖骨外側3/4，胸鎖乳突筋の後部下縁，頭板状筋，頸板状

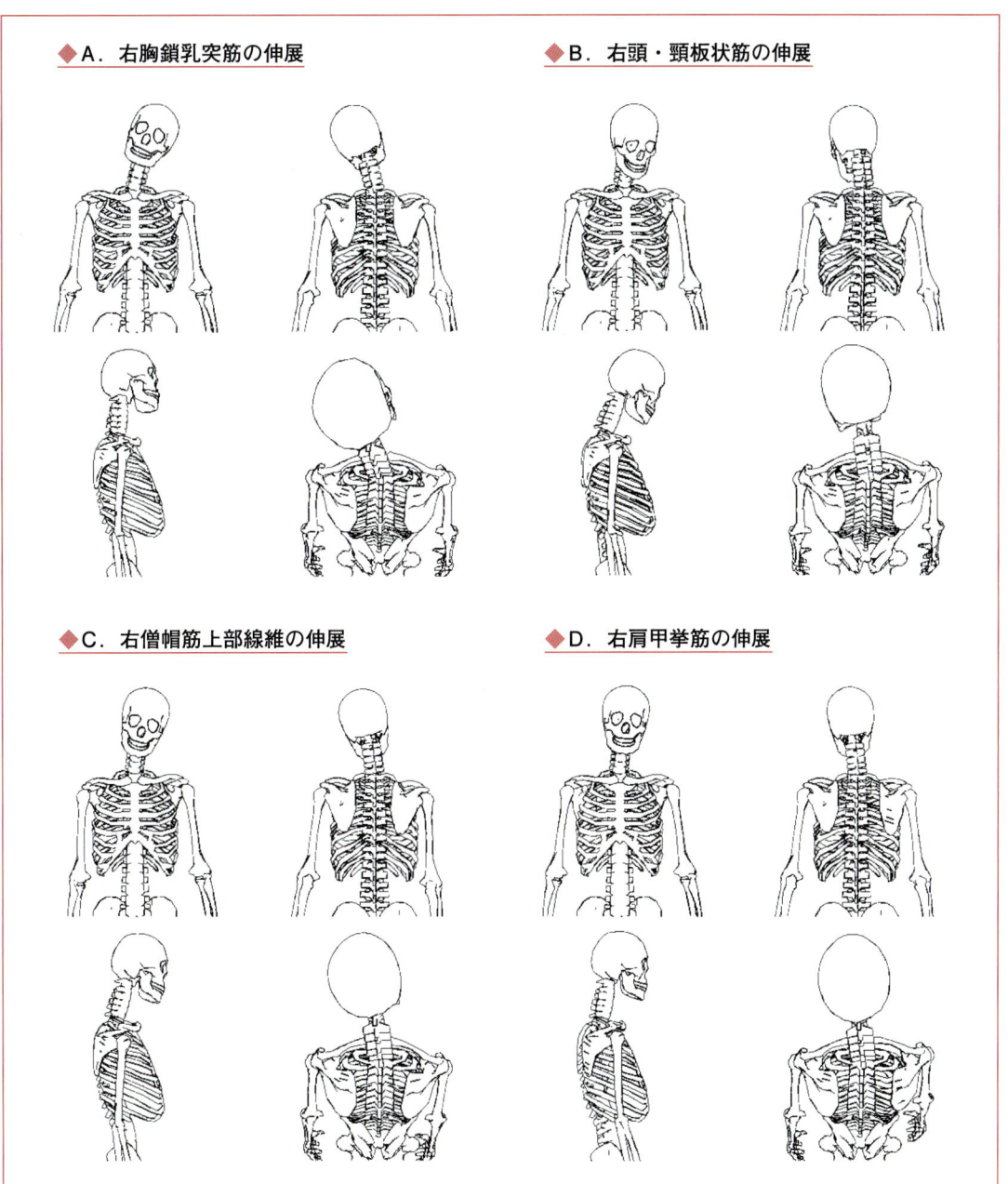

図1・5　頭頸部・肩部の筋の伸展検査(1)

筋外縁，僧帽筋上部線維，肩甲挙筋，棘下筋，菱形筋，小円筋，大円筋，三角筋後部線維・中部線維を触診して，体表にペンで描く．

その後，緊張・短縮していると推測した筋の起始から停止までを触り，緊張や硬結などの反応を探し出す．

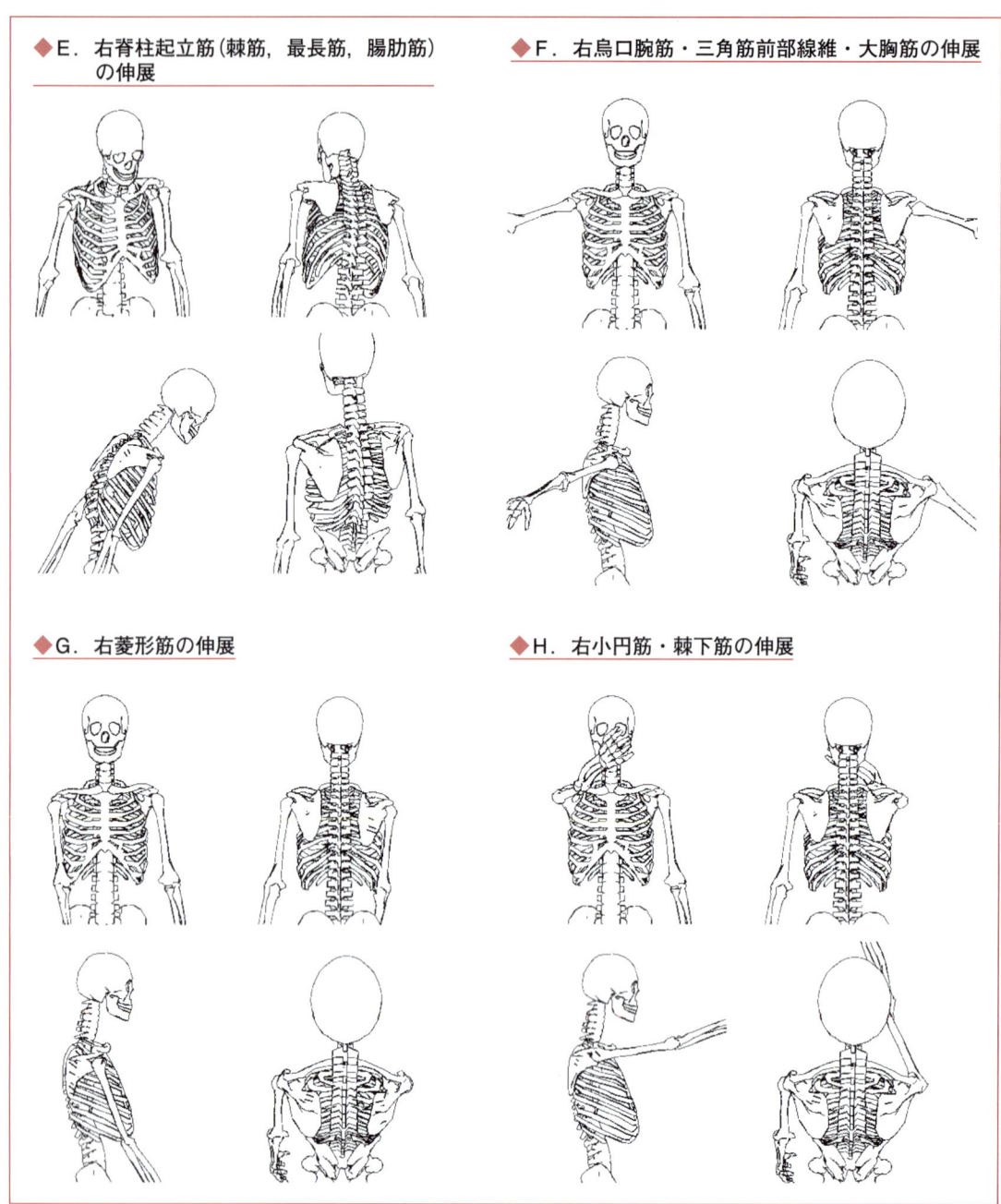

図1・5 頭頸部・肩部の筋の伸展検査(2)

a. 骨の触診

1) 外後頭隆起, 乳様突起 (図1・6(1)A)

後頭部の正中線上にあり,上項線の中央にあるのが外後頭隆起である.外後頭隆起より外方へ指を動かすと,小さな隆起である上項線が触知され,さらに外へ行くと耳垂の後ろに円形の乳様突起を触れる.

Ⅱ．頭頸部・肩部

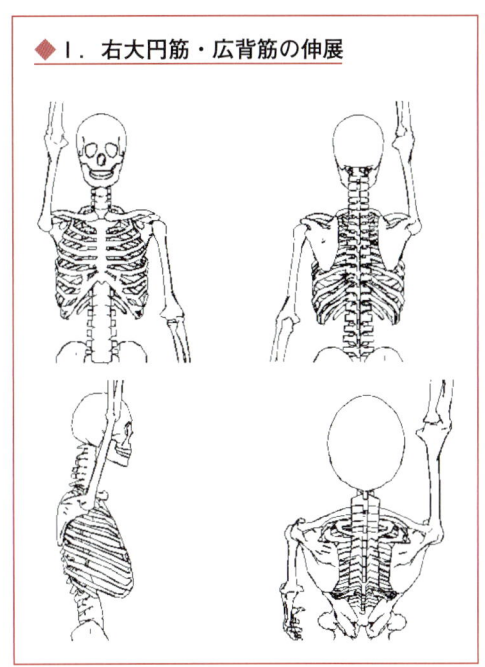

図1・5　頭頸部・肩部の筋の伸展検査（3）

2） 第7頸椎～第12胸椎 棘突起（図1・6（1）B）

　第7頸椎棘突起は頸部を前屈したときに最も大きい突起として触れる．しかし，第6頸椎棘突起もしくは第1胸椎棘突起が大きく隆起していることもある．第1胸椎と紛らわしい場合は，第7頸椎棘突起と第1胸椎棘突起に指を当て，頸部を側屈・回旋したときに動かない棘突起を第1胸椎棘突起と考える（ⓐ）．もしくは，第7頸椎の外方にある第1肋骨を押したときに，動きがより大きい棘突起を第1胸椎棘突起と判断する（ⓑ）．第6頸椎と紛らわしい場合は，第6・7頸椎棘突起に指を当て，頸部を大きく後屈させ，前方への移動が大きいほうが第6頸椎棘突起である．

　棘突起の触診は患者の頭部方向から示指を棘突起に対して縦（患者の足方向）に向けて行う（ⓐ）．このように押さえると棘突起間と棘突起の凹凸が判別しやすい．棘突起と棘突起の境が狭くわかりにくい場合は，棘突起側面を両手の示指もしくは中指で内方に挟むようにして触れ（ⓑ），縦に大きく動かすと棘突起側面の凹凸から棘突起間を判断することができる．

3） 鎖骨と肩甲骨（図1・6（2）C）

　鎖骨はS字形を呈する骨で，頸部の胸骨柄から外側に向かって触診する．外端は肩峰と肩鎖関節を形成し，肩峰の上に少し突き出ているため内側へ向かって触ると外端の形がわかる．

　肩甲棘は肩峰から連続し，肩甲骨の背面4/5の高さを斜めに横切り，肩甲骨内側縁で扁平な三角形となって終わる．肩甲骨の肩甲棘より上が棘上窩，下が棘下窩である．肩甲骨内側縁から下方に指を動かすと下角が触れ，上方に動かすと上角が触れる．

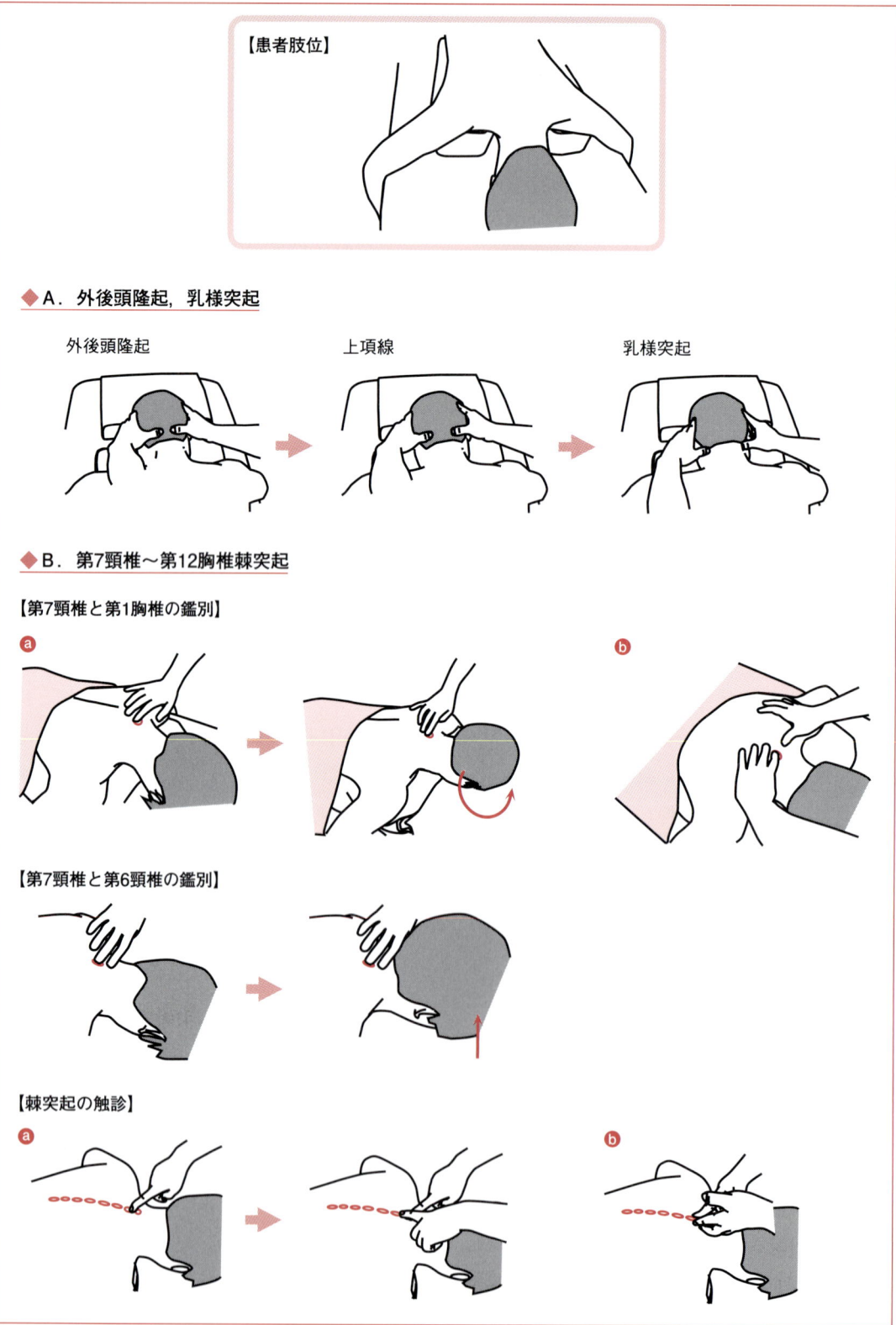

図1・6 頭頸部・肩部の骨の触診(1)

◆C. 鎖骨と肩甲骨

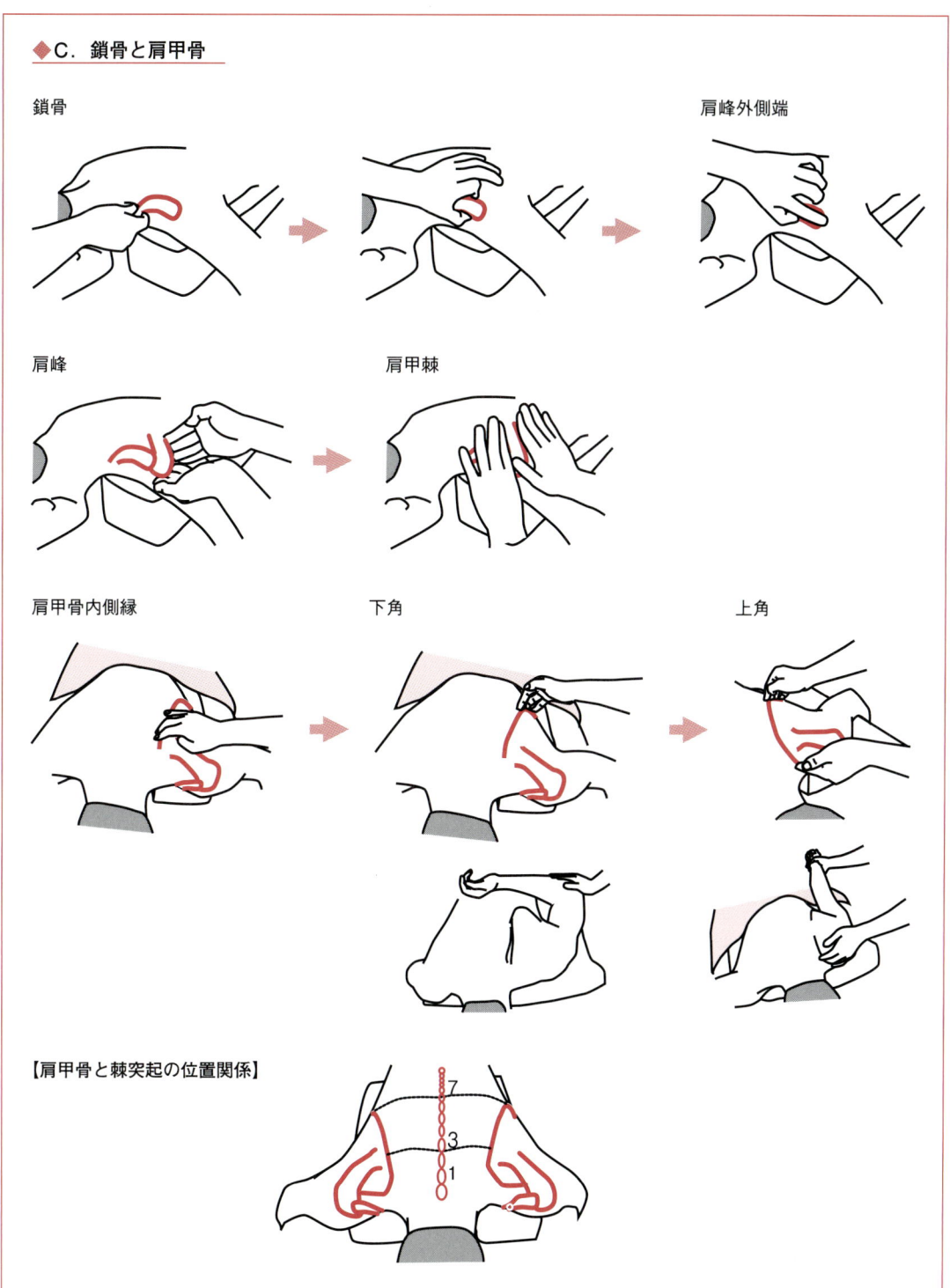

図1・6　頭頸部・肩部の骨の触診(2)

肩甲骨上角は肩甲挙筋に覆われ，かつ前方へカーブしているため下角に比較すると触知しにくい．上角は，僧帽筋上縁の前面に検者の指を置いた状態で，下角から肩甲骨全体を押し上げることや，患者の肩関節を他動的に伸展させることで，指先に三角の突起として触れる．下角は肘関節90°屈曲位で肩関節を伸展・内旋させることで手を背部に回し，肩関節を内転することで胸郭から浮かび上がる．外側縁は下角から外側に触れるが，広背筋，大円筋，小円筋の下にあるため背面からはすべてを触知できない．外側縁の触診は前側面から肩関節を90°前方挙上させて行う．

肩関節を90°外転した肢位では，肩甲棘が終わる内側縁は第3胸椎棘突起と対応した位置にあり，下角は第7胸椎棘突起に対応した位置にある．

b．筋の触診と施術例

1) 胸鎖乳突筋（図1・7（1）A）

胸骨柄の前面と鎖骨上面内側1/3に起始し，乳様突起と後頭骨上項線に停止する．患者の頸部をわずかに側屈させつつ反対側へ回旋させると胸骨柄の付着部で筋が盛り上がる．また，わずかに前屈させつつ，大きく側屈させた場合は胸骨柄へ付着している部位に加えて鎖骨への付着部位が盛り上がる．これらの筋を後方へたどると側頭骨乳様突起と上項線の側面に付着していることがわかる．腹臥位では，胸鎖乳突筋後部下縁を体表に描く．

胸鎖乳突筋への刺鍼は，腹臥位では乳様突起付近へ直刺（ⓐ），仰臥位では筋腹につまみ押手（ⓑ）で行う．

2) 僧帽筋上部線維（図1・7（1）B）

後頭骨上項線，外後頭隆起，項靱帯，第7頸椎棘突起に起始し，鎖骨外端1/3，肩峰，肩甲棘に停止する．背部の皮下に触れる筋で，鎖骨外端上部に付着する部位から持ち上げるように触り，後頭部までを体表に描く．頭部の後側屈もしくは肩甲骨の挙上によって硬く盛り上がる．

起始部では五頸・六頸・七頸付近へ鍼を直刺し，筋腹では天髎穴や肩井穴付近につまみ押手で鍼を刺入する．

3) 板状筋（図1・7（1）C）

下部頸椎棘突起および上部胸椎棘突起に起始し，後頭骨上項線・乳様突起・頸椎横突起に停止する．頸部の頭板状筋は，前方を胸鎖乳突筋，後方を僧帽筋，下方を肩甲挙筋で囲まれた三角の部位に斜めに走り，風池穴の皮下に触れることができる．頸板状筋は頭板状筋の前方で肩甲挙筋の後方にあり，側頸部で僧帽筋上部線維上縁の上方から上位頸椎横突起に向かって触れる．

頭板状筋には風池穴から刺入し，頸板状筋には側頸部から刺入する．また，上部胸椎棘突起の起始部では僧帽筋と菱形筋の下にあり，夾脊穴から刺入する．

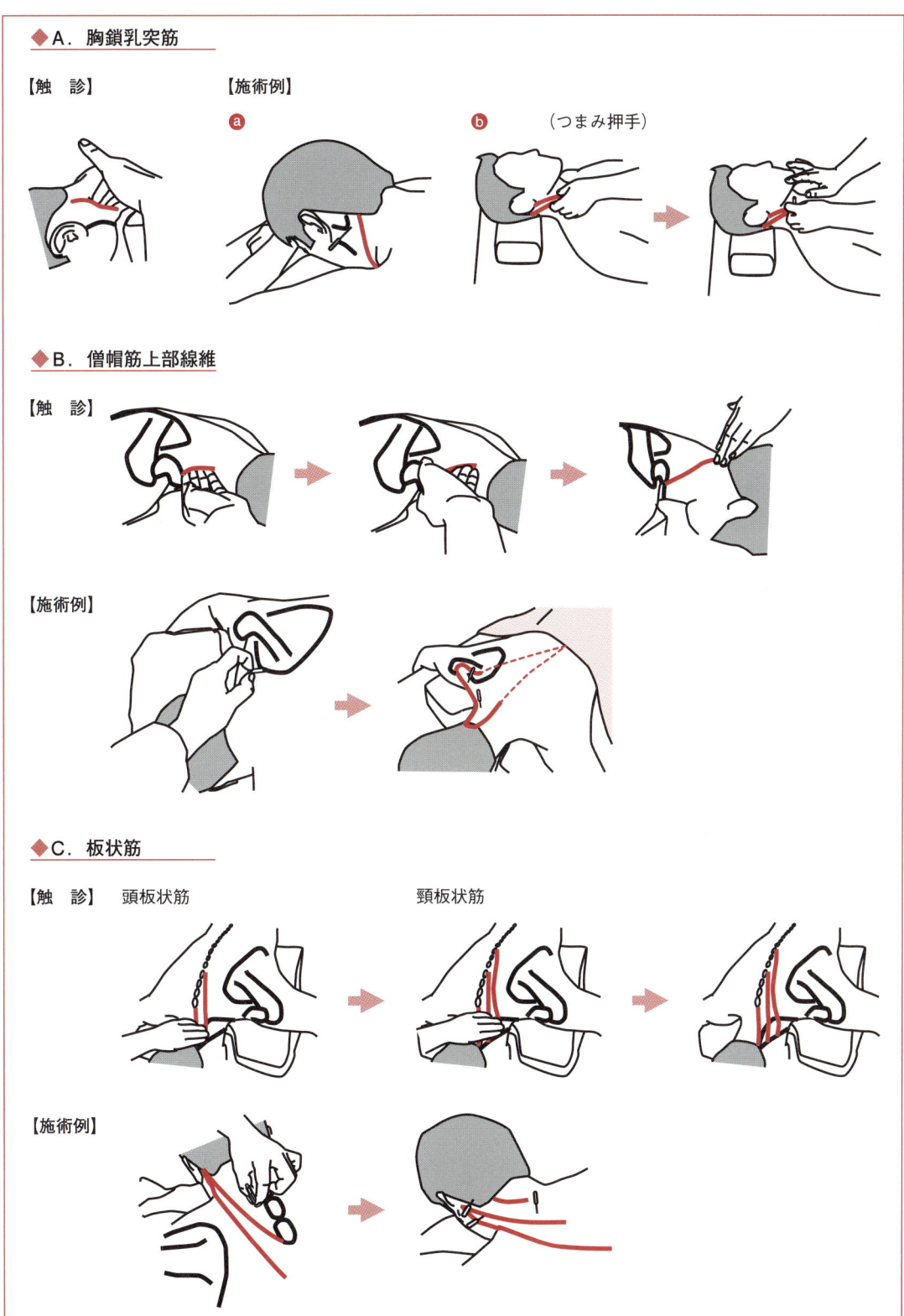

図1・7　頭頸部・肩部の筋の触診と施術例(1)

4）肩甲挙筋（図1・7(2)D）

　第1〜4頸椎横突起に起始し，肩甲骨内上角に停止する．耳垂の下に頸椎横突起が並び，そのやや後方に起始部を触れ，斜め後下方へ走行する．停止部付近を背面から触診する場合は，肩甲骨内上角を強く圧し，筋の走行に対して垂直に指を動かすことで僧帽筋の奥に触知できる．体表に描く場合は，僧帽筋上縁より下部は背部からみた図として描き，僧帽筋上縁より上部は頸部側面からみた図として描く．側面では板状筋との位置関係に注意する．

　頸部での肩甲挙筋に対する刺入は，板状筋の前縁と頸椎横突起の間に触れる筋を押手で押さえて行う．肩甲骨内上角付着部では筋の走行方向に沿い，上方の僧帽筋上縁から出てくる同筋の筋腹に向かって斜刺する．この部位での刺入深度は頸椎横突起の深さを越えないように注意する．

5）菱形筋・肩甲下筋（図1・7(2)E）

　菱形筋は第7頸椎棘突起〜第5胸椎棘突起に起始し，肩甲骨内側縁に停止する．僧帽筋下部線維の外側縁，広背筋上縁，肩甲骨内側縁に囲まれる聴診三角と呼ばれる間隙の上部で指を上下に動かすと斜め上方に走る菱形筋の下縁に触れる．この部位は気胸の危険性が高いため鍼の刺入はできるだけ避ける．

　菱形筋への鍼の刺入は，肘関節屈曲位で肩関節を伸展し，内旋・内転させることで肩甲骨内側を胸郭から浮かび上がらせ，胸郭と肩甲骨の間に押手を押し込んで空間を広げ，肩甲骨に当てるように行う．鍼は菱形筋を貫き，肩甲骨前面の肩甲下筋へ入る．

6）三角筋（図1・7(3)F）

　鎖骨の外側1/3，肩峰，肩甲棘に起始し，上腕骨三角筋粗面に付着する．筋は線維の走行によって前部，中部，後部に分けられる．前部線維は肩関節の水平内転，中部線維は外転，後部線維は水平外転をさせることで硬くなって触れる．鍼は筋腹に直刺もしくは三角筋粗面へ向けて斜刺する．

7）小円筋・大円筋（図1・7(3)G）

　小円筋は肩甲骨の外側縁に起始し，上腕骨大結節後縁に停止する．肩関節90°外転位で，棘下窩にある棘下筋の下外側から肩峰下の上腕骨大結節へ向かって斜めに走る筋に手指を広く当て，肩関節を外旋させると硬くなって触れる筋が小円筋である．大円筋は小円筋の外方に位置し，肩甲骨下角と上腕骨前面の小結節稜を結ぶ筋で，肩関節を内旋させると硬くなる．

　鍼は，鍼尖を体幹に向けないように矢状方向もしくはやや外方に向けて刺入する．または，上腕骨の付着部への走行に向けて斜刺する．

8）棘下筋（図1・7(3)H）

　棘下窩に起始し，上腕骨大結節の上部に付着している．棘下窩の上で皮下に触れることができる．鍼を刺入するときは肩甲骨の位置を正しく把握し，肩甲骨へ向けて直刺，斜刺，横刺を行う．

◆D．肩甲挙筋

【触診】

【施術例】

◆E．菱形筋・肩甲下筋

【触診】

【施術例】

菱形筋～肩甲下筋

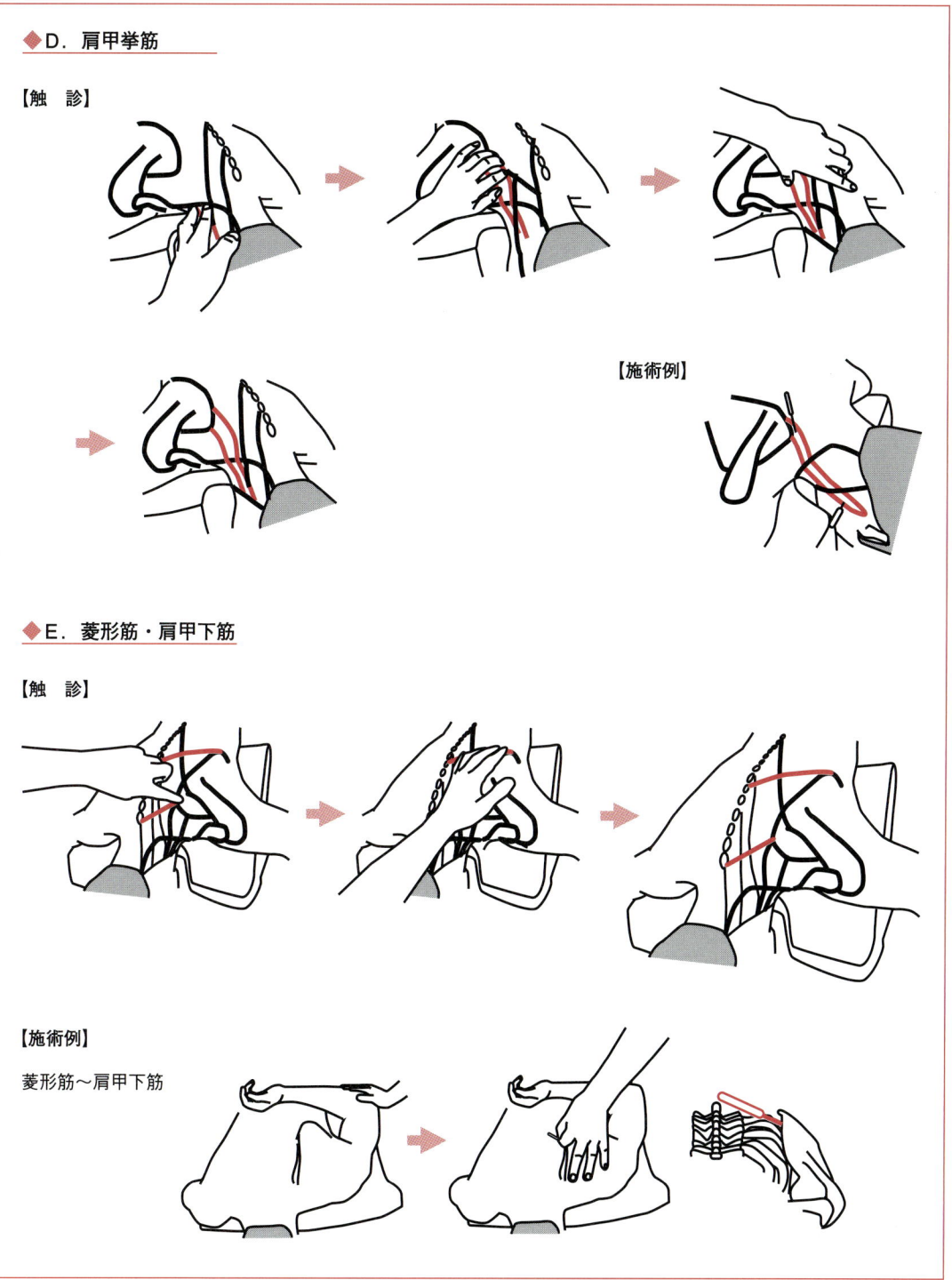

図1・7　頭頸部・肩部の筋の触診と施術例(2)

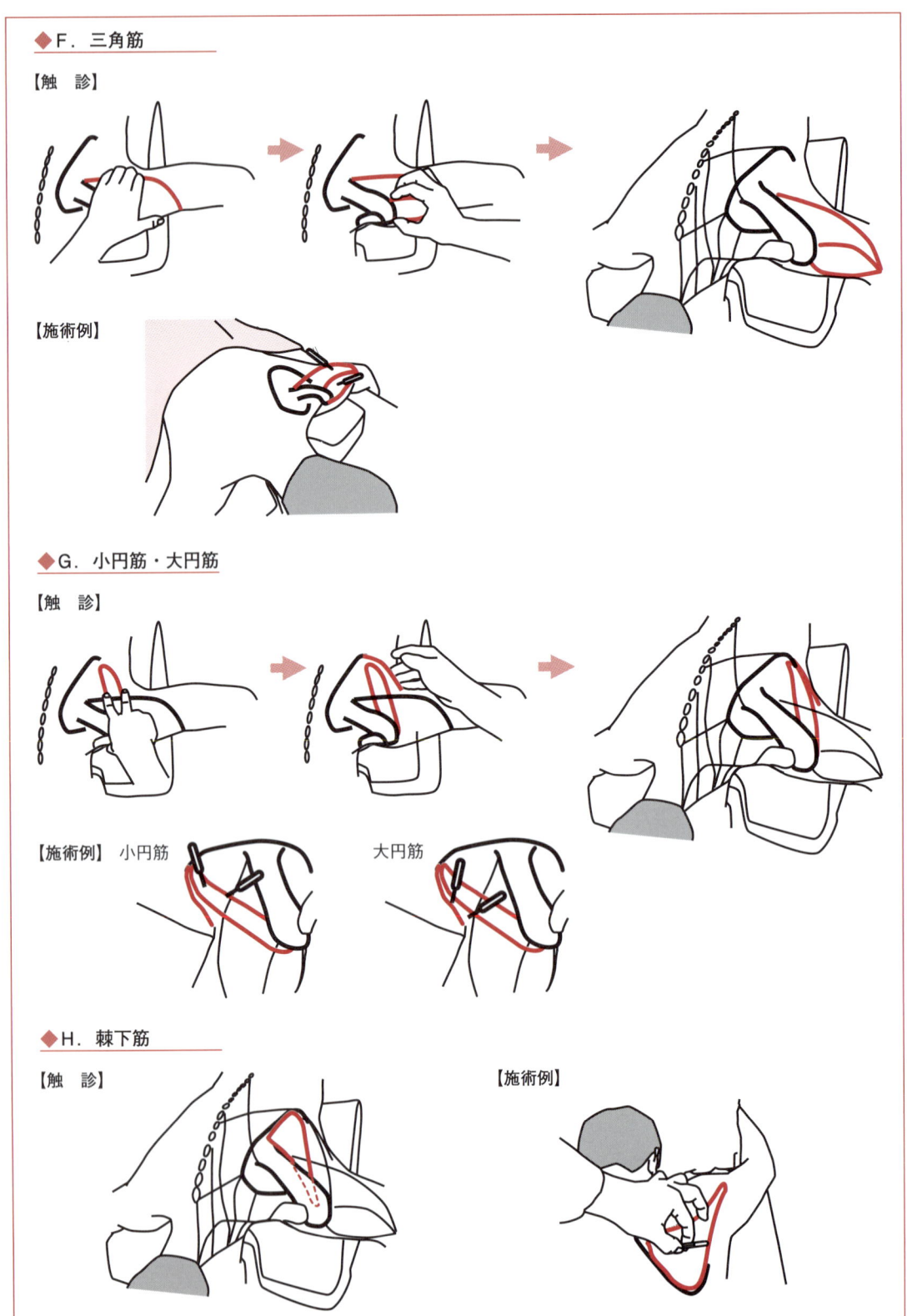

図1・7　頭頸部・肩部の筋の触診と施術例(3)

Ⅲ．体幹・骨盤

　本節では，前節で視診対象とした頭頸部・肩部に加え，体幹・骨盤における筋肉の緊張・短縮がもたらす姿勢変位を整理し，視診で確認できる骨指標から緊張もしくは短縮している筋を推測する．その後に，推測した筋が緊張・短縮していることを関節の可動域から確認し，鍼を用いて緊張・短縮を緩和させた後に，再度，可動域と姿勢を確認する．

1　推測のための知識

　機能的姿勢変位を起こしている緊張筋・短縮筋を見つけ出すには，筋の起始停止と動作を正しく理解していることが前提条件となる．本項では骨盤から上を視診対象として，筋の緊張・短縮が姿勢にどのような影響を及ぼすかを確認する．

a．筋の緊張と姿勢（図1・8（1），（2））

　図1・8（1）の例を見本にして，他の図に緊張・短縮していると考えられる筋を描き入れ，それぞれ重心線の左右移動方向と水平線の上下移動方向の矢印を描く．描いた図は視診時の参考資料として用い，基準部位からの移動方向と関節の位置で，緊張もしくは短縮している筋を推測する．

　例では，右胸鎖乳突筋，右僧帽筋上部線維，右胸筋，左腰方形筋，右脊柱起立筋，左腹直筋などの緊張を疑う．眉間・後頭骨中央が右方，唇が左方，右外耳孔が前方，右耳・乳様突起が下方に移動し，頸部が屈曲，右側屈，左回旋位となっていることから，右胸鎖乳突筋の緊張もしくは短縮が疑われる．眉間・後頭骨中央が右方，唇が左方，右乳様突起が下方，右肩・肩甲骨下角が上方に移動し，頸部が右側屈，肩甲骨が挙上していることから，右僧帽筋上部線維の緊張もしくは短縮が疑われる．右肩峰が前方，右乳頭が上方に移動し，肩関節が内転，上腕が内旋していることから，右胸筋の緊張もしくは短縮が疑われる．第2胸椎棘突起が右方，恥骨結合・第2仙椎棘突起が左方，左第12肋骨下縁が下方，左腸骨稜・上前腸骨棘が上方に移動し，骨盤の傾き角度が小さくなり，骨盤が後屈かつ左上方に変位，右凸の側弯になっていることから，左腰方形筋，左脊柱起立筋，左腹直筋の緊張もしくは短縮が疑われる．

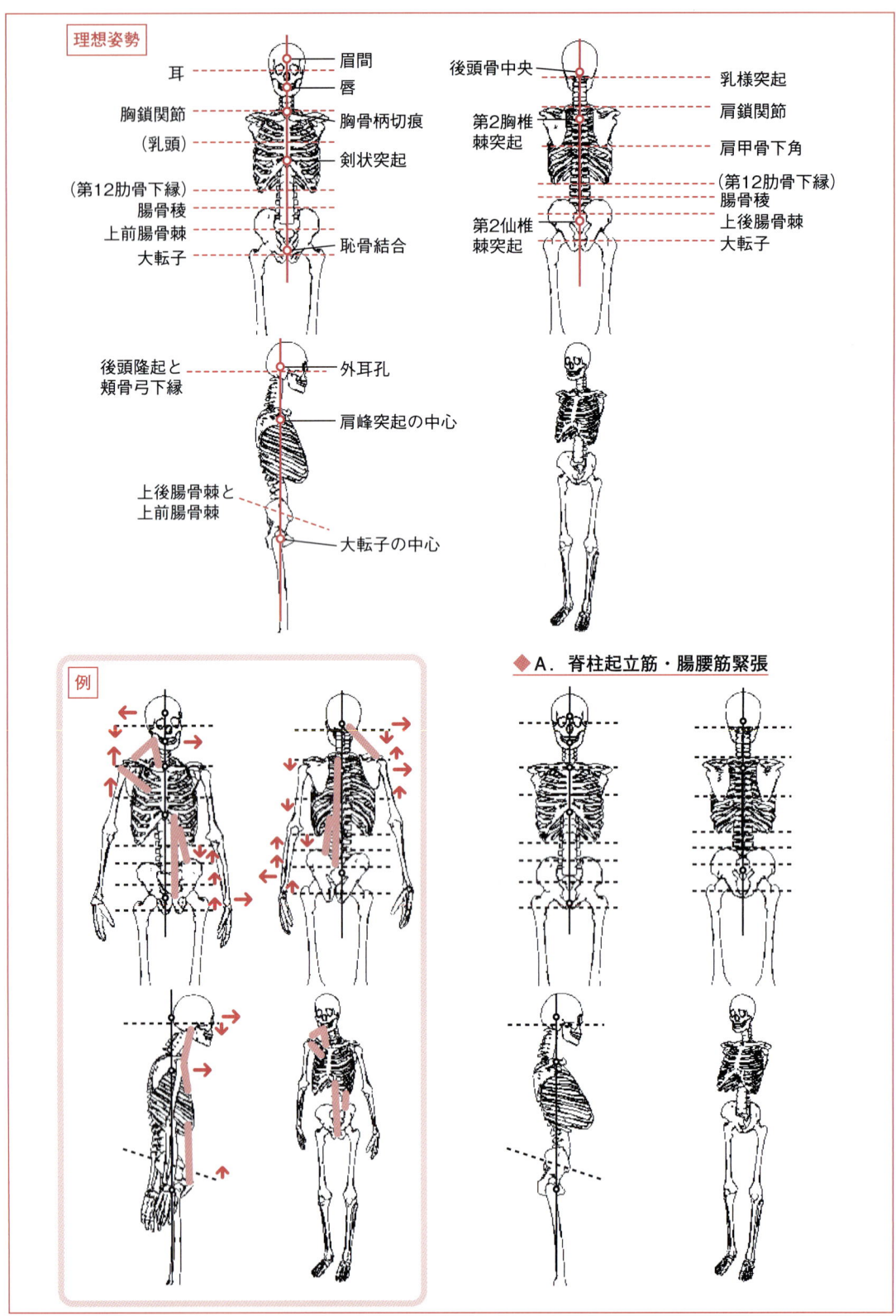

図1・8　体幹・骨盤の筋緊張と姿勢変位(1)

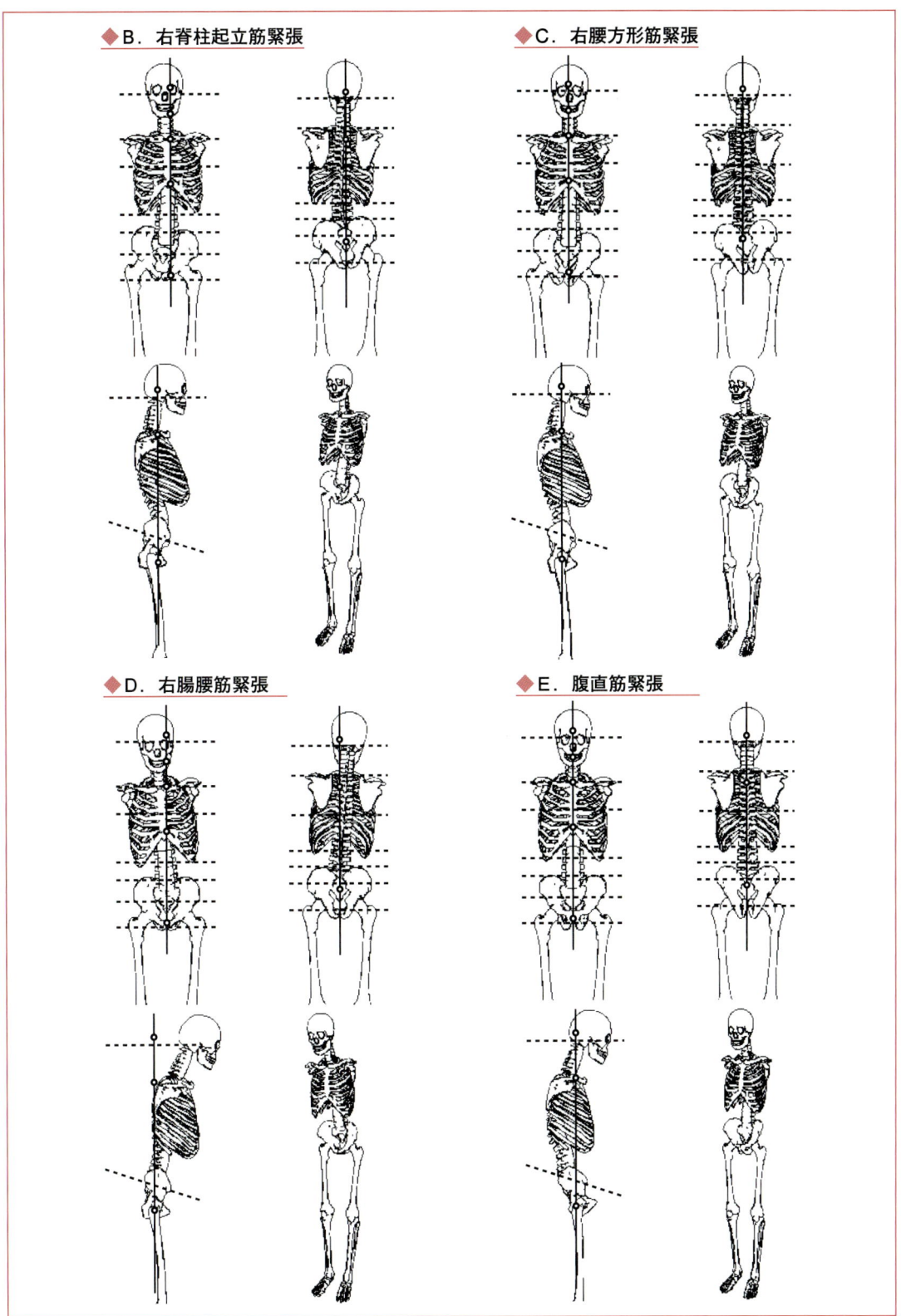

図1・8　体幹・骨盤の筋緊張と姿勢変位(2)

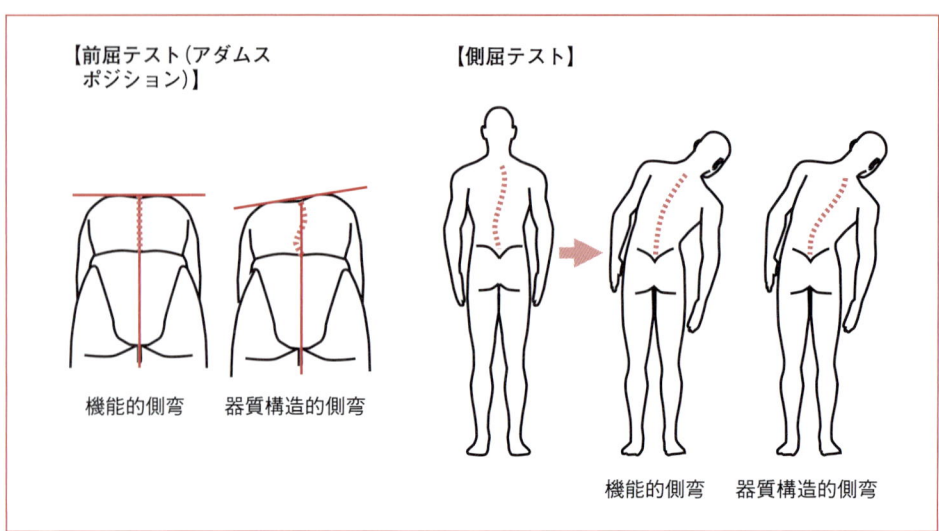

図1・9　側弯症の鑑別テスト

b．推測の例

1）肩の高さ，腸骨稜の高さが異なり，脊柱が曲がっている

緊張筋として脊柱起立筋を疑う．脊柱起立筋は棘筋，最長筋，腸肋筋で構成され，一側の緊張による姿勢変化は側弯として確認され，緊張部位は視診で確認できる．

2）側弯している

前額面後方からみた脊柱の変位や変形を側弯という．鍼灸治療には器質構造的な側弯に対するアプローチ法は存在しないため，側弯が機能的に生じていることを確認する作業が必要である．

機能的側弯症と器質構造的側弯症との鑑別は前屈テスト，側屈テストで行う（図1・9）．前屈テストは，患者に立位で腰から前屈させるアダムスポジション（Adams position）で側弯や肋骨の非対称性が減少もしくは消失するかを視診および触診で確認する方法である．側屈テストは，患者を立位で腰から左右に側屈させ，側弯が消失するかを視診で確認する方法である．前屈テストや側屈テストによって，側弯が減少もしくは消失すれば機能的側弯症，消失せずにそのまま側弯していれば器質構造的側弯症と判断する．

3）上前腸骨棘，上後腸骨棘を結ぶ線の傾斜が急である

緊張筋として腸腰筋を疑う．腸腰筋は大腰筋と腸骨筋で構成される筋で，骨盤の傾きを調節し，立位姿勢を支持するために常に緊張を保っている．この筋の過度の緊張によって骨盤は前傾し，腰椎の前弯は増強する．

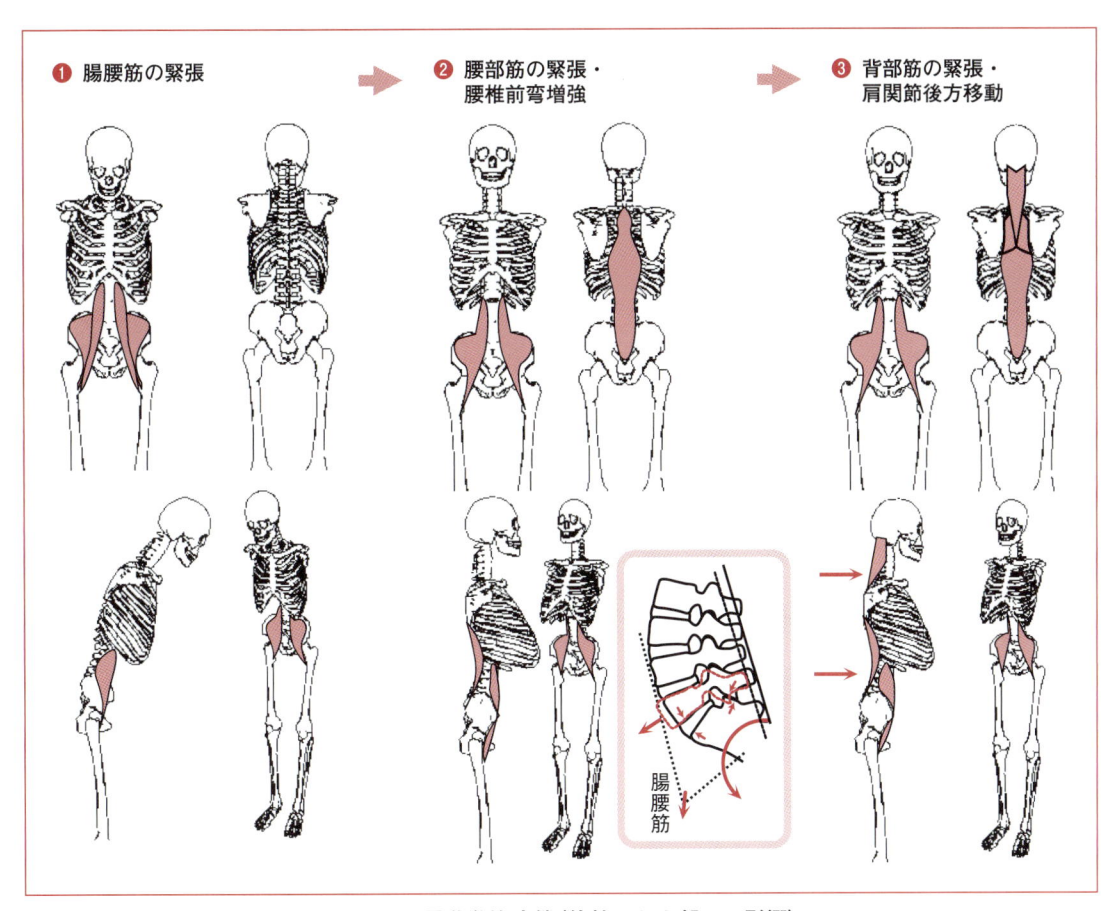

❶ 腸腰筋の緊張 → **❷ 腰部筋の緊張・腰椎前弯増強** → **❸ 背部筋の緊張・肩関節後方移動**

腸腰筋

図1・10 運動学的連鎖（体幹から上部への影響）

c．運動学的連鎖の考え方

1） 体幹から上部への影響（図1・10）

　腸腰筋は全腰椎の椎体，腸骨の内側面，仙骨底部から小転子，大腿骨幹につく筋である．腸腰筋が緊張・短縮すると腰椎の前弯が増し，骨盤が前傾する（❶）．この状態から，姿勢を維持するために脊柱起立筋・腰方形筋が緊張し，腰椎の椎間板および椎間関節への負荷が増加する．第5腰椎は前に滑り落ちようとする力が大きくなり，この力に対抗する周囲の靱帯・椎間板・関節への負荷が増す（❷）．頸部では僧帽筋，板状筋，菱形筋などの緊張が亢進し，肩関節は後方に移動する（❸）．下肢では，股関節が内旋・内転変位を起こし，膝関節が内旋，足関節が外反する．このように，一部の筋肉の緊張・短縮は，その部位だけではなく，全身へ影響を及ぼすと考えなければならない．

　また，変位の裏には筋力の低下，筋の弛緩，筋の麻痺などの筋の機能低下が存在している．ここでは腹部の腹直筋，腹斜筋，殿部の大殿筋・中殿筋の機能が低下していると推測される．

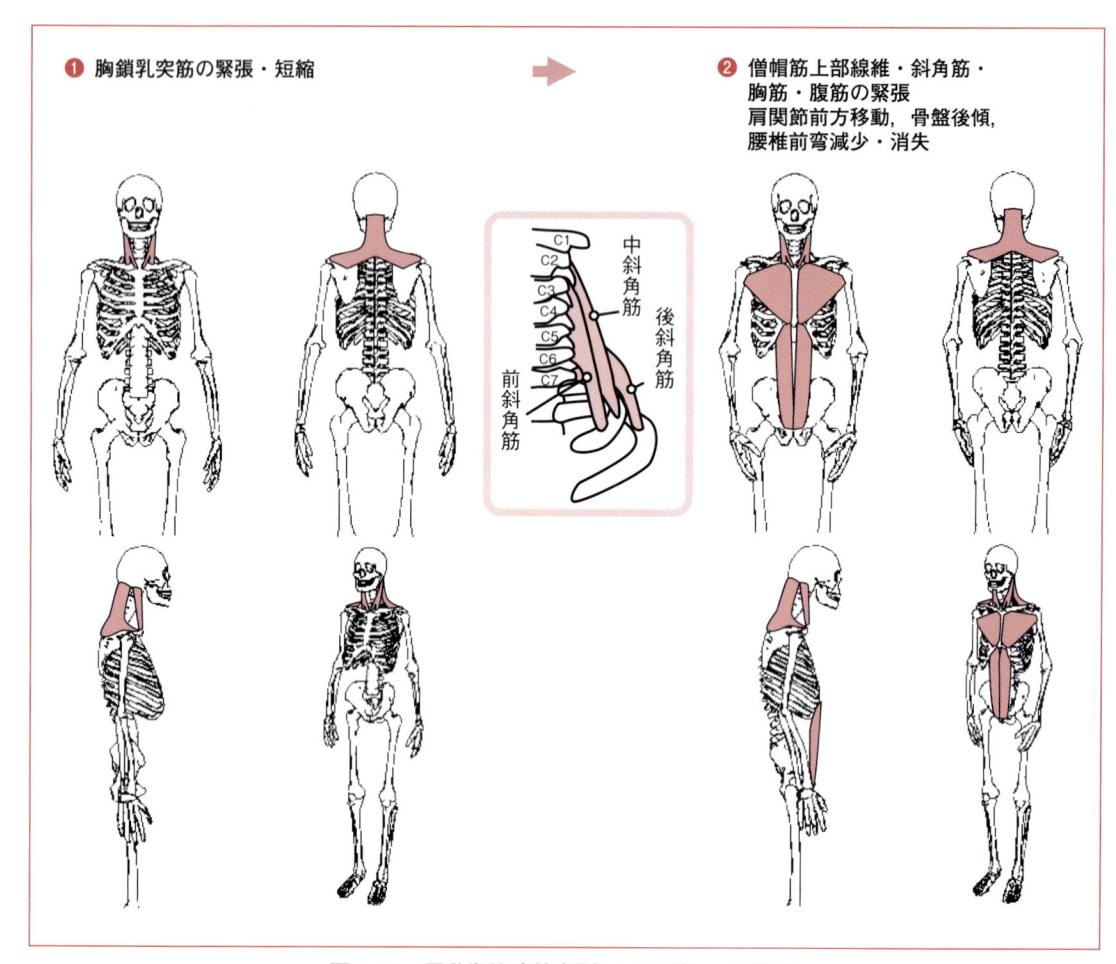

図1·11　運動学的連鎖（頸部から下部への影響）

2）頸部から下部への影響（図1·11）

乳様突起および上項線に起始し，胸骨柄と鎖骨内側に停止する胸鎖乳突筋が緊張・短縮すると頭部が前方へ移動し頸部は後屈する（❶）．それに伴い僧帽筋上部線維，斜角筋，大胸筋，小胸筋などが緊張する．上部頸椎は過伸展位，下部頸椎は屈曲位に置かれる．それによって，本来は頸部の屈曲筋として働く斜角筋が上部頸椎の伸展筋となる．このような変化は椎間関節の退行性関節症（degenerative joint disease：DJD）の一つの原因と考えられている．頸椎のDJDは前弯減少や伸展変位に始まり，骨棘の形成を経て，椎間板の脱水と弾性が消失する器質構造的病変へと進行する．そして，最終的に椎骨融合により，関節は完全に可動性を失う．さらに，大胸筋・小胸筋が緊張することで肩関節や肩甲骨は前方に移動し，腹筋の緊張・短縮によって骨盤は後傾して腰椎の前弯が減少もしくは消失する（❷）．

他に，頸椎前面屈筋群，僧帽筋中部線維・下部線維，菱形筋，脊柱起立筋，腸腰筋の機能低下が存在していると推測される．

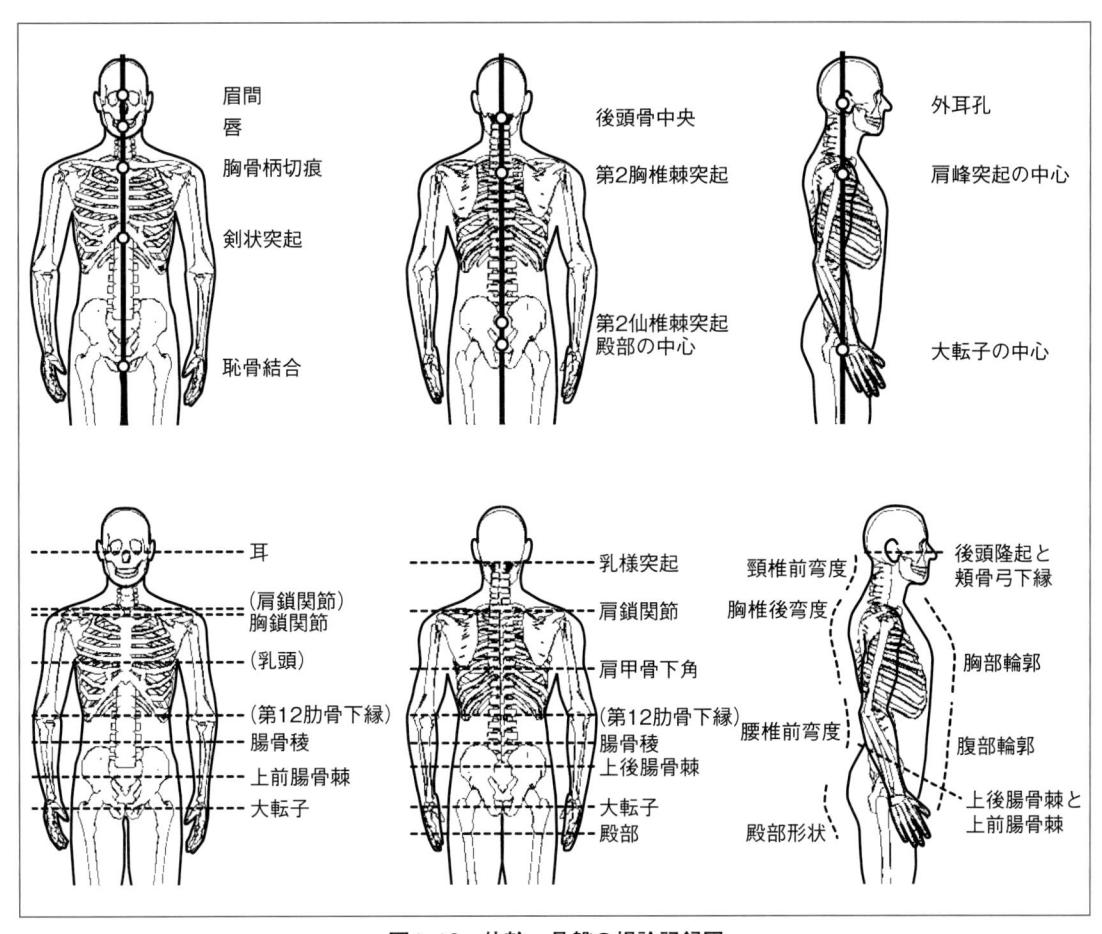

図1・12　体幹・骨盤の視診記録図

2 検査の手順

a．視診法（機能的姿勢検査）

記録には図1・12を複写して用い，重心線から凸になっている方向に向けて「→」を描き入れ，水平線の上がっている方向に「↑」，下がっている方向に「↓」を描き入れる．

b．筋の伸展検査（図1・13）

腰部を他動的に動かすことは検者の体格が患者より大きいか力がないと困難であるため，患者に前屈・後屈・側屈・回旋・側滑［両肩水平位のまま骨盤を左右に移動する］を自動的に行わせて緊張・短縮筋を発見する（図1・13A）．腹直筋は後側屈で伸展し，腹斜筋は回旋・後屈で伸展し，脊柱起立筋は前屈・側屈・回旋・前側屈・前屈回旋などで伸展し，腰方形筋は側屈・側滑で伸展する．動きの左右差を注意深く観察すると，緊張や短縮によって筋の伸展が制限されていることを発見できる．

◆A．腰部の動作

右側滑　　右回旋　　後屈　　左回旋　　左側滑

右側屈　　前屈　　左側屈

◆B．腸腰筋の伸展検査

【正　常】　　【腸腰筋・大腿四頭筋の緊張・短縮】

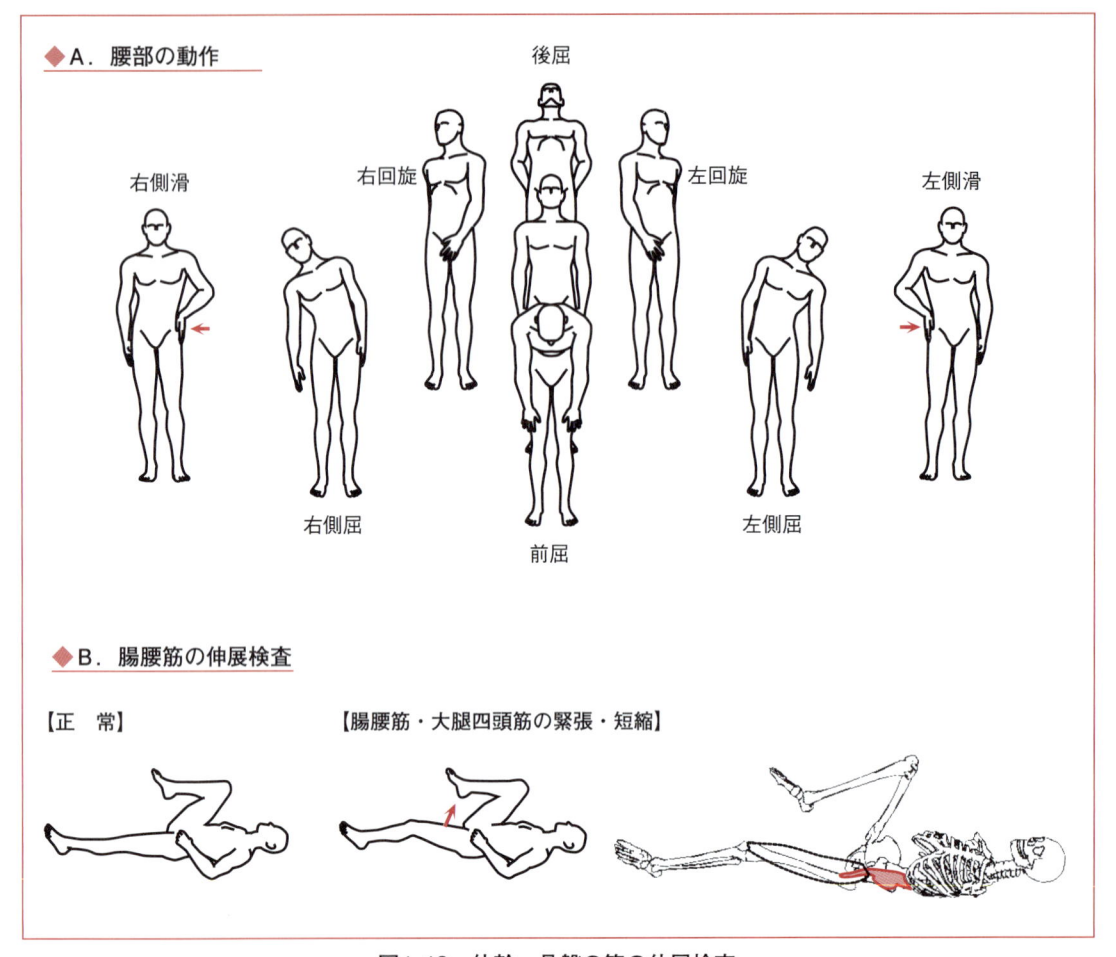

図1・13　体幹・骨盤の筋の伸展検査

　体の内側の腸腰筋に緊張・短縮がある場合は，患者を仰臥位にし，観察側と反対側の膝関節を屈曲させて股関節を他動的に屈曲させることで骨盤を後傾させ，観察側の股関節を伸展させる肢位へ導くと膝が床から上がる（図1・13B）．このテストをトーマステスト（Thomas test）といい，トーマステストは大腿四頭筋の緊張・短縮を調べる方法でもある．

3　触診と施術例

　患者には腹臥位を指示し，腸骨稜，上前腸骨棘，上後腸骨棘，第12肋骨，第12胸椎棘突起，第1〜5腰椎棘突起，仙骨側縁，腰腸肋筋，腰方形筋を触診して体表に描き，緊張・短縮が疑われる筋の状態を触診で確認する．運動学的連鎖による全身への影響を考えるために頭頸部および背部を含めた骨盤よりも上を観察範囲とする．

Ⅲ．体幹・骨盤　29

◆A．骨・筋の触診

腸骨稜　　　　　　　上後腸骨棘　　　　　　上後腸骨棘〜上前腸骨棘

腰方形筋と第12肋骨　　腰腸肋筋

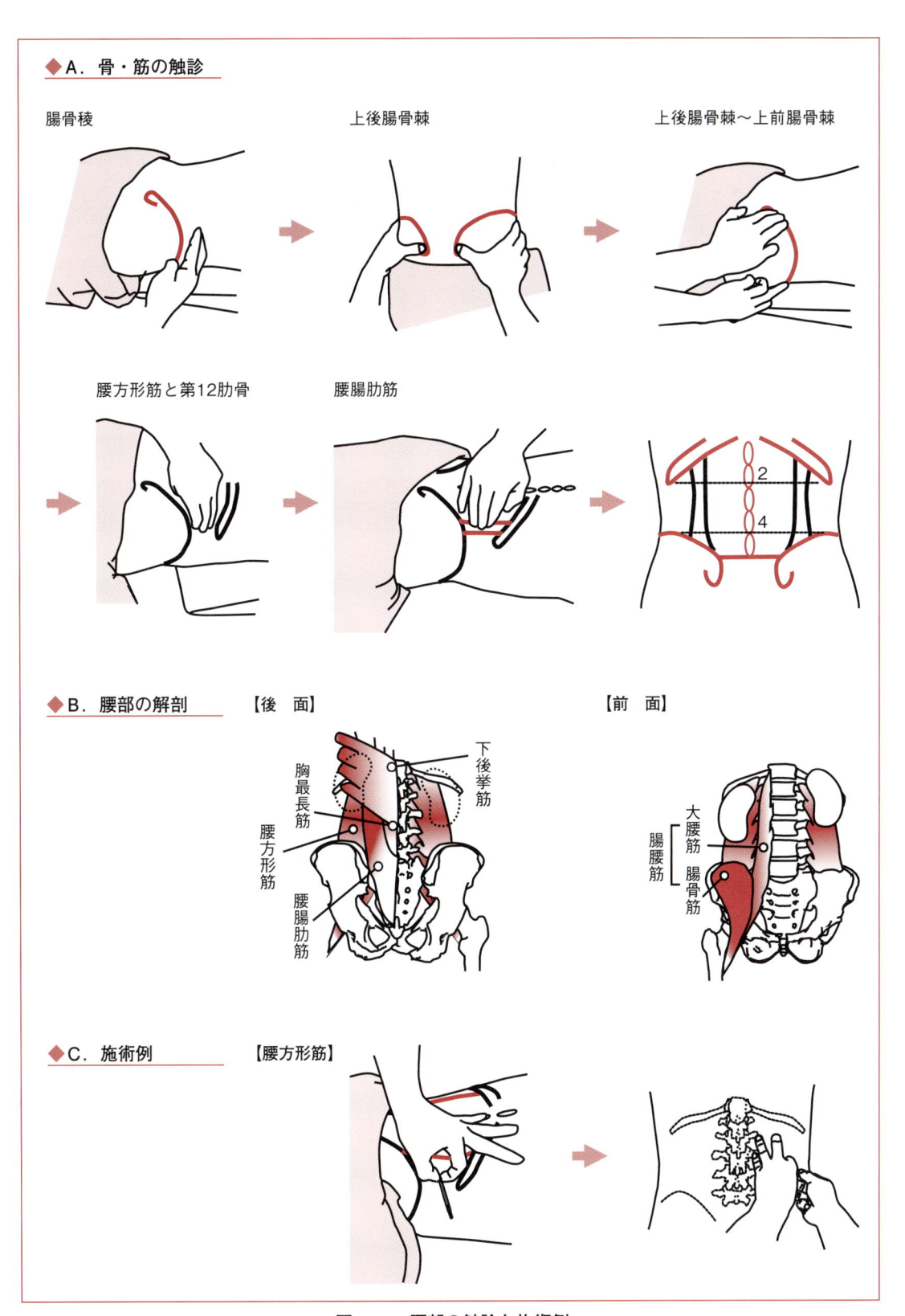

◆B．腰部の解剖　　【後　面】　　　　　　　【前　面】

下後挙筋
胸最長筋
腰方形筋
腰腸肋筋

大腰筋
腸腰筋
腸骨筋

◆C．施術例　　【腰方形筋】

図1・14　腰部の触診と施術例

a．骨の触診（図1・14A）

　　患者を腹臥位にし，検者は患者の第12肋骨と腸骨稜の間に四指を立て手掌面を患者の足に向けた指を押し込み，そのまま下方へ移動させることで腸骨稜上縁を触知する．腸骨稜の最上部を結んだ線はヤコビー線（Jacoby line）と呼ばれ，第4・5腰椎棘突起の高さと一致する．腸骨稜に沿って指を外方に移動し，腹側の皮下に隆起するのが上前腸骨棘であり，内方に移動して背側の皮下に隆起するのが上後腸骨棘である．

　　第12肋骨と腸骨稜の間から，手掌面を上外方に向けて触診すると第12肋骨を触れる．第12肋骨の最下端を結んだ線上にあるのが第2腰椎棘突起である．

b．筋の触診と施術例

1）腰腸肋筋

　　脊柱起立筋は腰腸肋筋，胸腸肋筋，頸腸肋筋，胸最長筋，頸最長筋，頭最長筋，胸棘筋，頸棘筋，頭棘筋から構成され，腰部には腰腸肋筋と胸最長筋がある．腰腸肋筋は仙骨後面と腸骨稜から起こり，胸最長筋は腰腸肋筋の内側で腸骨稜と腰椎棘突起から起こる．

　　腰腸肋筋を筋の走行に対して垂直に指を動かして触れていくと，外側で肋骨角に付着する腱を触れる（図1・14A）．最長筋は腸骨稜起始部の内側で高まり，外側は腰腸肋筋と同様に肋骨角に付着している．その様子は，患者に腹臥位で上半身を持ち上げさせ，やや回旋させるとわかりやすい．

　　鍼は筋の緊張や硬結などの反応を探して刺入する．ただし，腰部右側では第3腰椎棘突起，左側では第2腰椎棘突起の高さまで腎臓があり，脊柱起立筋の外縁から鍼を刺入すると腎臓に向かうため（図1・14B），この位置での肋骨突起を越す深刺は避ける．

2）腰方形筋

　　腸骨稜と腸腰靱帯に起始し，第12肋骨下縁・第12胸椎横突起・全腰椎肋骨突起に停止する．背面腰部では浅層に脊柱起立筋があり，その奥の腰椎肋骨突起と同じ深さに腰方形筋が位置する（図1・14B）．腰方形筋は，腰腸肋筋の外側を脊柱に向かって押し，筋の走行に対して垂直に指を動かすことで触れ，患者に第12肋骨と腸骨稜を近づけるように下腿を動かさせると筋が収縮する．

　　背面から刺入するときは，腰腸肋筋を貫いて鍼を腰方形筋に導くか，腰腸肋筋の外縁に直刺する．刺鍼部位は腎臓を傷害しないために，右側では第3腰椎棘突起，左側では第2腰椎棘突起の高さより下部とする．側面からは，腰方形筋の内方にある肋骨突起に向けて刺入する（図1・14C）．

Ⅳ．骨盤・下肢

前節までの範囲である頭頸部・肩部，体幹の上半身に加え，下半身における筋肉の緊張・短縮がもたらす姿勢変位について整理し，視診で確認できる骨指標から緊張もしくは短縮している筋を推測する．推測した筋が緊張・短縮していることを関節の可動域と触診から確認し，鍼で緊張・短縮を緩和させる．施術後は，その効果を可動域と姿勢によって確認する．

1 推測のための知識

機能的姿勢変位を起こしている緊張筋・短縮筋を見つけ出すには，筋の起始停止の知識が必要である．基礎知識をもとに，それぞれの筋の緊張・短縮が姿勢に及ぼす影響について整理する．

a．筋の緊張と姿勢

理想姿勢での下肢は，つま先が5～18°外側を向き，左右の内果と膝内側が接触する．つま先が内を向いている状態は内旋股，外を向いている状態は外旋股の判断材料となり，内果の間が5横指以上離れていれば外反膝（X脚），膝の間が2横指以上離れていれば内反膝（O脚）と判断する．

骨の変形を測るための指標となる大腿骨や脛骨の捻転角度，大腿骨頸の角度，脛骨-大腿骨幹の角度などの値は正常値であるにもかかわらず，筋などの軟部組織が原因となって見かけ上の変位を起こしている状態を機能的な外反膝・内反膝という．構造学的に異常がある下肢の矯正は難しいが，機能的なX脚やO脚は改善が期待される．

機能的な変位と筋の関係を把握するために，図1・15 (1), (2)に緊張・短縮していると考えられる筋を描き入れ，それぞれ重心線と水平線の移動方向を矢印で示して完成させる．

b．運動学的連鎖の考え方（図1・16）

1) X脚

図1・16AのX脚は骨などの構造学的変位がない見かけ上の内旋股・外反膝である．見かけ上のX脚では足関節は外反，膝関節は屈曲・外反，股関節は屈曲・内旋・内転，骨盤は前傾，腰椎の前弯は増強する．短縮や過緊張を起こしている筋は，足関節を外反させる長腓骨筋，膝関節を屈曲・外反させる大腿筋膜張筋，股関節を屈曲させる腸腰

32　第1章　筋・骨格系の視診

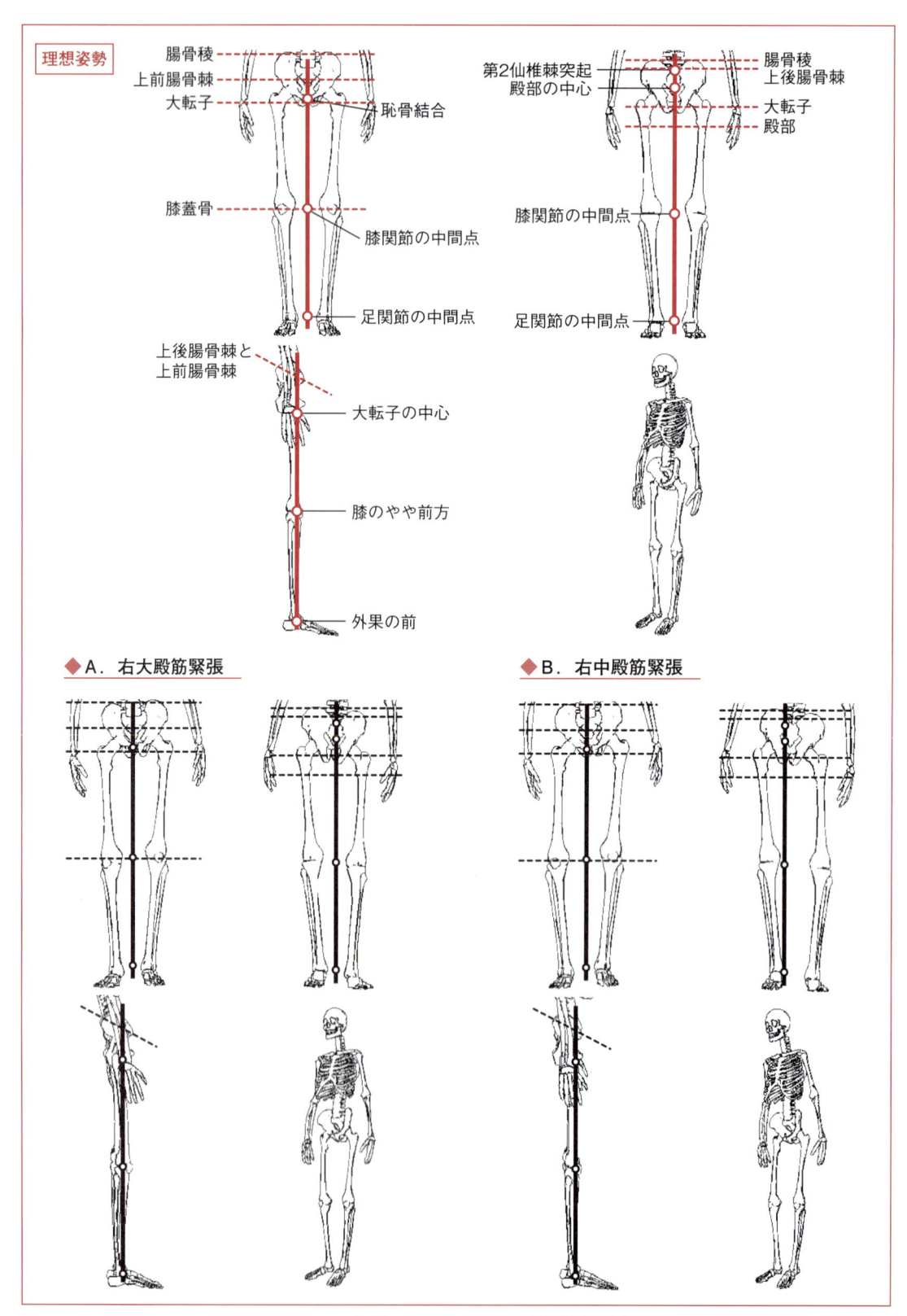

理想姿勢

- 腸骨稜
- 上前腸骨棘
- 大転子
- 恥骨結合
- 膝蓋骨
- 膝関節の中間点
- 足関節の中間点

- 第2仙椎棘突起
- 殿部の中心
- 腸骨稜
- 上後腸骨棘
- 大転子
- 殿部
- 膝関節の中間点
- 足関節の中間点

- 上後腸骨棘と上前腸骨棘
- 大転子の中心
- 膝のやや前方
- 外果の前

◆A．右大殿筋緊張　　　　　　　　◆B．右中殿筋緊張

図1・15　骨盤・下肢の筋緊張と姿勢変位（1）

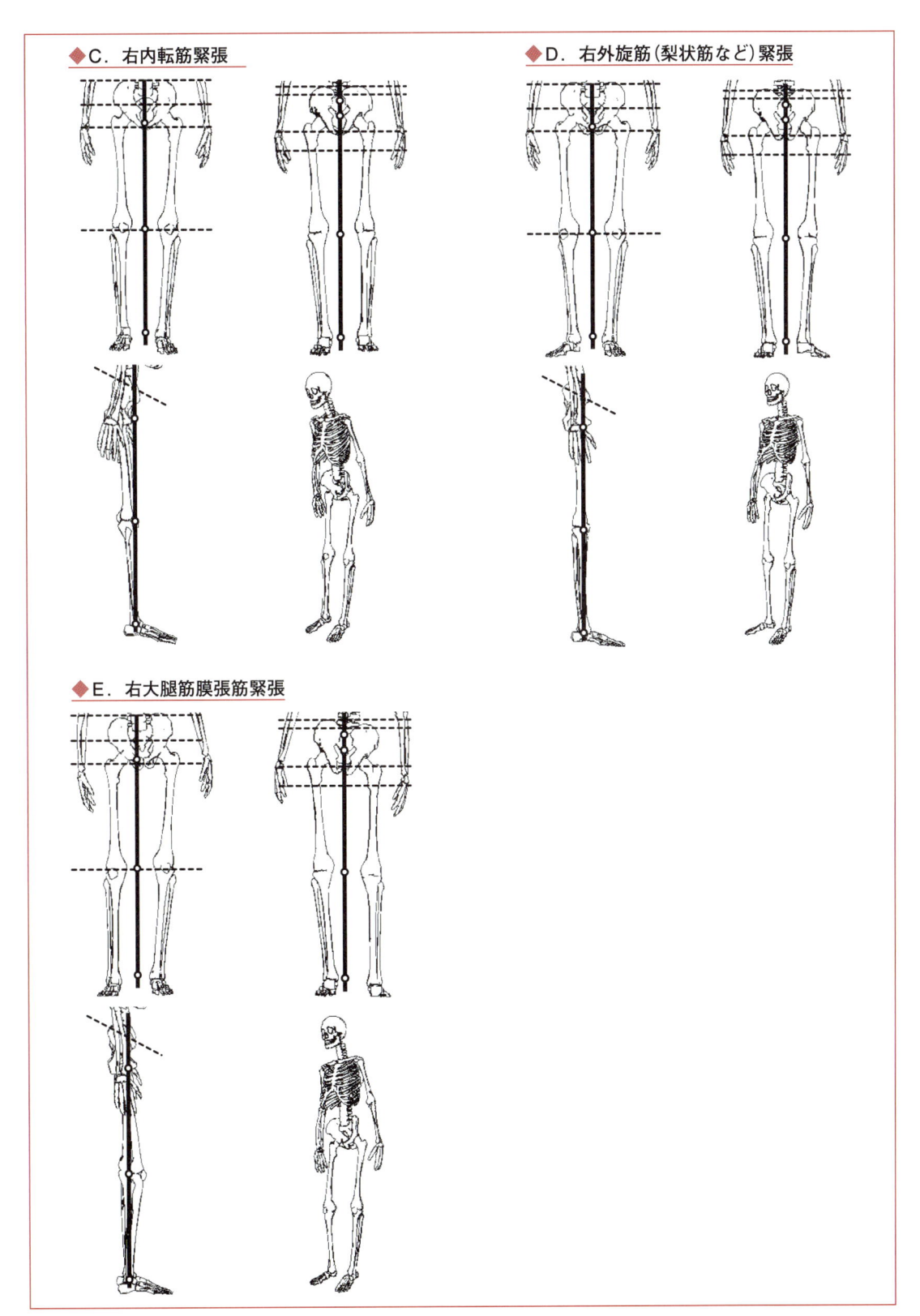

◆C．右内転筋緊張　　　　　　　　　　　◆D．右外旋筋（梨状筋など）緊張

◆E．右大腿筋膜張筋緊張

図1・15　骨盤・下肢の筋緊張と姿勢変位(2)

◆ A. 内旋股・外反膝　　　　　◆ B. 外旋股・内反膝

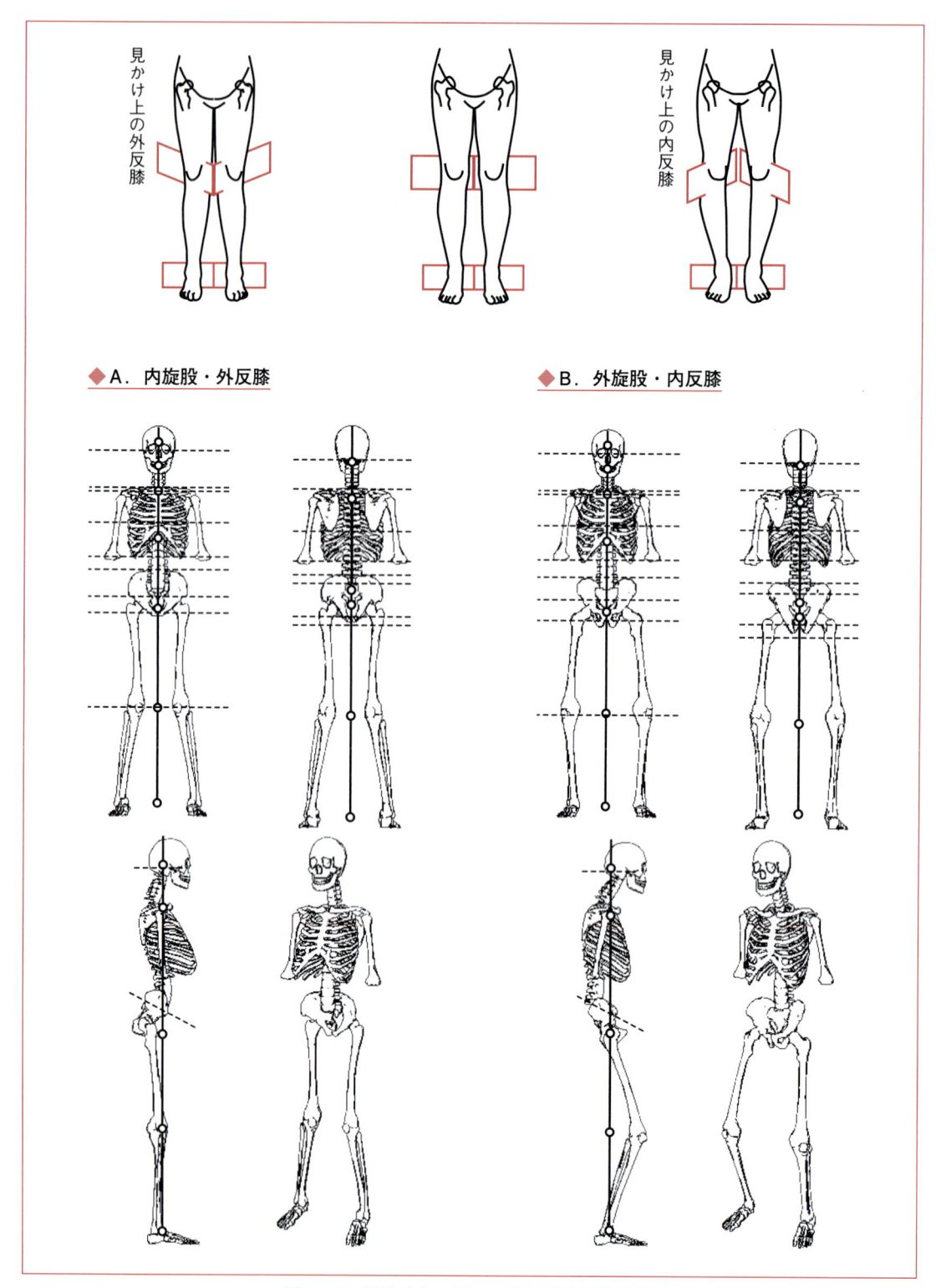

図1・16　機能的なX脚，O脚と運動学的連鎖

筋，股関節の屈曲・内旋に関連する小殿筋・大腿筋膜張筋，腰椎の前弯を増強させる脊柱起立筋・腰方形筋・腸腰筋などが考えられる．頸部では僧帽筋，板状筋，菱形筋などの緊張が亢進し，肩関節は後方に移動する．

同時に，膝内側では鵞足を構成する筋（縫工筋，薄筋，半腱様筋）に過伸展負荷，膝関節外側に圧迫負荷がかかっていることが推測できる．

2）O 脚

図1・16BのO脚は骨などの構造学的変位がない見かけ上の外旋股・内反膝である．見かけ上のO脚では足関節は内反，膝関節は屈曲・内反，股関節は屈曲・外旋・外転，骨盤は後傾，腰椎の前弯は減少する．短縮や過緊張を起こしている筋には，足関節を内反させる前脛骨筋・後脛骨筋，膝関節を屈曲・内反させる縫工筋・大腿二頭筋，股関節を屈曲・外旋させる縫工筋，股関節を外旋させる大腿二頭筋・梨状筋などが考えられる．頸部では胸鎖乳突筋が緊張・短縮して頭部は前方へ移動する．それに伴い僧帽筋上部線維，斜角筋・大胸筋・小胸筋が緊張する．さらに，上部頸椎は過伸展位，下部頸椎は過屈曲位に置かれる．

同時に下腿外側や腸脛靱帯には過伸展負荷，膝関節内側には圧迫負荷がかかっていることが推測できる．

2 検査の手順

a．視診法（機能的姿勢検査）

記録には図1・17を複写して用い，重心線から凸になっている方向に向けて「→」を描き入れ，水平線の上がっている方向に「↑」，下がっている方向に「↓」を描き入れる．

b．筋の伸展検査

股関節と膝関節にまたがる二関節筋は膝関節の角度によって伸展される筋が変わることに注意する．膝関節屈曲位で股関節を屈曲させるときは大殿筋が伸展され，膝関節伸展位で股関節を屈曲させるときはハムストリング筋（大腿二頭筋，半腱様筋，半膜様筋）が伸展される（図1・18）．

3 触診と施術例

運動学的連鎖による全身への影響を考えて，全身を施術範囲とする．患者には腹臥位を指示し，触診によって腸骨稜，上後腸骨棘，上前腸骨棘，仙骨側縁，大転子，大殿筋，中殿筋，梨状筋を体表に描き，筋の状態を確認する．

殿部の施術はタオルを斜めにかけ，施術する側の大転子がみえる位置までを露出させて片側ずつ行う．

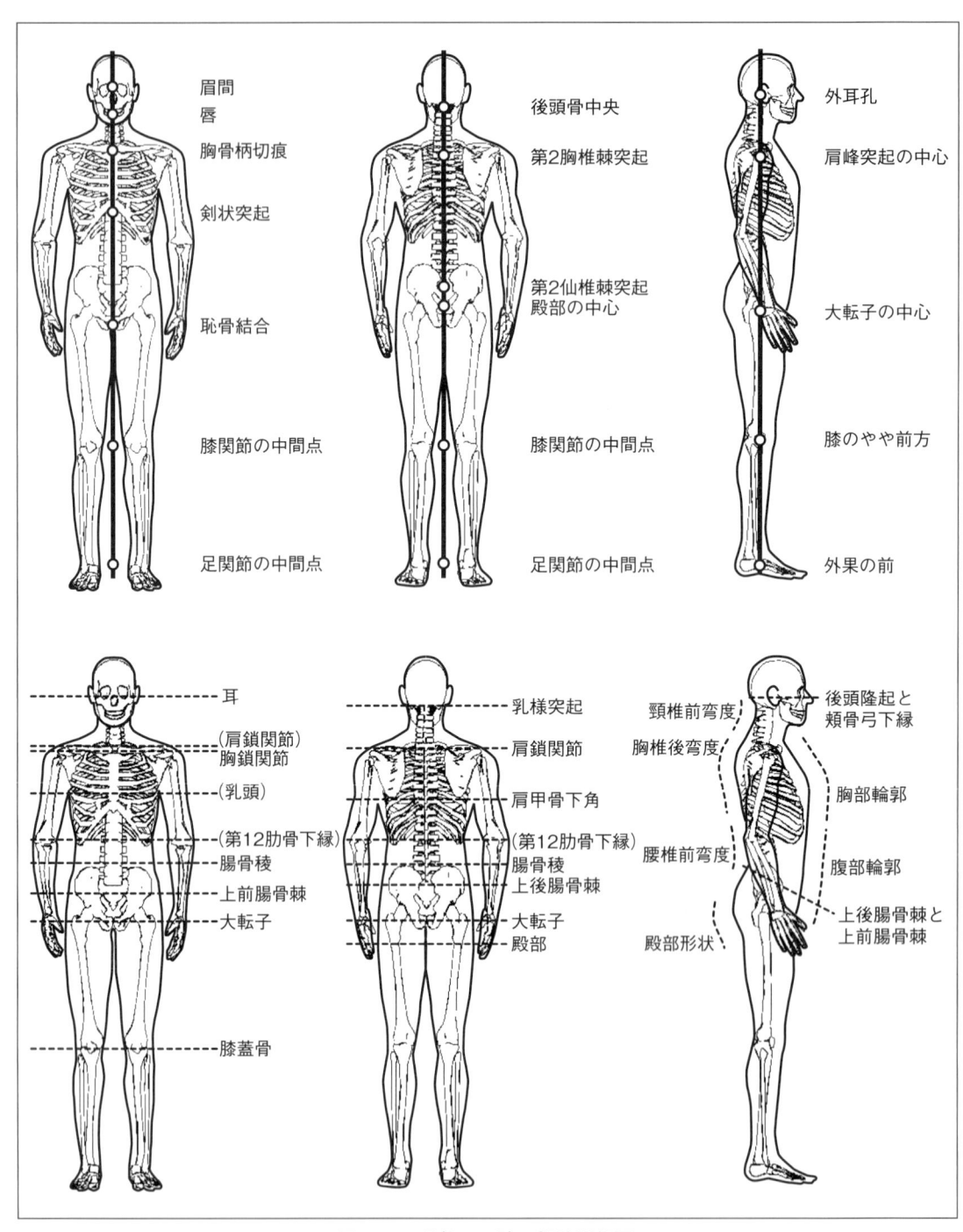

図1・17　骨盤・下肢の視診記録図

a. 骨の触診（図1・19A）

仙骨の側面は上後腸骨棘の下方を外側から内側に向かって押すことで触れる．

大転子は，上後腸骨棘に母指を当て，大腿側面のやや下方に向けて置いた他の指の指

◆A．右大殿筋の伸展

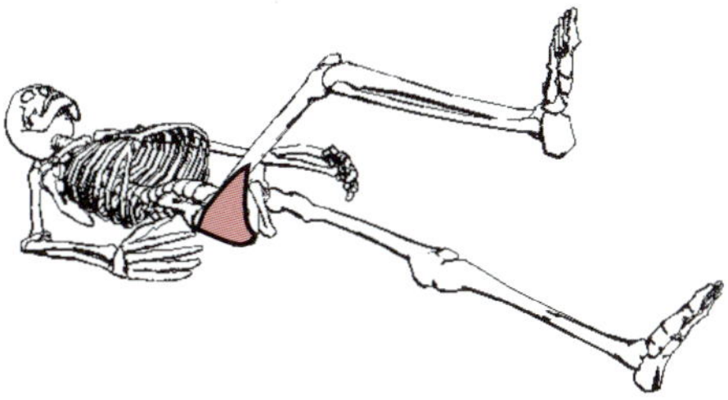

◆B．右ハムストリング筋（右大腿二頭筋，右半腱様筋，右半膜様筋）の伸展

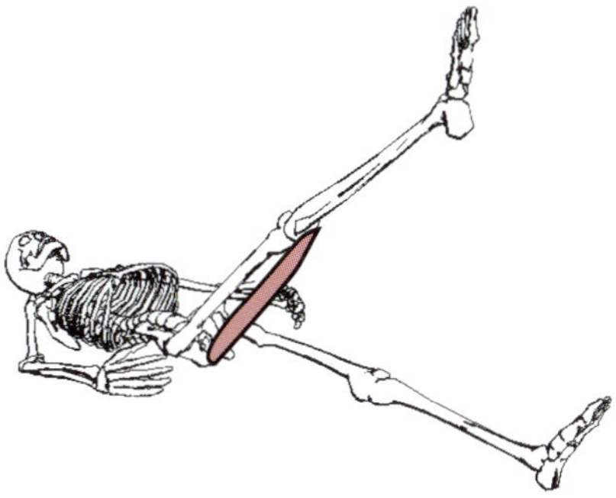

◆C．右大腿四頭筋の伸展

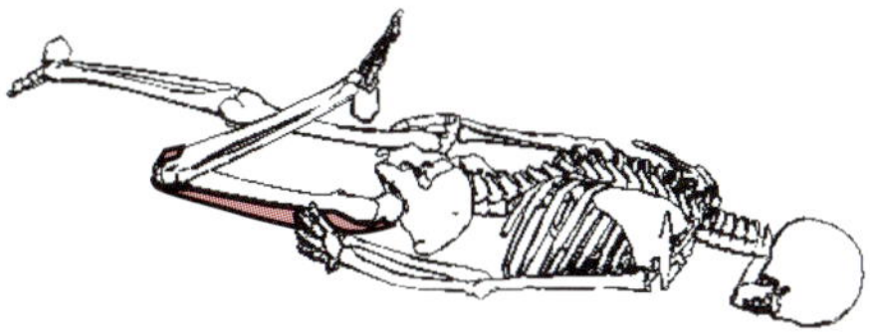

◆D．右大腿筋膜張筋の伸展

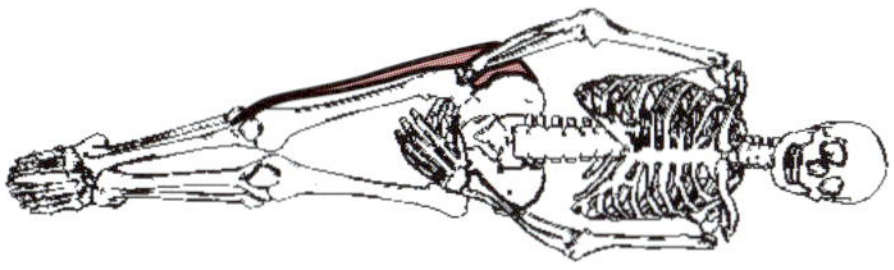

◆E．右内転筋群の伸展

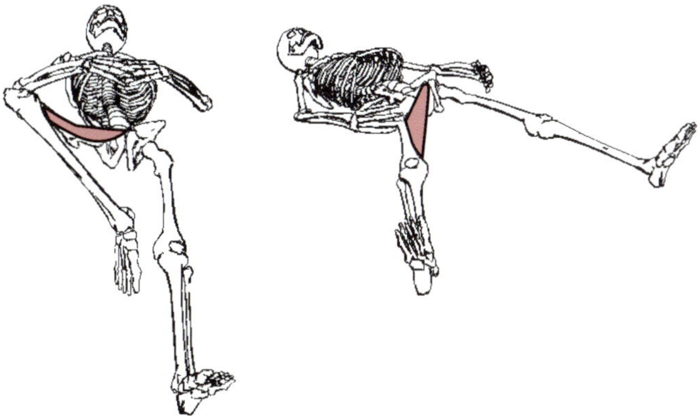

◆F．右小殿筋の伸展

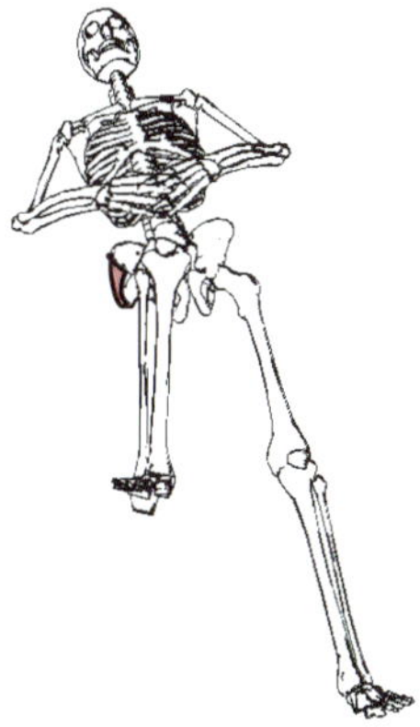

◆G．深層外旋六筋（右梨状筋，右大腿方形筋，右内外閉鎖筋，右上下双子筋）の伸展

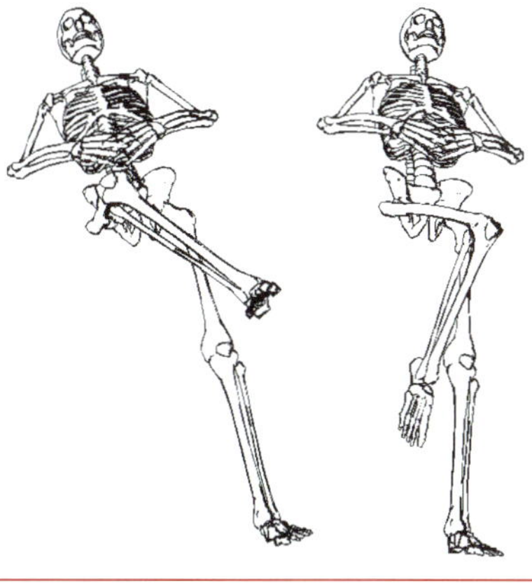

図1・18　骨盤・下肢の筋の伸展検査

38　第1章　筋・骨格系の視診

◆A．骨の触診

上後腸骨棘　　　大転子　　　仙骨側面

◆B．筋の触診と施術例

【梨状筋】

3～4 cm

【大殿筋】

【中殿筋】

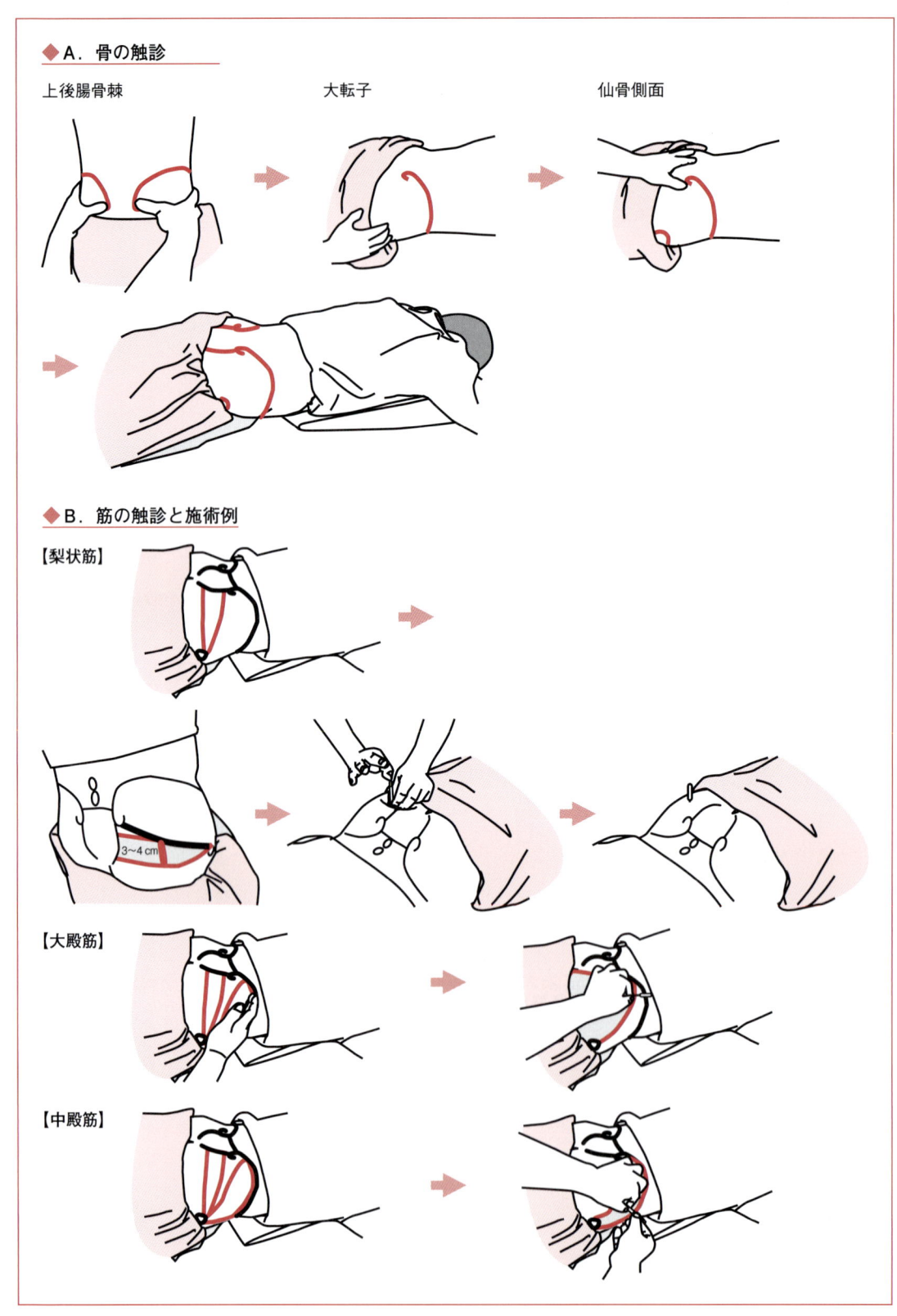

図1・19　殿部の触診と施術例

先にある丸い塊である．片側のタオルを下げるときに，示指，中指，薬指の3指を股関節上部から内方に押し入れた状態で下方に移動させて確認し，体表へは丸い塊の上縁を描く．

b．筋の触診と施術例（図1・19B）

1）梨状筋

仙骨前面に起始して大転子に停止する．大殿筋の奥に位置し，大殿筋を押し込んで指を上下に動かすと深部に線維の走行を触れる．上後腸骨棘の外下縁と大転子内上縁を結んだ線の中間点とその部位の下方3〜4 cmまでの領域が梨状筋の上縁から下縁に相当する．

鍼は60 mm（2寸）以上の長い鍼を用い，矢状方向に刺入する．50 mm（1寸6分）や40 mm（1寸3分）を使用するときは，押手を強く押し込んだ状態で刺入を行う．

2）大殿筋・中殿筋

大殿筋は腸骨稜・仙結節靱帯・仙骨と尾骨の後外面から起始し，大腿骨殿筋粗面と腸脛靱帯に停止する．中殿筋は腸骨外面に起始し，大転子の外側面に停止する．

大殿筋は殿部を大きく覆う筋で，股関節を外旋もしくは伸展させると硬くなる．中殿筋は大転子の近位を触れた状態で，股関節を内旋もしくは外転させると大殿筋の外側で硬くなって触れる．

鍼は圧痛・硬結部位に刺入する．

> **課題** 被験者に，胸当てを使用してベッドに額をつけた腹臥位を指示する．胸当ての上辺は肩の高さにくるようにし，肩関節を90°外転させて腕をベッドの横に置かせる（図1・6(1)）．この状態で骨は第7頸椎〜第5腰椎棘突起，両側の肩甲骨，鎖骨外側3/4，右腸骨稜（上前腸骨棘〜上後腸骨棘），右第12肋骨，右仙骨側縁，右大転子を触診して体表に描く．筋は，左胸鎖乳突筋の後部下縁，右頭板状筋と頸板状筋の外縁，左僧帽筋全体，右肩甲挙筋，右棘下筋，右菱形筋，右小円筋，右大円筋，左三角筋中部線維・後部線維，右腰腸肋筋，右腰方形筋，右大殿筋上縁，右中殿筋，右梨状筋を触診して体表に描く．これを5分間で完成させる．
>
> その後，2分間で右頭板状筋または頸板状筋，右大円筋または小円筋，左僧帽筋上部線維に鍼通電が行えるように刺鍼する．
>
> 課題は左右を入れ替え両側について行えるように練習する．

第2章 運動機能検査と鍼治療

　現代医学的生体観に基づいて行う鍼灸治療では，神経・筋・骨格系組織や循環器系組織の外傷や疾病そのものを治療対象とするのではなく，それらによって生じる機能の障害＝「機能異常」を治療対象とする．機能異常を起こしている組織を推定することが現代医学的鍼灸治療の診断行為であり，診断なしで治療はできない．本章では対象を筋と関節に絞り，骨運動学に基づく骨運動検査と関節運動学に基づく関節副運動検査によって機能異常組織を推測する方法を学ぶ．

I. 総　論

1 組織の分類（図2・1）

　関節を構成する組織は収縮組織，支持組織，伸展組織に分類される．収縮組織は筋収縮に関与する筋・腱・腱–骨膜結合部などである．支持組織は骨・関節面・靱帯・関節包・滑液包などであり，骨・関節面などの骨性支持組織と靱帯や関節包などの支持結合組織および滑液包に分けられる．伸展組織は収縮組織の拮抗筋に相当し，伸展される筋・腱・腱–骨膜結合部である．

　その他に骨運動検査の対象組織には神経組織も含まれるが，段階的に理解を深めることを考慮し，本章では神経組織は除いて話を進める．

2 運動機能検査

　運動機能検査には，骨運動学に基づく自動運動検査・他動運動検査・等尺性抵抗運動検査と，関節運動学に基づく関節副運動検査がある．自動運動は随意的な筋収縮によって自動的に関節を動かすことであり，他動運動は随意筋収縮を行わずに他動的に関

	対応組織
収縮組織	収縮筋，腱，腱-骨膜結合部
支持組織	骨性支持組織（骨，関節面）
	支持結合組織（靱帯，関節包），滑液包
伸展（拮抗）組織	伸展筋，腱，腱-骨膜結合部
（神経組織）	

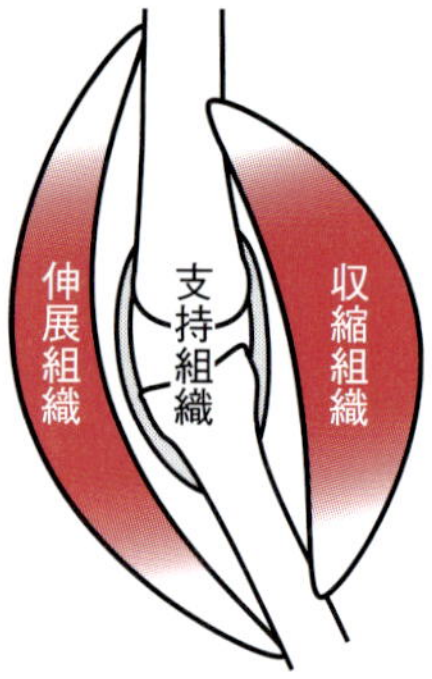

図2・1　骨運動検査の対象組織の分類

表2・1　各検査と負荷部位

	対応組織	骨運動			関節副運動	
		自動運動	他動運動	等尺性抵抗運動	圧迫	離開
収縮組織	収縮筋，腱	＋（収縮）	－	＋（収縮）	－	－
支持組織（非収縮組織）	骨性支持組織（骨，関節面）	＋（滑り）	＋（滑り）	－（固定）	＋	－
	支持結合組織（靱帯，関節包）				－	＋
伸展組織	伸展筋，腱	＋（伸展）	＋（伸展）	－（固定）	－	－
神経組織	末梢	深部腱反射減弱，触覚減弱，筋力低下				
	中枢	深部腱反射亢進，病的反射出現				

＋：機械的負荷あり，－：機械的負荷なし

　節を動かすことである．また，等尺性抵抗運動は関節を中間位で固定し，筋の長さを変えずに筋を収縮させることである．

　自動運動検査では収縮組織に収縮負荷，支持組織に支持負荷，伸展組織に伸展負荷が機械的負荷としてかかる（**表2・1**）．他動運動検査では収縮組織に筋収縮による負荷をかけずに，伸展組織・支持組織に負荷をかける．等尺性抵抗運動検査では支持組織に加わる負荷を最小にし，伸展組織を伸展させずに随意的な筋収縮を行わせることで収縮組織のみに機械的負荷をかける．

　臨床では，自動運動検査と他動運動検査は関節可動域測定で行い，等尺性抵抗運動検査は徒手筋力検査で確認する．

　関節副運動検査は関節に圧迫・離開・滑りの負荷をかける検査である．圧迫では骨・関節面・関節円板に機械的負荷が加わり，離開では関節周囲の靱帯・関節包などの支持結合組織に機械的負荷が加わる．滑りの負荷は関節を動かすときに加わる負荷で，滑りの検査は骨運動検査を実施することで同時に行っている．したがって，副運動検査は圧

迫と離開を行う．

　実際の臨床では，神経学的検査も同時に行う．神経学的検査には反射・知覚検査・筋力検査などがある．筋力検査は等尺性抵抗運動検査を行うことで同時に結果が得られ，筋力の低下は末梢神経の障害を示唆する．神経学的検査の詳細は次章で説明する．

　自動運動検査・他動運動検査で痛みや違和感がない場合は問題はない．収縮筋や腱などの「収縮組織のみが障害されている場合」は，自動運動検査と等尺性抵抗運動検査で痛みが誘発され，他動運動検査では痛みは誘発されない．伸展筋や腱などの「伸展組織のみが障害されている場合」は，自動運動検査と他動運動検査で痛みが誘発され，等尺性抵抗運動検査では痛みは誘発されない．関節を構成する骨性支持組織および支持結合組織などの「支持組織のみが障害されている場合」は自動運動検査・他動運動検査で痛みが誘発され，等尺性抵抗運動検査では痛みは誘発されない．

　「支持組織の障害が疑われる場合」は，さらに，関節副運動検査を実施する．関節の「圧迫で痛みが誘発される場合」は骨・関節面などの骨性支持組織の障害を疑い，「離開で痛みが誘発される場合」は靱帯・関節包などの支持結合組織の障害を疑う．

　痛みの誘発や障害の要因は，収縮組織・支持組織・伸展組織のどこか一部だけではなく，複数もしくはすべてに原因がある場合も多い．そのため，どの検査でどの部位に機械的負荷が加わっているかを理解して，結果を総合的に判断しなければならない．

　関節によっては内転・外転を内反・外反もしくは尺屈・橈屈といい，内旋・外旋を回内・回外というが，基本的に骨運動の基本運動方向は屈曲，伸展，内転，外転，内旋，外旋の6つであり，副運動の圧迫，離開を合わせて8方向となる（図2·2）．一つの関節に対して，8方向，すべての運動方向に機械的負荷をかけ，痛みの誘発を調べることは診断上，非常に有用な情報となる．

a．骨運動検査

1）自動運動検査

　患者に，随意的に運動を行わせることで運動を行う意思，関節の可動域，筋の収縮機能を評価する検査を自動運動検査という．

　検査では，動きと痛みやつっぱりなどの違和感を確認する（表2·2）．筋肉・関節の動きが正常時と同等の円滑な運動であるか，可動域に制限がないかをみる．痛みやつっぱりなどの違和感があれば違和感が出現する角度を測定し，その所在は収縮組織・支持組織・伸展組織のいずれにあるかを確認する．

2）他動運動検査

　患者に脱力させて，検者が全可動域にわたって患者の関節を動かす．他動運動検査では，主に支持組織と伸展組織に負荷がかかる．

　いくつかの運動方向に特徴的な可動域制限を生じる場合は関節炎，癒着性関節包炎などの関節を構成する骨性支持組織の障害が示唆され，終局的には関節強直へと移行

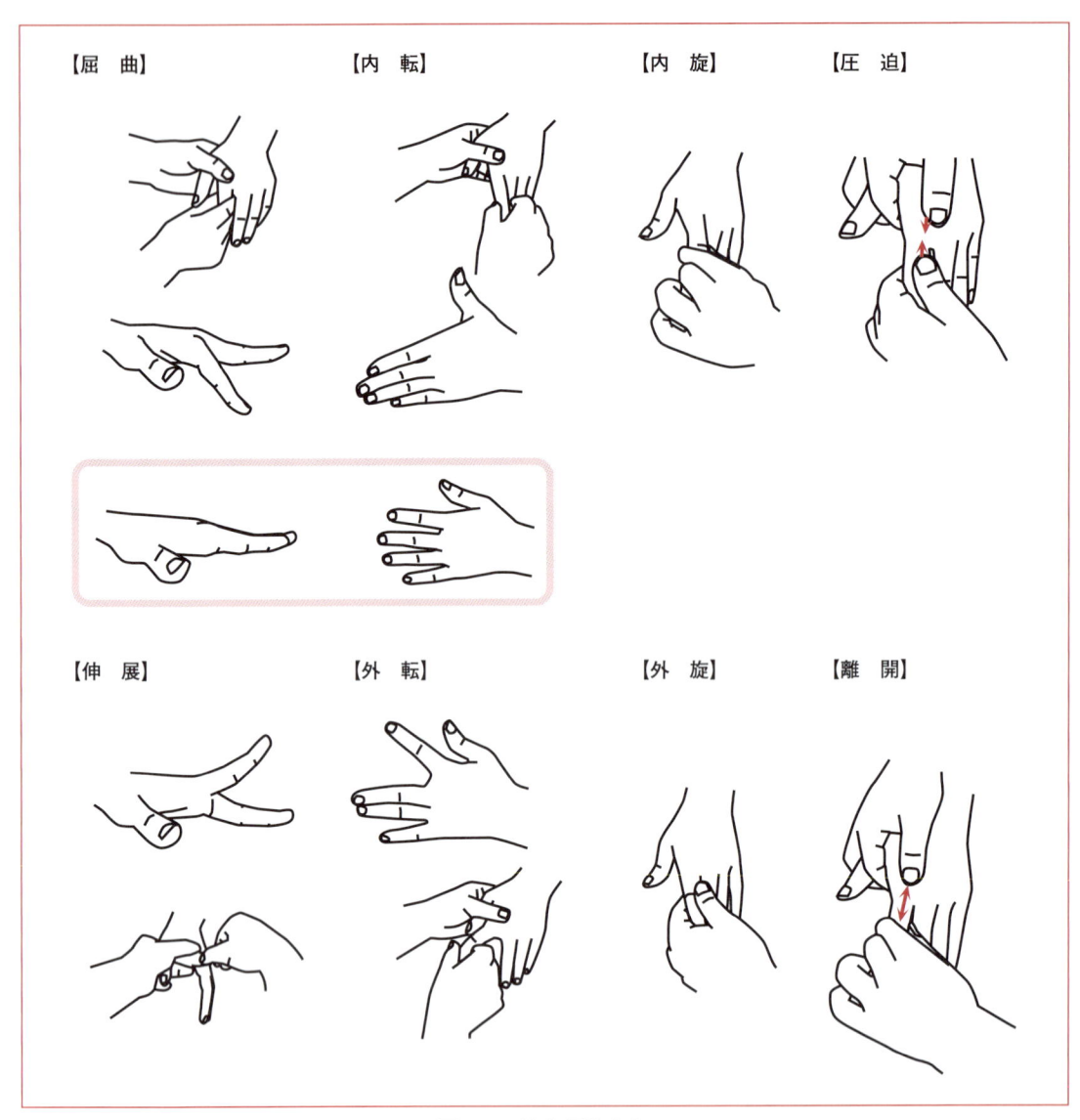

図2・2 基本運動方向

【屈曲】　【内転】　【内旋】　【圧迫】

【伸展】　【外転】　【外旋】　【離開】

表2・2 自動運動検査の確認事項

動　き	筋肉・関節の動き（正常または異常） 運動制限の範囲（角度）
痛　み 違和感	痛み・違和感が出現する動きの位置（角度） 痛み・違和感の所在（収縮組織，支持組織，伸展組織）

する（表2・3）．
　可動域制限が1ないし2方向のみであれば靱帯の癒着，筋の短縮，滑液包炎，腱炎，腱の障害などの関節周囲の組織の障害が示唆され，終局的に関節拘縮へと移行する．
　また，過剰な可動域は靱帯・腱などの支持結合組織の損傷が示唆される．

表2・3 可動域制限・過剰により疑われる障害

可動域制限	【強直移行型】いくつかの運動方向に特徴的な可動域制限を生じる	関節炎,癒着性関節包炎,関節強直
	【拘縮移行型】可動域制限は1ないし2方向にみられ,他の運動方向には生じない	靱帯の癒着,筋の短縮,滑液包炎,腱炎,腱の障害,関節拘縮
可動域過剰		支持結合組織の損傷(靱帯や腱の断裂)

圧迫	痛み	増強	骨性支持組織の損傷や障害
		減少	支持結合組織への負荷が軽減 関節内の潤滑が改善した可能性
離開	可動域	過剰	支持結合組織の損傷
		制限	支持結合組織の拘縮
	痛み	増強	支持結合組織の障害
		減少	骨性支持組織の障害

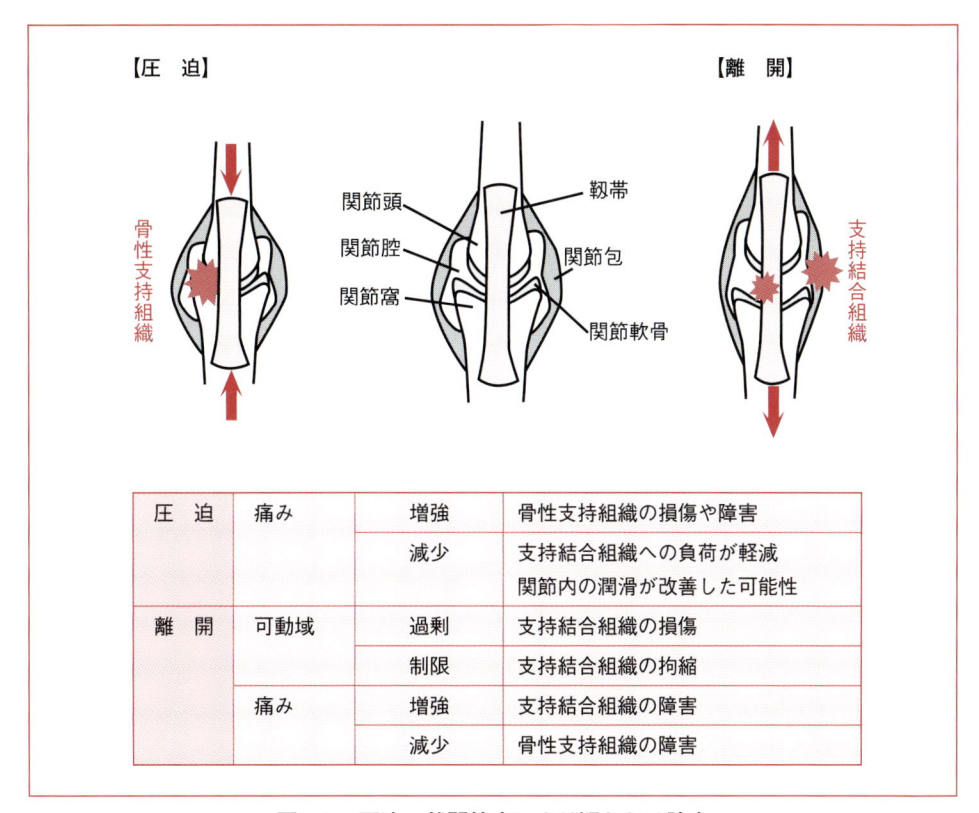

図2・3 圧迫・離開検査により疑われる障害

3) 等尺性抵抗運動検査

収縮組織に限局的に負荷を加えるために,患者の関節を中間位にして,検者は一方の手で患者の関節を固定し,もう一方の手で移動骨の遠位端に負荷をかけることで,患者の筋の長さを変えずに筋収縮をさせる検査である.

b. 関節副運動検査

副運動検査には圧迫・離開・滑りの検査があるが,滑りは骨運動検査で確認しているため実際には圧迫と離開のみ検査を行う(**図2・3**).

1) 圧　迫

　関節を圧迫することで骨や軟骨，関節円板などの骨性支持組織に負荷をかける．圧迫によって痛みが増強する場合は，骨性支持組織の損傷や障害が疑われる．痛みが減少する場合は支持結合組織への負荷が軽減していることと，軟骨に圧力を加えることで水分が関節面に圧出され，膜を作り，関節内の潤滑が改善した可能性が推測される．

2) 離　開

　関節を引き離すことにより関節包・靱帯などの支持結合組織に負荷をかける．過剰に離開される場合は支持結合組織の損傷が疑われる．離開が制限される場合は支持結合組織の拘縮が疑われる．支持結合組織の損傷や拘縮が疑われる場合は，個々の靱帯の付着部位を考えて部分的に離開を行い，障害部位を絞り込む．離開によって痛みが増強する場合は支持結合組織の障害が疑われ，減少する場合は骨性支持組織の障害が疑われる．

Ⅱ. 上肢の運動機能検査

1 肘関節・手関節の構造

a. 肘関節の構造（図2·4）

　　　　　肘関節は上腕骨・橈骨・尺骨で構成され，腕尺関節・腕橈関節・近位橈尺関節の3つの関節からなる．腕尺関節は上腕骨滑車と尺骨滑車切痕，腕橈関節は上腕骨小頭と橈骨関節窩，近位橈尺関節は橈骨頭関節環状面と尺骨橈骨切痕による関節である．

　　　肘関節の主運動である屈曲・伸展は主として腕尺関節によって行われ，腕橈関節は随伴するにすぎない．回内・回外運動では尺骨はほぼ固定され，橈骨（特に遠位端）が尺骨の周りを回転する．手は橈骨と連結しているため，橈骨の回転とともに手掌は向きを変える．

　　　3つの関節は共通の関節包を有する．関節包の前面と後面は緩いが，外側と内側は靱帯によって補強されている．外側には外側側副靱帯が上腕骨外側上顆から橈骨輪状靱帯・尺骨回外筋稜に付着し，内側には内側側副靱帯が上腕骨内側上顆から尺骨鈎状突起・尺骨滑車切痕と肘頭の内側面に付着する．

b. 手関節の構造（図2·5）

　　　手関節の運動では屈曲・伸展を掌屈・背屈といい，内転・外転を尺屈・橈屈という．関節は遠位橈尺関節と橈骨手根関節の2関節からなる．遠位橈尺関節は橈骨尺骨切痕と尺骨頭関節環状面による関節で，その関節腔の下壁には関節円板（線維性三角軟骨）があり，橈骨尺骨切痕下縁と尺骨茎状突起との間で三角形の板状を呈する．橈骨手根関節は橈骨手根関節面と遠位橈尺関節下壁の関節円板（線維性三角軟骨）とで構成される関節窩と，近位列の手根骨（舟状骨・月状骨・三角骨）で構成される関節頭によりなる関節である．関節包の外側と内側は外側手根側副靱帯と内側手根側副靱帯があり，掌側と背側は強い靱帯で補強されている．

2 肘関節の運動機能検査

a. 骨運動検査（図2·6A）

　　　　　自動運動検査では動きと痛みやつっぱりなどの違和感を確認する．左右の動きを比較し，筋肉・関節の動きが円滑であるか，可動域に制限がないかをみる．痛みやつっぱりなどの違和感があれば出現時の関節角度を測定する．

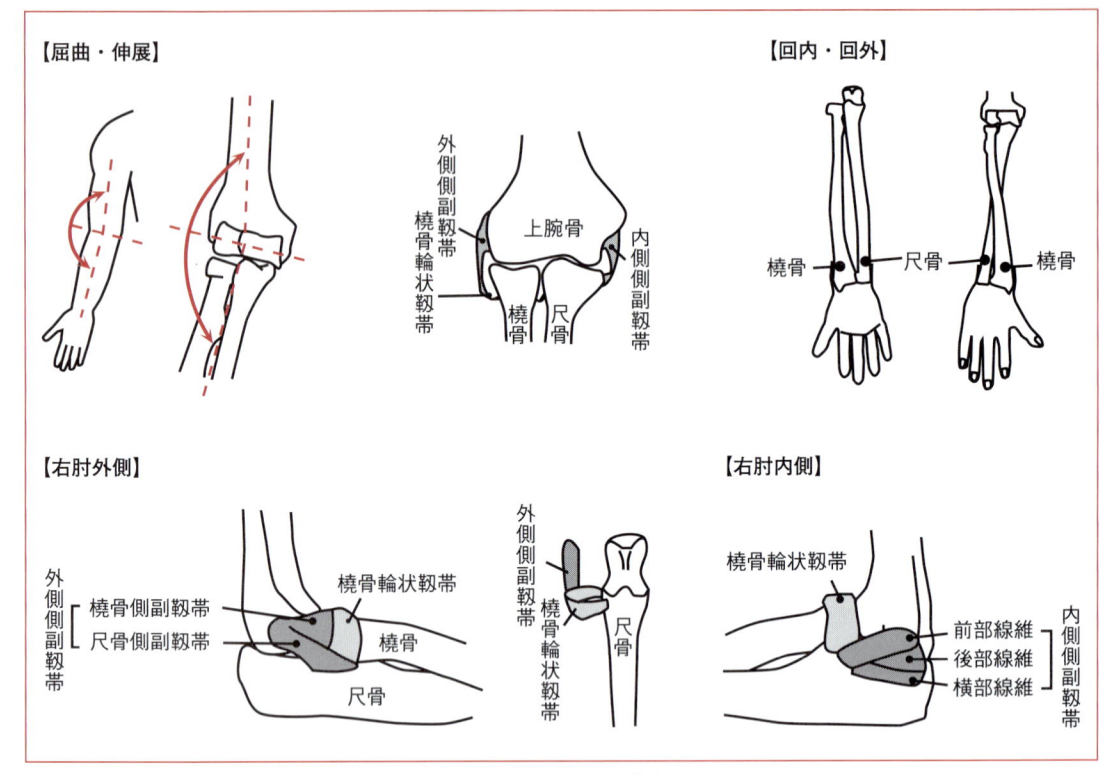

図2·4 肘関節の構造

【屈曲・伸展】／【回内・回外】

外側側副靱帯　上腕骨　内側側副靱帯
橈骨輪状靱帯
橈骨　尺骨

橈骨　尺骨　橈骨

【右肘外側】
外側側副靱帯 { 橈骨側副靱帯／尺骨側副靱帯 }
橈骨輪状靱帯
橈骨
尺骨

外側側副靱帯
橈骨輪状靱帯
尺骨

【右肘内側】
橈骨輪状靱帯
内側側副靱帯 { 前部線維／後部線維／横部線維 }

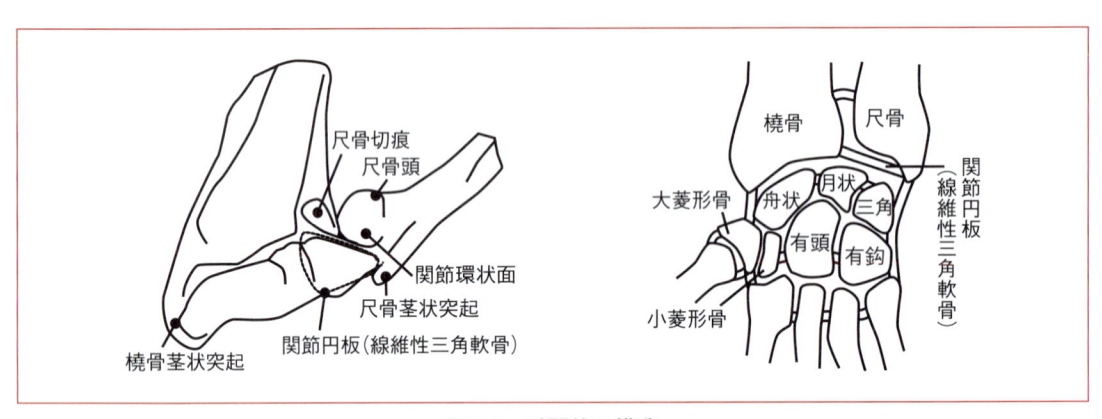

図2·5 手関節の構造

尺骨切痕
尺骨頭
関節環状面
尺骨茎状突起
橈骨茎状突起
関節円板（線維性三角軟骨）

橈骨　尺骨
大菱形骨　舟状　月状　三角　関節円板（線維性三角軟骨）
有頭　有鈎
小菱形骨

　他動運動検査では，患者に脱力させ，検者は一方の手で患者の肘関節部位をつかみ，もう一方の手で前腕遠位をつかんで全可動域にわたって屈曲・伸展・回内・回外を行う．左右で関節の抵抗や可動性を比較し，軋轢音（あつれきおん），嵌頓（かんとん），弾発現象（だんぱつげんしょう），痛みやつっぱりなどの違和感があれば出現する角度を測定する．

　屈曲・伸展の等尺性抵抗運動検査では，肘関節を固定し，前腕回外位で前腕の遠位に負荷をかける．回内・回外の等尺性抵抗運動検査では，前腕中間位（ちゅうかんい）で負荷をかけて痛

Ⅱ．上肢の運動機能検査

◆A．骨運動検査

	伸展筋（他動運動）	収縮筋（等尺性抵抗運動）
屈 曲	上腕三頭筋	上腕二頭筋，上腕筋，腕橈骨筋
伸 展	上腕二頭筋，上腕筋，腕橈骨筋	上腕三頭筋
回 内	回外筋，上腕二頭筋，腕橈骨筋	円回内筋，方形回内筋
回 外	円回内筋，方形回内筋	回外筋，上腕二頭筋，腕橈骨筋

【他動運動検査】

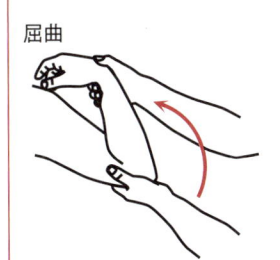

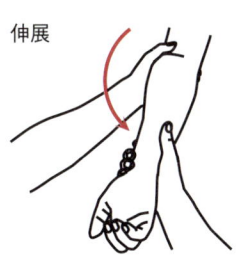

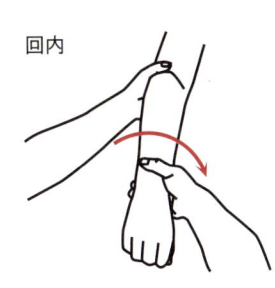

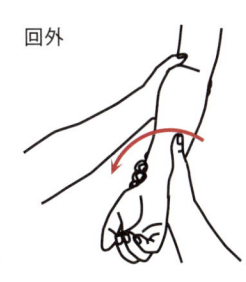

屈曲　　　伸展　　　回内　　　回外

【等尺性抵抗運動検査】

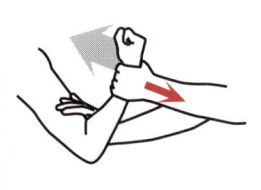

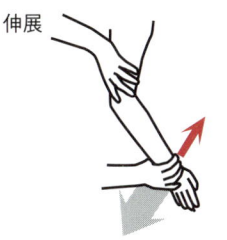

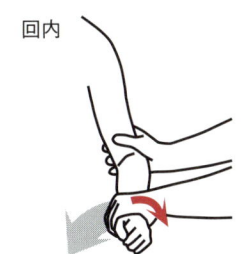

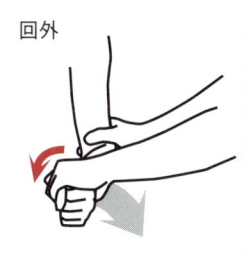

屈曲　　　伸展　　　回内　　　回外

◆B．関節副運動検査

	圧迫	離開	片側圧迫・片側離開	
			外 反	内 反
屈 曲		内側側副靱帯 外側側副靱帯	関節外側圧迫 内側側副靱帯離開	関節内側圧迫 外側側副靱帯離開
伸 展	上腕骨 尺骨			

伸展位～軽度屈曲位で圧迫　　屈曲位で離開　　外反強制　　内反強制　ⓐ　ⓑ

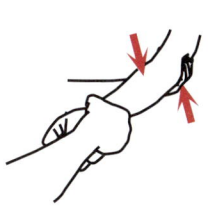

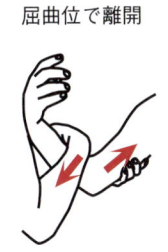

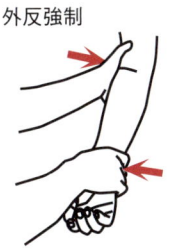

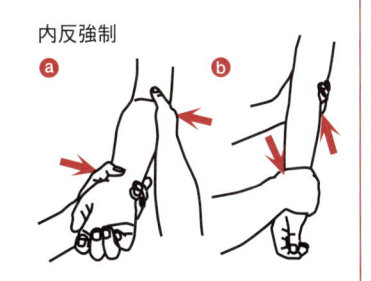

図2・6　肘関節の運動機能検査

みの誘発の有無と誘発部位を確認する.

b．関節副運動検査（図2・6B）

　　肘関節は腕尺関節・腕橈関節・近位橈尺関節で構成されるが，肘関節の主動作である屈曲と伸展の運動は蝶番関節である上腕骨滑車と尺骨滑車切痕の間で生じている．そのため，副運動検査は主に腕尺関節に対して行う．腕尺関節の圧迫と離開は靱帯の付着方向や負荷をかける関節面などの関節構造を考慮し，圧迫は伸展位から軽度屈曲位の範囲に関節を動かしながら行い，離開は屈曲位で行う．

　　また，外反強制と内反強制によって片側圧迫・片側離開の機械的負荷をかけ，痛みの誘発を確認する．外反強制では関節内側が離開かつ外側が圧迫，内反強制では関節外側が離開かつ内側が圧迫となる．内反強制には前腕を回外させて行う方法（ⓐ）と中間位で行う方法（ⓑ）とがあり，中間位で行うと外反強制から持ち手を交換せずに検査できる．

3　手関節の運動機能検査

a．骨運動検査（図2・7A）

　　自動運動検査と他動運動検査は掌屈・背屈について行い，関節の抵抗，可動性を比較し，軋轢音，嵌頓，弾発現象，痛みやつっぱりなどの違和感について確認する．等尺性抵抗運動検査は掌屈と背屈について行う．

　　手関節を動かす筋は肘関節，前腕，手関節部に存在するため，これらの部位の痛みやつっぱりなどの違和感の誘発を確認する．

b．関節副運動検査（図2・7B）

　　圧迫による痛みの誘発の有無と離開による可動性および痛みの誘発の有無を確認する．手関節の圧迫は伸展位で行い，離開はやや屈曲位で行う．

　　片側圧迫，片側離開の検査の場合は，尺屈強制では橈側の離開かつ月状骨・三角骨・関節円板・尺骨の圧迫となり，橈屈強制では内側手根側副靱帯の離開かつ舟状骨と橈骨の圧迫となる．

4　触診と施術例

a．関節と靱帯の触診（図2・8（1）A）

　　肘頭は肘関節背面にある尺骨上縁の円錐型の突起であり，柔軟性に富む皮膚で覆われている．肘頭を受け止めるのは上腕骨遠位端にある肘頭窩であり，肘頭窩は肘関節を40〜50°屈曲すると肘頭の上部に少しだけ触れることができる．上腕骨遠位端の内側

◆A．骨運動検査

	伸展筋（他動運動）	収縮筋（等尺性抵抗運動）
屈曲	長・短橈側手根伸筋，尺側手根伸筋	橈側手根屈筋，尺側手根屈筋
伸展	橈側手根屈筋，尺側手根屈筋	長・短橈側手根伸筋，尺側手根伸筋

【他動運動検査】　　　　　　　　　　【等尺性抵抗運動検査】

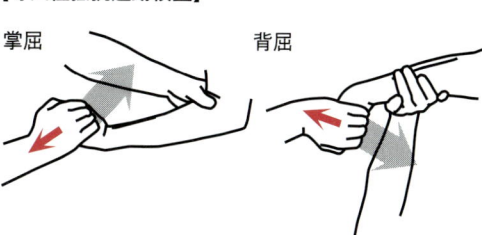

掌屈　　　　背屈　　　　　　　　掌屈　　　　背屈

◆B．関節副運動検査

	圧迫	離開	片側圧迫・片側離開	
			尺屈	橈屈
屈曲		内側側副靱帯 外側側副靱帯	尺側圧迫 （月状骨・三角骨・関節円板・尺骨）	橈側圧迫（舟状骨・橈骨）
伸展	橈骨 手根骨		橈側離開	内側手根側副靱帯離開

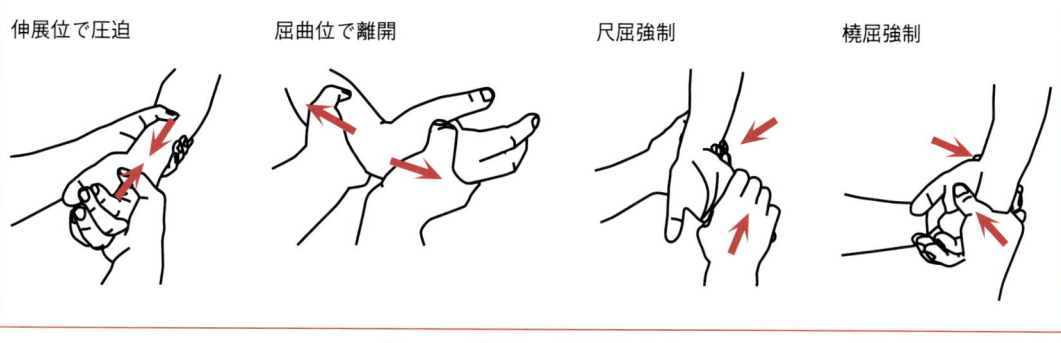

伸展位で圧迫　　屈曲位で離開　　尺屈強制　　橈屈強制

図2・7　手関節の運動機能検査

には上腕骨内側上顆，外側に上腕骨外側上顆が突出している．前腕回外位で肘関節を90°屈曲し，上腕骨外側上顆より遠位に向かって指を移動すると橈骨頭に触れる．橈骨頭は，前腕回内・回外によって回旋する．

　肘関節の内側を補強する内側側副靱帯は上腕骨内側上顆から起こり，扇形に広がり尺骨鈎状突起・尺骨滑車切痕と肘頭の内側につく．外側を補強する外側側副靱帯は上腕骨外側上顆から輪状靱帯の横と尺骨回外筋稜に索状に伸びている．輪状靱帯は外側側

◆A. 関節と靱帯の触診

肘頭　　　　　　　　　　　上腕骨外側上顆　　上腕骨内側上顆

橈骨頭

内側側副靱帯

外側側副靱帯

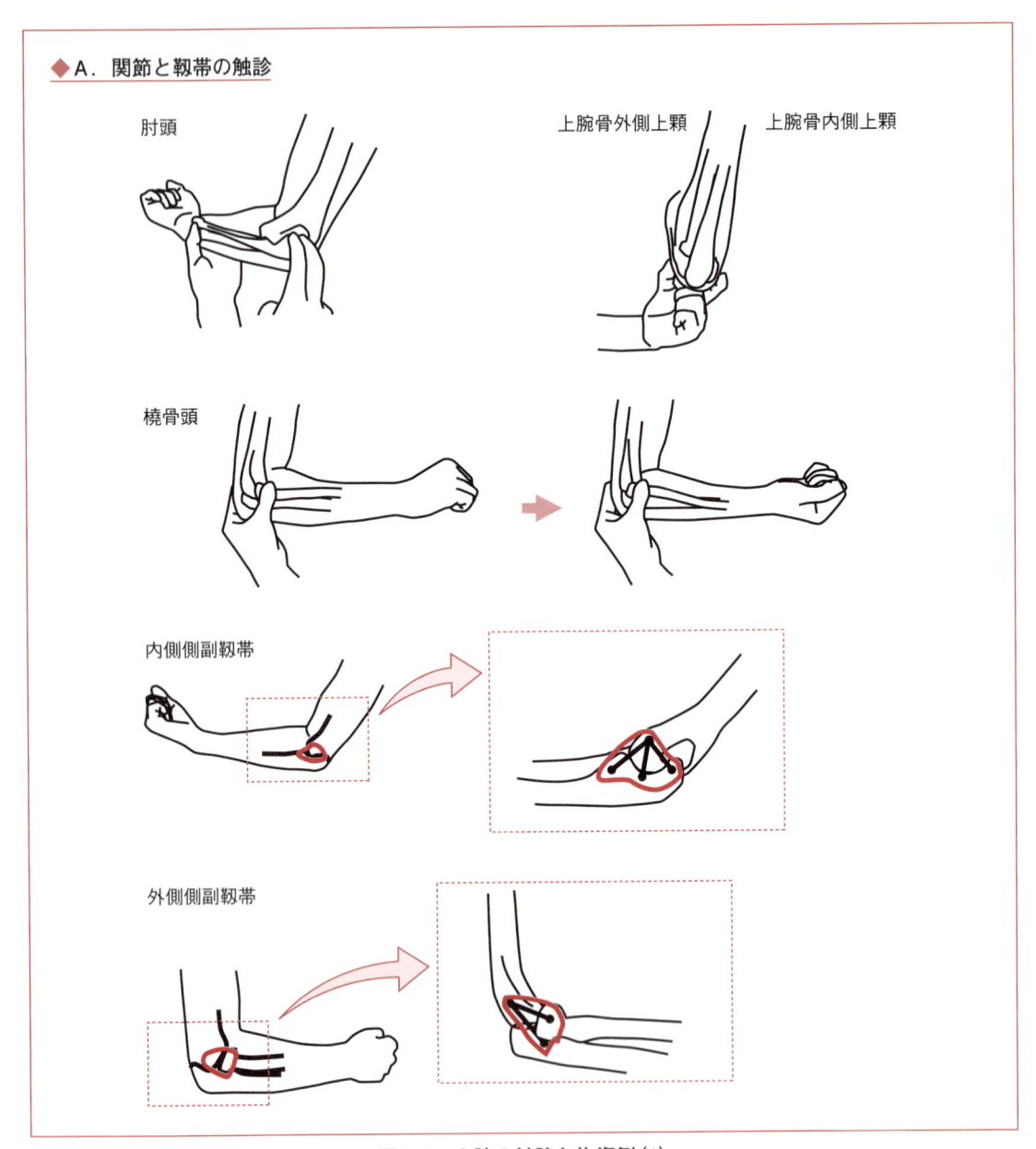

図2・8　上肢の触診と施術例(1)

副靱帯に付着し，橈骨頭を覆って橈尺関節を支える．外側側副靱帯には橈骨側副靱帯と尺骨側副靱帯があり，輪状靱帯の横に付着するものが橈骨側副靱帯，尺骨回外筋稜に付着するものが尺骨側副靱帯である．これらの靱帯は，その形を明確に触知することはできないが，臨床上重要な部位である．

b．筋の触診（図2・8(2) B）

上腕後面には上腕三頭筋が位置し，肘頭に付着する．上腕三頭筋の長頭は上腕の後

Ⅱ. 上肢の運動機能検査

◆B. 筋の触診

上腕三頭筋 — 内側頭　長頭　外側頭

上腕二頭筋　　上腕筋

前腕掌側の筋
円回内筋
橈側手根屈筋
長掌筋
尺側手根屈筋

前腕背側の筋
短橈側手根伸筋
長橈側手根伸筋
腕橈骨筋

橈側手根屈筋　　尺側手根屈筋　　長掌筋

長・短橈側手根伸筋　　腕橈骨筋

◆C. 施術例

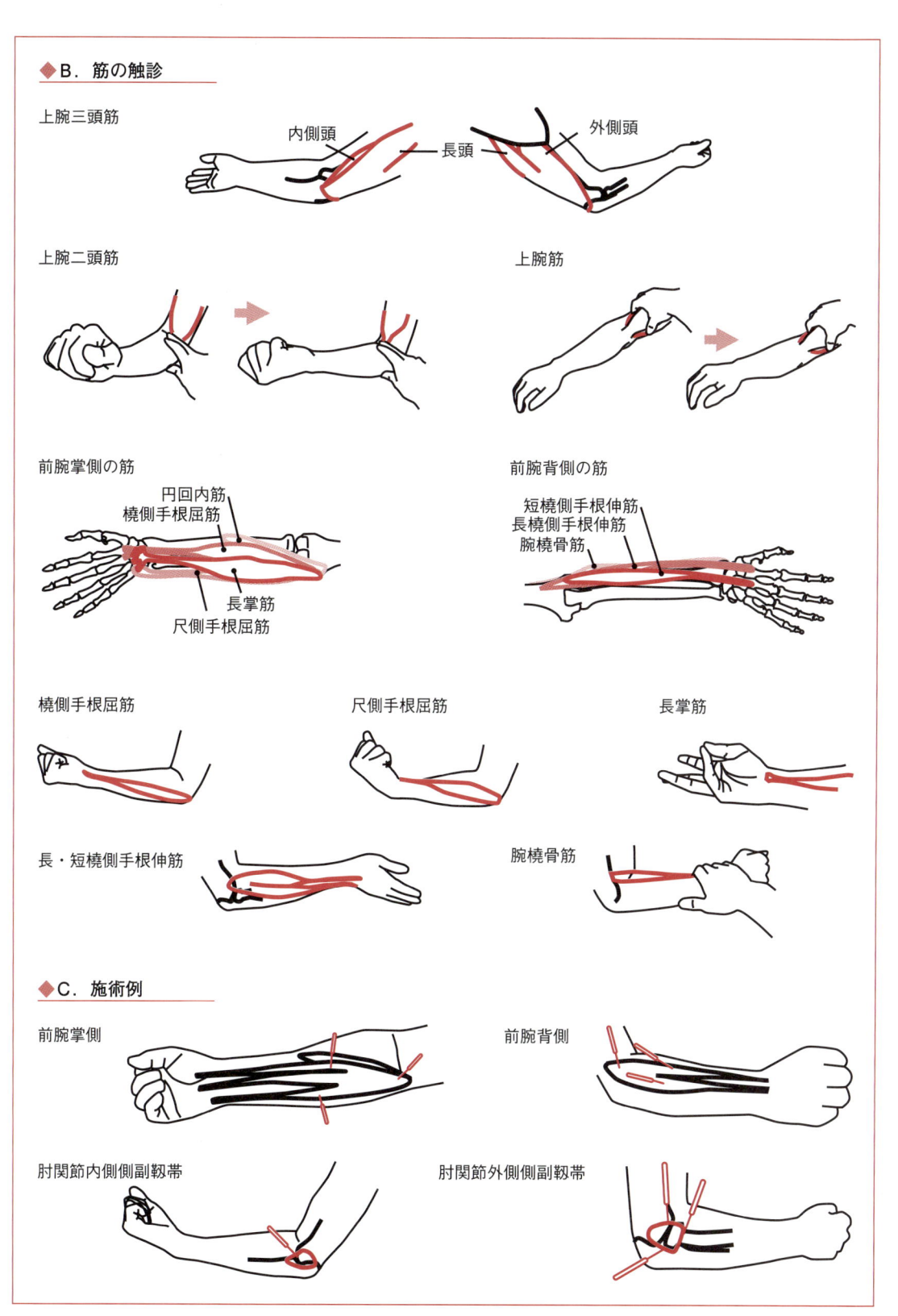

前腕掌側　　前腕背側

肘関節内側側副靱帯　　肘関節外側側副靱帯

図2·8　上肢の触診と施術例(2)

内側の皮下にあり，肩甲骨関節下結節に向かって走行する．外側頭は後外側にあり，上腕骨後面の骨幹上部へ向かって走行する．内側頭は上腕後内側で長頭の下に位置し，長頭の下に入るところまでを触診できる．

　上腕前面には上腕二頭筋が位置し，前腕回外位で肘関節を屈曲すると，肘窩横紋部に上腕二頭筋腱と上腕二頭筋腱膜が触れ，触れた状態で前腕を回内・回外させることで浮き沈みする腱がわかる．上腕筋は上腕二頭筋の深部に位置し，肘関節を伸展し，前腕を回内させた状態で上腕二頭筋をまたいで上腕骨の前をつかみ，肘関節を軽度屈曲させると収縮する筋が触れる．

　手関節の屈筋かつ回内筋である円回内筋，橈側手根屈筋，長掌筋，尺側手根屈筋は上腕骨内側上顆の共同腱を起始部としている．最も橈側へ向かう円回内筋は他の筋に覆われはっきりと触れることはできない．橈側手根屈筋は手関節を橈屈位で屈曲させると前腕掌側の中央部よりやや橈側に硬く浮き上がる．長掌筋は母指と小指を対立させると手関節掌側の中央に浮き上がる．長掌筋は欠如していても手の機能に支障をきたさない筋で，約7％の人には存在しない．尺側手根屈筋は橈側手根屈筋や長掌筋ほど明確には浮き上がらないが，手関節尺屈位で屈曲させると豆状骨から上腕骨内側上顆に向かって走行する筋が触知できる．

　手関節伸筋群である長橈側手根伸筋，短橈側手根伸筋，腕橈骨筋は上腕骨外側上顆およびその上部から起こる．橈側手根伸筋は手関節を背屈することで腕橈骨筋の背側に硬く触れる．腕橈骨筋は前腕を中間位にして，肘関節は90°屈曲位で，肘関節屈曲に対する等尺性抵抗運動を行うと前腕で硬く盛り上がる．

> **課題**　触診によって肘頭，上腕骨（外側上顆，内側上顆），橈骨頭を確認して体表に描き，内側側副靱帯と外側側副靱帯の位置を推測して体表に描く．上腕では上腕三頭筋遠位部・上腕二頭筋・上腕筋，前腕掌側では円回内筋・橈側手根屈筋・長掌筋・尺側手根屈筋を触診して描き，前腕背側では腕橈骨筋・長橈側手根伸筋・短橈側手根伸筋を触診して体表に描く．これを片側2分間で完成させる．
> 　その後に，骨運動検査・副運動検査によって障害組織と推測した組織の圧痛・硬結などの体表反応を触診で探す．

c．施術例

　収縮・伸展組織の障害では，触診で反応部位をみつけて鍼を刺入する．伸展組織である筋や腱の緊張や短縮には鍼以外に，筋の起始停止を引き離すストレッチ療法が有効である．骨性支持組織の障害が推測された場合は関節周囲に散鍼や糸状灸などを行って，代謝を促すことで間接的にアプローチする．関節腔内へ鍼を刺入する行為は，細菌感染を起こすリスクがあり，リスクに見合う効果は期待できないため行わない．支持結合組織の腱・靱帯の断裂などの器質的な障害は鍼灸の適応外である．しかし，痛みや機能的な異常には有効となる場合が多く，痛みを起こす支持結合組織に対しては鎮痛の目的で

切皮程度の刺鍼を行う．また，離開が制限されている場合は靱帯の柔軟性を取り戻すために刺鍼を行う．離開の制限には，関節を徒手によって比較的大きな振幅度でゆっくりと他動的に伸展させる関節モビライゼーション（mobilization）が有効である．

　ここでは，筋の収縮と動作を理解するために上腕骨内側上顆—尺側手根屈筋・橈側手根屈筋，上腕骨外側上顆—長橈側手根伸筋・腕橈骨筋に鍼通電を行い，靱帯に対する鍼の練習として肘関節内側側副靱帯，外側側副靱帯に切皮程度の刺鍼を行う（図2・8（2）C）．

Ⅲ. 下肢の運動機能検査

1 股関節・膝関節・足関節の構造

a. 股関節の構造（図2・9(1) A）

　　　　　股関節は大腿骨頭と寛骨臼によって構成される臼状関節である．寛骨臼は半球状となっているが関節面は月状面のみであり，深さと大きさを補うために関節唇が存在する．寛骨臼の下部には寛骨臼切痕があり，寛骨臼横靱帯が付着する．月状面の先端の寛骨臼横靱帯と大腿骨頭は大腿骨頭靱帯で結びつけられ，大腿骨頭靱帯・大腿骨頭・大腿骨頸はきわめて強靱な関節包に覆われた関節腔内に存在する．関節包は特に前側で厚く，関節唇のすぐ外周から起こり，前面では大腿骨転子間線，後面は大腿骨転子間稜の上方につく．
　　　　　関節包の前面を補強する靱帯は腸骨大腿靱帯で，別名「Y靱帯」といわれる．下前腸骨棘・寛骨臼上縁から起こり，大腿骨の転子間線につく．恥骨大腿靱帯は関節包の前下面を補強し，腸恥隆起・恥骨体・恥骨上枝から起こり，小転子につく．関節包の後面は寛骨臼縁の坐骨部から起こり，転子間窩につく坐骨大腿靱帯が補強する．

b. 膝関節の構造（図2・9(1) B）

　　　　　膝関節は大腿骨・脛骨・膝蓋骨から構成され，膝蓋大腿関節（patellofemoral関節：PF関節）と大腿脛骨関節（femorotibial関節：FT関節）に分けられる．
　　　　　膝蓋大腿関節は大腿四頭筋，膝蓋骨関節面，膝蓋靱帯によって安定している関節であり，これらは関節前面を補強している．
　　　　　大腿脛骨関節は大腿骨下面の内側顆と外側顆，脛骨上面の内側顆と外側顆によって構成される．大腿骨の内側顆と外側顆は凸面であるのに対し，脛骨上関節面はほぼ平面であるため半月板が安定に寄与している．外側半月板は内側に比べ小さくO型を呈する．内側半月板は外側半月板の内側端を前後から挟みC型を呈する．内側半月板の外縁は内側側副靱帯および隣接する関節包に付着し，外側半月板の外縁は外側の関節包のみに付着する．
　　　　　内側側副靱帯は幅広く扇形の靱帯で，大腿骨の内側上顆から起こり，関節包および内側半月板と連結して，脛骨の内側縁および後縁につく．その内側には縫工筋，薄筋，半腱様筋で構成される鵞足腱が存在する．外側側副靱帯は索状の靱帯で，大腿骨の外側上顆から起こり，関節包・外側半月板とは連結せずに腓骨頭につく．その外側には大腿二頭筋腱と腸脛靱帯が存在する．

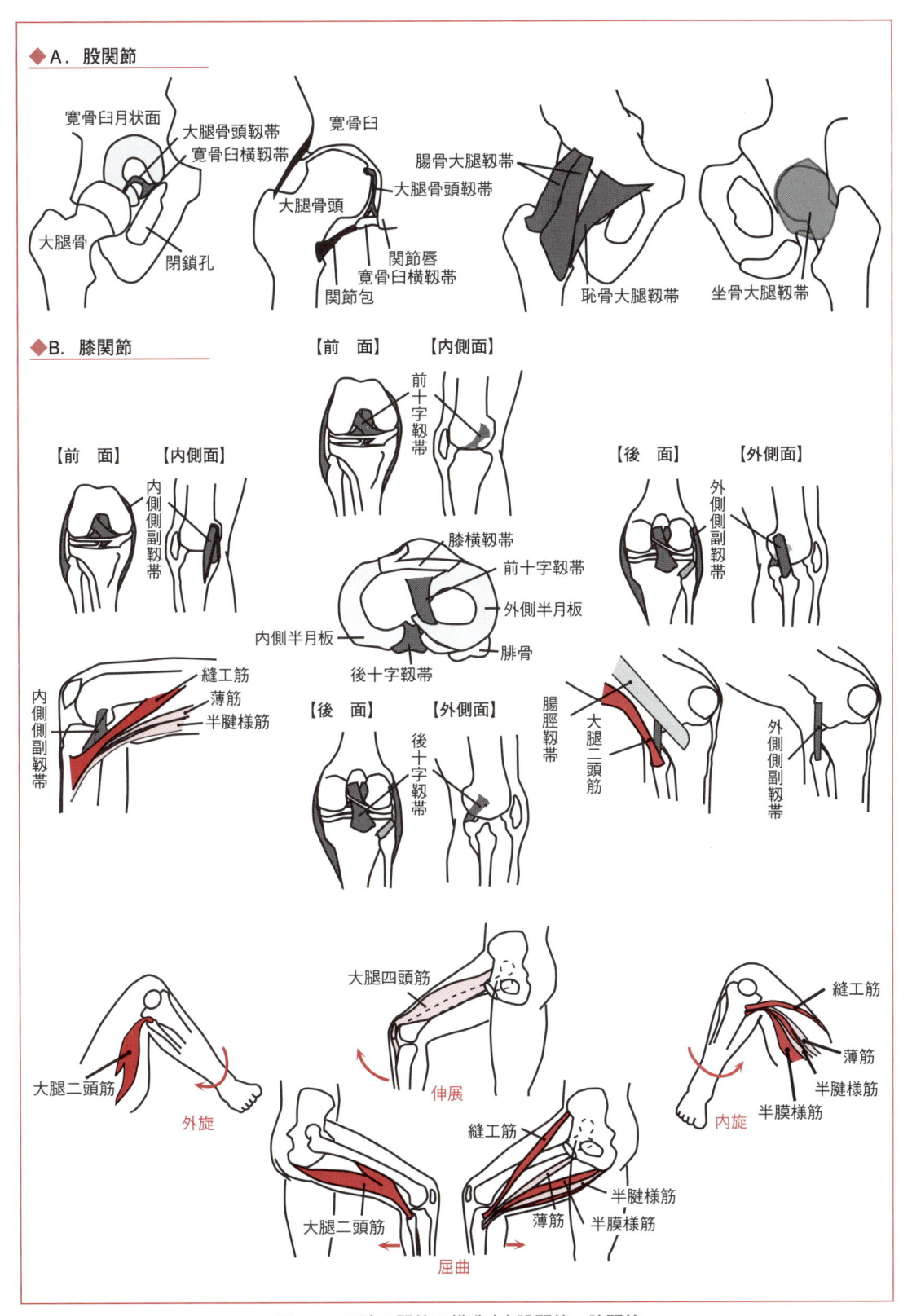

図2・9 下肢の関節の構造(1)股関節, 膝関節

【内側】　　　　【右足後面】　　　　【外側】

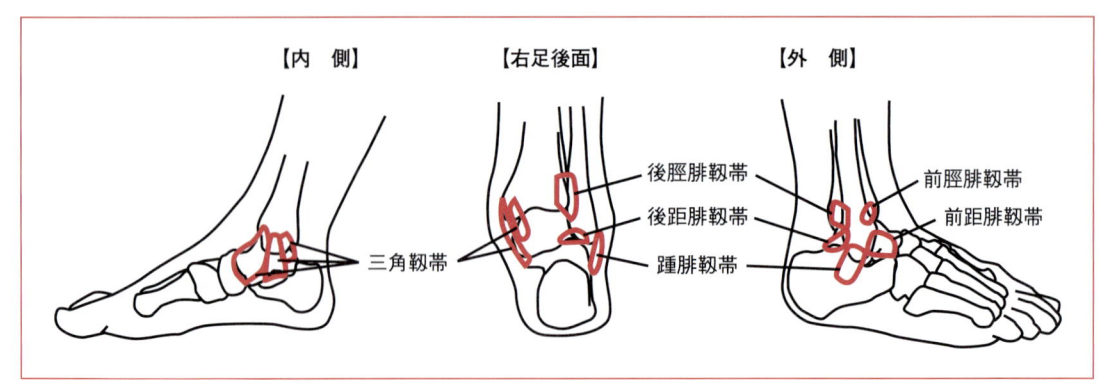

後脛腓靱帯
後距腓靱帯
三角靱帯
踵腓靱帯
前脛腓靱帯
前距腓靱帯

図2・9　下肢の関節の構造(2)足関節

　十字靱帯は関節内で関節を補強している．前十字靱帯は脛骨前顆間区の内側部から起こり，後上方へ斜めに走行して大腿骨外側顆の内側面後部につき，脛骨が前方へ移動するのを抑制する．後十字靱帯は脛骨後顆間区の外側部から起こり，前十字靱帯の後ろ側を前内方へ走行して大腿骨内側顆の外側面前部につき，脛骨が後方へ移動するのを抑制する．

　膝関節の主運動は屈曲・伸展であるが，約90～120°屈曲位では靱帯の緊張緩和と大腿骨外側顆・内側顆の関節面の減少により，若干の回旋が可能となる．膝関節の屈曲には大腿二頭筋，半腱様筋，半膜様筋，薄筋，縫工筋が関与し，伸展には大腿四頭筋が関与する．また，内旋には内側に存在する鵞足腱構成筋，外旋には外側に存在する大腿二頭筋，腸脛靱帯が関与する．

c．足関節（距腿関節）の構造（図2・9(2)）

　脛骨・腓骨・距骨から構成される．脛骨下関節面・内果関節面と腓骨外果関節面が関節窩を構成し，距骨滑車が関節頭となる．内側は内側側副靱帯の三角靱帯が補強し，外側は外側側副靱帯の前距腓靱帯，後距腓靱帯，踵腓靱帯が補強する．

2 股関節の運動機能検査

a．骨運動検査（図2・10A）

　自動運動検査・他動運動検査では股関節の屈曲・伸展・内転・外転・内旋・外旋の関節の動き，抵抗，可動性を左右で比較し，軋轢音，嵌頓，弾発現象，痛みやつっぱりなどの違和感を確認する．痛みやつっぱりなどの違和感があれば出現する角度を測定する．また，股関節の屈曲は膝関節伸展位で行うとハムストリング筋が必要以上に伸展されるため，膝関節屈曲位で行う．

　等尺性抵抗運動検査では痛みの誘発の有無と誘発部位を確認する．検査は股関節中間

Ⅲ. 下肢の運動機能検査

◆A. 骨運動検査

	伸展筋（他動運動）	収縮筋（等尺性抵抗運動）
屈 曲	大殿筋，大腿二頭筋，半腱様筋，半膜様筋	腸腰筋
伸 展	腸腰筋	大殿筋，大腿二頭筋，半腱様筋，半膜様筋
内 転	中殿筋，大腿筋膜張筋	大内転筋，長・短内転筋，薄筋，恥骨筋
外 転	大内転筋，長・短内転筋，薄筋，恥骨筋	中殿筋，大腿筋膜張筋
内 旋	上・下双子筋，大腿方形筋，梨状筋，内・外閉鎖筋	小殿筋，大腿筋膜張筋
外 旋	小殿筋，大腿筋膜張筋	上・下双子筋，大腿方形筋，梨状筋，内・外閉鎖筋

【他動運動検査】

屈曲　　伸展　　内転・外転　　内旋　　外旋

【等尺性抵抗運動検査】

屈曲　　伸展　　内転・外転　　内旋　　外旋

◆B. 関節副運動検査

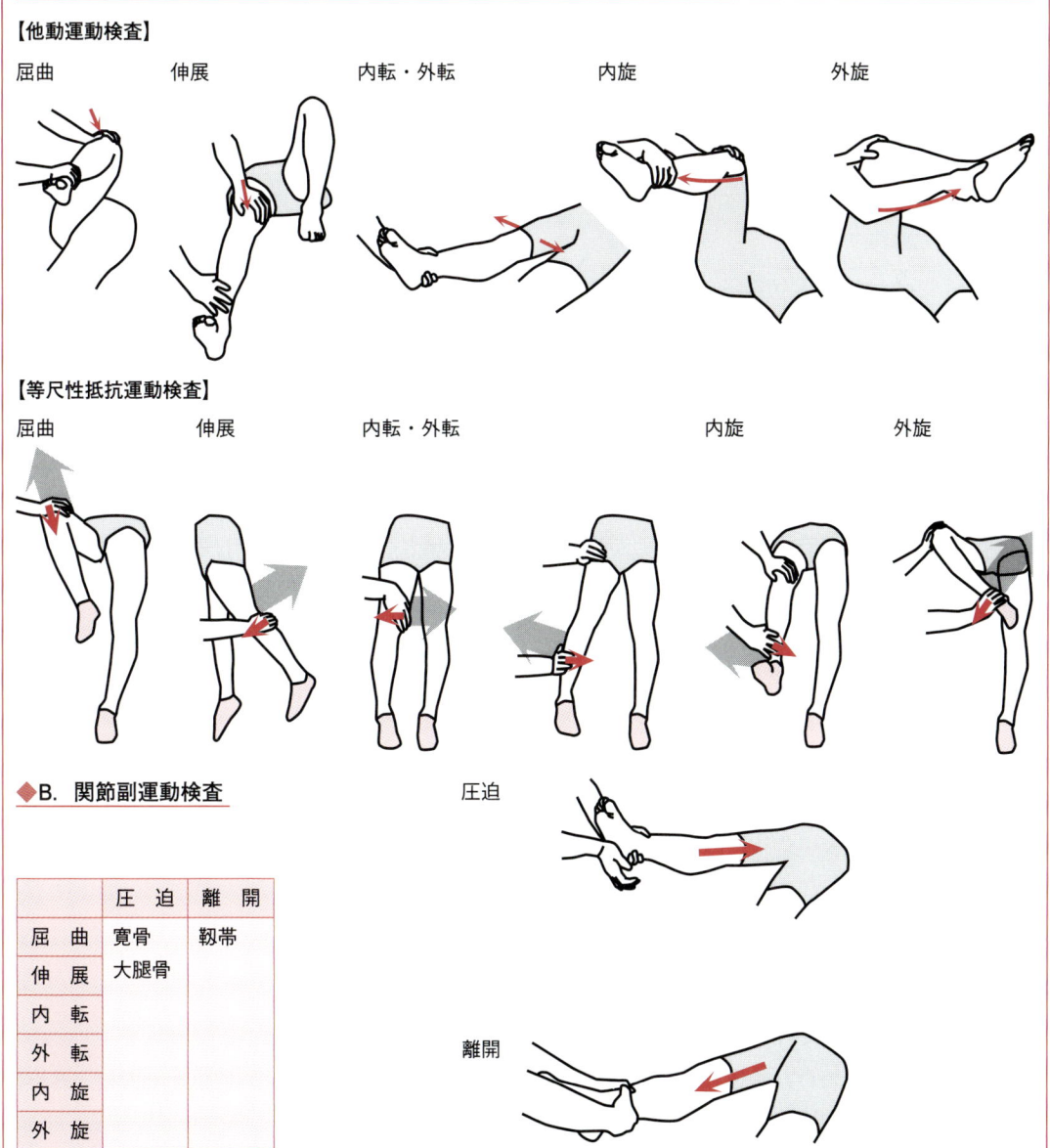

圧迫

	圧 迫	離 開
屈 曲	寛骨	靱帯
伸 展	大腿骨	
内 転		
外 転		
内 旋		
外 旋		

離開

図2・10　股関節の運動機能検査

	伸展筋（他動運動）	収縮筋（等尺性抵抗運動）
屈　曲	大腿四頭筋	半腱様筋，半膜様筋，大腿二頭筋
伸　展	半腱様筋，半膜様筋，大腿二頭筋	大腿四頭筋

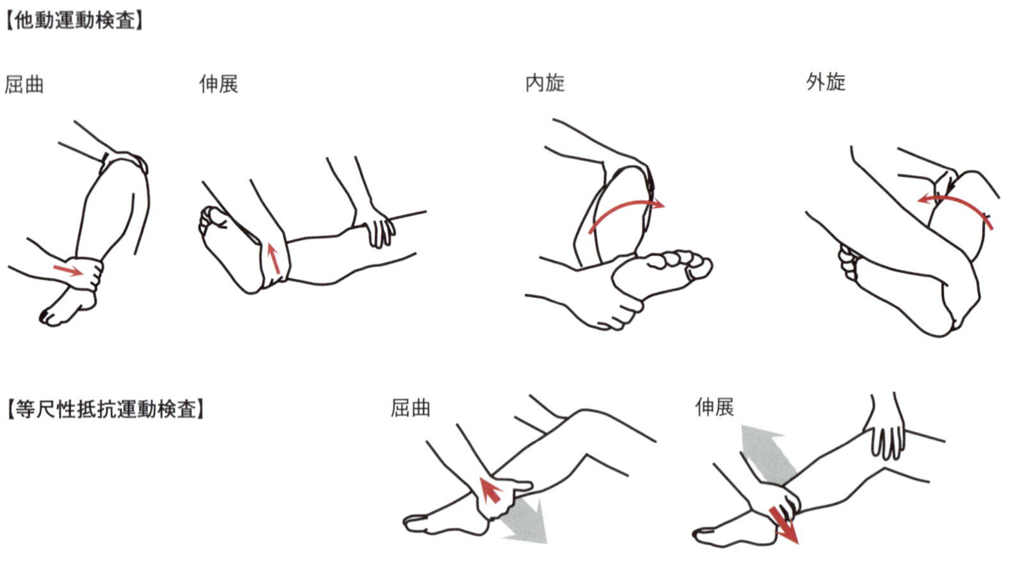

【他動運動検査】

屈曲　　　　伸展　　　　　　　　内旋　　　　　　外旋

【等尺性抵抗運動検査】

屈曲　　　　伸展

図2・11　膝関節の運動機能検査(1)骨運動検査

位で行うが，股関節は筋力が強いため負荷は検者の腕の力のみではなく，体重をかけるようにして行う工夫が必要である．

b．関節副運動検査（図2・10B）

　　股関節の圧迫は膝関節を伸展させ，踵を股関節に向けて押すことで行う．腸骨大腿靱帯の離開は股関節外旋位・膝関節伸展位で股関節を伸展させつつ下腿を下方向に引くことで行い，恥骨大腿靱帯の離開は股関節外転位・膝関節伸展位で下腿を外方に引くことで行い，坐骨大腿靱帯の離開は股関節屈曲位で，内旋かつ内転させることで行う．

3　膝関節の運動機能検査

a．骨運動検査（図2・11(1)）

　　膝関節の自動運動検査・他動運動検査は，屈曲・伸展と90°屈曲位での内旋・外旋について行う．膝関節では膝蓋骨の動きも注意して観察する．

　　等尺性抵抗運動検査は屈曲と伸展のみを行い，痛みの誘発の有無と誘発部位を確認する．

Ⅲ. 下肢の運動機能検査

	圧 迫	離 開	片側圧迫, 片側離開		引き出し	
			内 反	外 反	前 方	後 方
屈 曲	大腿骨 半月板	靱帯	内側半月板圧迫 外側側副靱帯離開	外側半月板圧迫 内側側副靱帯離開	前十字靱帯	後十字靱帯
伸 展	脛骨					
膝蓋大腿関節	膝蓋骨 大腿骨	膝蓋腱				

圧迫　　　　　　　　　　　　　　離開

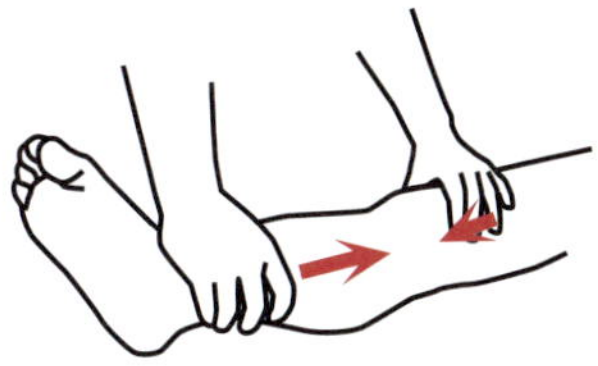

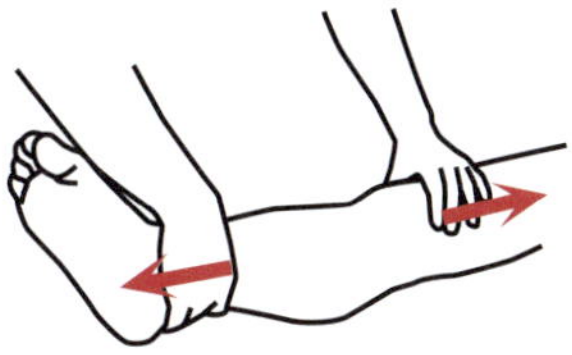

内反 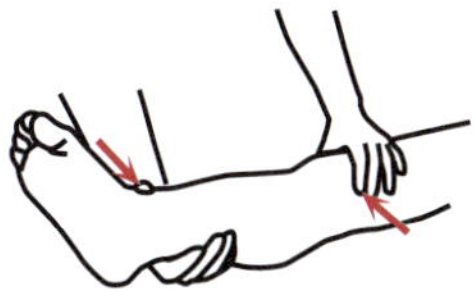　　　　　　　　外反

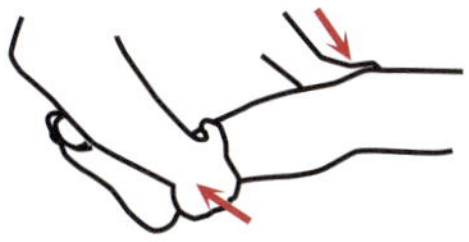

前方引き出し離開 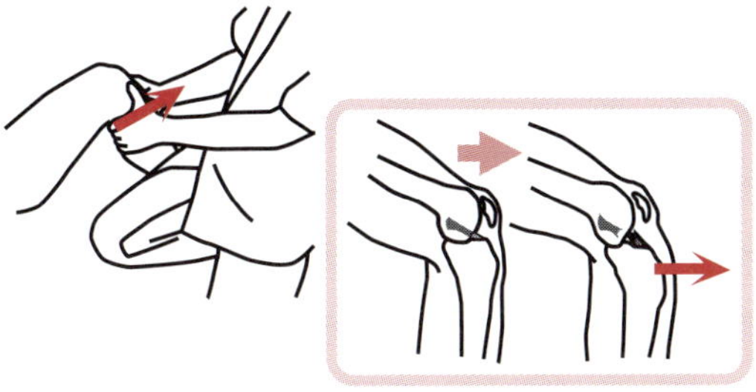　　　　　　　後方引き出し離開

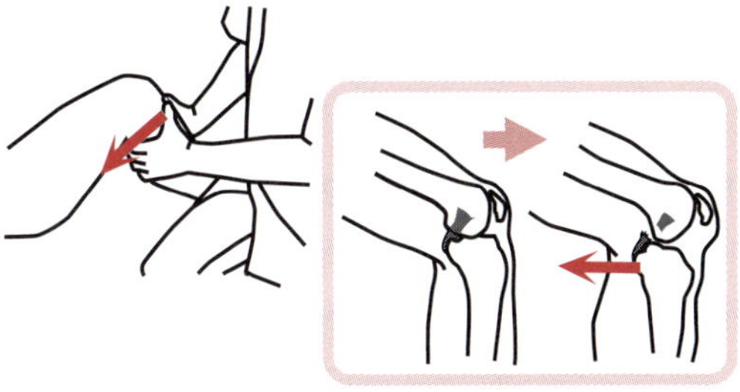

【膝蓋大腿関節】

圧迫　　　　　　　　　　　　離開

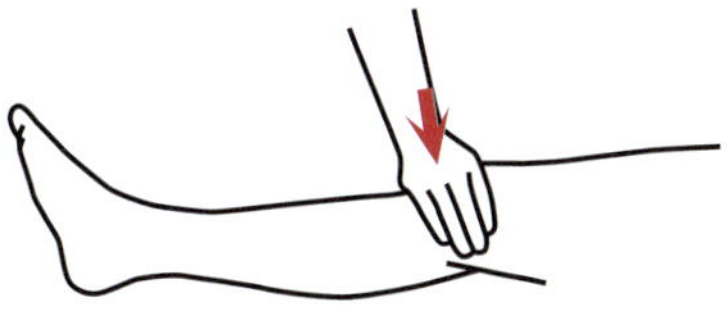

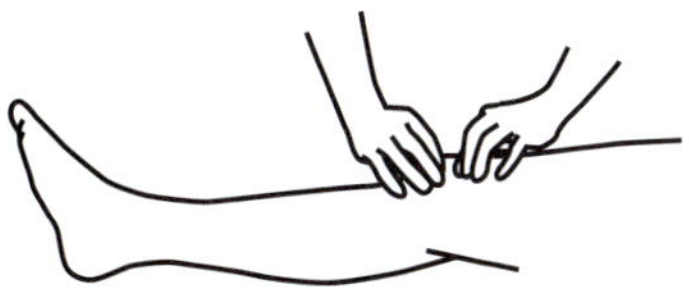

図2・11　膝関節の運動機能検査 (2) 関節副運動検査

b．関節副運動検査（図2・11（2））

　　大腿脛骨関節の圧迫による痛みの誘発の有無と離開による可動性および痛みの誘発の有無を確認する．内反と外反では副運動検査を応用して片側圧迫・片側離開の機械的負荷による痛みの誘発を確認する．内反強制では関節外側が離開，内側が圧迫，外反強制では関節内側が離開，外側が圧迫となる．

　　関節内の前十字靱帯は患者を仰臥位にして膝を立てさせた状態で，足部が動かないように患者の足背に検者の大腿部などをのせて固定し，脛骨近位を両手でつかんで後方から前方へ引き出して離開させる．後十字靱帯は前方から後方へ引き出すことで離開させる．

　　膝蓋大腿関節の圧迫と離開は，患者を仰臥位にして膝関節を伸展し，下肢の力を抜かせた状態で行う．圧迫操作では膝蓋骨を押し包むように手掌をのせ，押しつけて動かしざらつきや疼痛を確認する．離開操作では両手の母指と示指で膝蓋骨の周囲を押さえ，上下左右に動かし，可動性を確認する．

4　足関節の運動機能検査

a．骨運動検査（図2・12（1））

　　距腿関節（きょたいかんせつ）の自動運動検査・他動運動検査では背屈・底屈・内反・外反の関節の動き，抵抗，可動性を比較し，軋轢音（あつれきおん）や痛みやつっぱりなどの違和感を確認する．左右の動きを比較し，痛みやつっぱりなどの違和感があれば出現する角度を測定する．

　　等尺性抵抗運動検査は背屈・底屈・背屈内反・背屈外反・底屈内反・底屈外反について行い，痛みの誘発の有無と誘発部位を確認する．

b．関節副運動検査（図2・12（2））

　　圧迫は中間位から軽度底屈位の範囲で行い，離開は中間位から軽度背屈位の範囲で行う．外側の靱帯への離開は個別に行う．前距腓靱帯（ぜんきょひじんたい）は前方引き出し，踵腓靱帯（しょうひじんたい）は内反強制，後距腓靱帯（こうきょひじんたい）は後方引き出しによって離開負荷をかけ，可動域と痛みの誘発の有無を確認する．

5　触診と施術例

a．膝の触診（図2・13（1））

　　触診は膝を90°程度に屈曲させて行う．
　　膝関節（しつかんせつ）前面に位置する膝蓋骨下縁（しつがいこつかえん）の両側陥凹部を圧迫すると大腿骨内側顆（ないそくか）・外側顆（がいそくか）と脛骨内側顆・外側顆で構成される大腿脛骨関節の裂隙（れつげき）があり，内側の関節裂隙部では上部の大腿骨内側上顆（ないそくじょうか）から脛骨の張り出し部に付着する内側側副靱帯（ないそくそくふくじんたい）が触れる．

	伸展筋（他動運動）	収縮筋（等尺性抵抗運動）
背屈内反	長・短腓骨筋，腓腹筋，ヒラメ筋	前脛骨筋
底屈内反	長・短腓骨筋，長母趾伸筋，長趾伸筋	後脛骨筋
底屈外反	長趾伸筋，長母趾伸筋，前・後脛骨筋	長・短腓骨筋
底　屈	前脛骨筋，長趾伸筋，長母趾伸筋	ヒラメ筋，腓腹筋

【他動運動検査】

背屈　　　　　底屈　　　　　　　　内反　　　　　　外反

【等尺性抵抗運動検査】

背屈　　　　　底屈　　　　　　　　背屈内反　　　　背屈外反

底屈内反　　　底屈外反

図2・12　足関節の運動機能検査(1)骨運動検査

　膝蓋骨下縁陥凹部の中央には膝蓋靱帯があり，脛骨粗面に付着し，脛骨粗面の内側には鵞足腱が付着する．鵞足腱は縫工筋，薄筋，半腱様筋で構成され，膝関節を屈曲・内旋すると硬く触れる．

　外側の関節裂隙部では，上部の大腿骨外側上顆から脛骨粗面外側に位置する腓骨頭に外側側副靱帯が付着する．外側側副靱帯は大腿骨外側上顆と腓骨頭を連結し，膝関節90°屈曲位で股関節を外旋・外転させると索状に触れる．腓骨頭には大腿二頭筋腱が付着し，膝関節90°屈曲位では外側側副靱帯の外側後方に位置する．また，外側側副靱帯

圧　迫	離　開	片側圧迫，片側離開		引き出し	
		内　反	外　反	前　方	後　方
腓骨，脛骨，距骨	靱帯	踵腓靱帯 距腓靱帯	三角靱帯	前距腓靱帯	後距腓靱帯

中間位～軽度底屈位で圧迫　　　　中間位～軽度背屈位で離開

前方引き出し離開　　　　内反強制　　　　後方引き出し離開

図2・12　足関節の運動機能検査(2)関節副運動検査

【内　側】

内側側副靱帯　　　内側上顆　　　膝蓋靱帯と鵞足

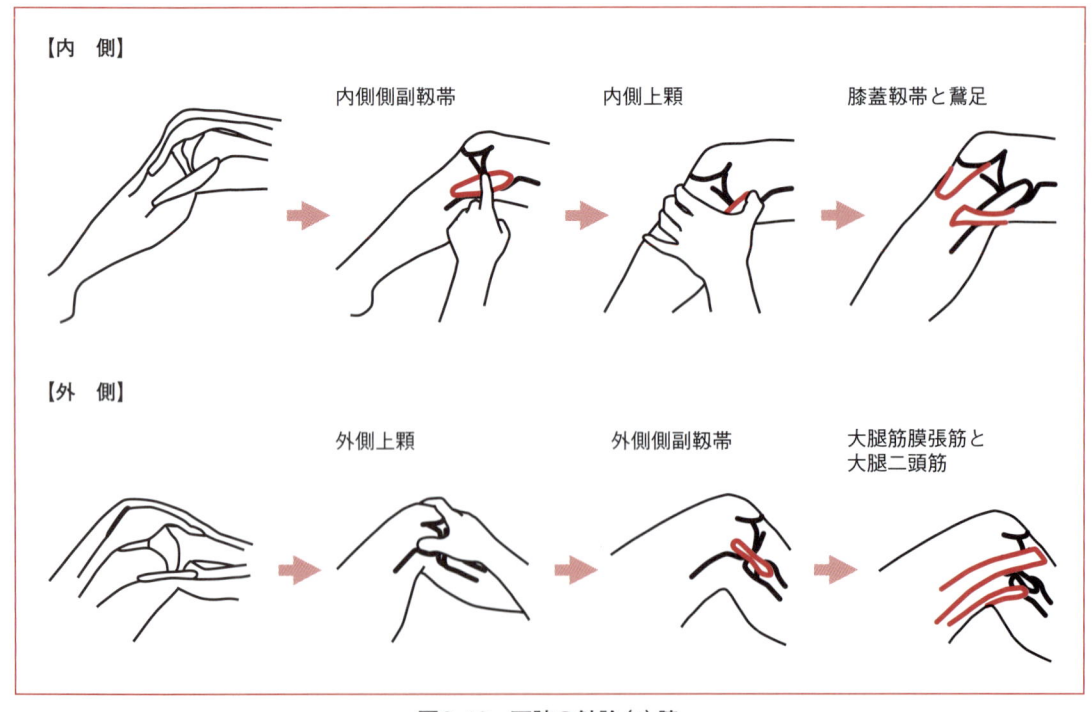

【外　側】

外側上顆　　　外側側副靱帯　　　大腿筋膜張筋と大腿二頭筋

図2・13　下肢の触診(1)膝

の上方に触れた状態で膝関節を伸展させると，脛骨の外側にある外側脛骨結節に向かって斜めに走行する腸脛靱帯が触れる．

　膝窩後面の上側は大腿二頭筋腱と半腱様筋腱・半膜様筋腱により形成され，下縁は腓腹筋の外側頭と内側頭で形成される．膝関節を屈曲させたときに，腓腹筋外側頭は大腿二頭筋腱の内側に位置する大腿骨外側顆の直上まで触れ，腓腹筋内側頭は半膜様筋腱の外側に位置する大腿骨内側顆の直上まで触れることができる．膝窩部中央に指を入れ，指が落ちる部位は腓腹筋外側頭と内側頭の境界である．内側頭外側縁は外側頭と内側頭の中央よりやや外側部に指腹を内側に向けて指を置き，押さえ込んだ状態で内側へ向かって大きく動かすことで触知する．外側頭内側縁は外側頭と内側頭の中央よりやや内側部に指腹を外側に向けて置き，押さえ込んだ状態で外側へ向かって大きく動かすことで触知する．

b．下腿の触診（図2・13（2））

　腓腹筋外側頭外側縁は，検者の指腹を患者の内側に向け，膝窩部の大腿二頭筋腱の内側から，腓骨後方部を下方に向かって指を滑らすようにして確認する．内側頭内側縁は，検者の指腹を患者の外側に向け，膝窩部の半腱・半膜様筋腱の外側から下方に向かって確認する．腓腹筋の奥に位置するヒラメ筋は腓骨頭から起こる．ヒラメ筋の内側は脛骨の後面と腓腹筋の間で，脛骨骨幹中央よりもやや上から触れる．ヒラメ筋の上縁は，腓腹筋と脛骨の間を指を押した状態で下から上に向かって滑らせ，筋肉が内方へ落ち込む部位と腓骨頭を結んで推測する．ヒラメ筋内側縁は指腹を後外方に向けて，筋を脛骨から後方へ持ち上げるようにして触診する．外側縁は，腓腹筋外側頭下部の外側，腓骨の後方から下に向かって触診する．ヒラメ筋と腓腹筋は合してアキレス腱となり，共同して働くことから，下腿三頭筋と呼ばれる．下腿三頭筋は踵骨に付着し，足関節を底屈させるときに硬くなる．下腿三頭筋の二頭である腓腹筋は足関節と膝関節をまたぐ二関節筋であり，膝関節を屈曲させるときにも硬くなる．

　腓骨頭下の外側面には長・短腓骨筋が位置し，両筋の腱は外果のすぐ後ろを通り，それぞれ第1中足骨と第5中足骨の骨底につく．足関節の外反筋であり，底屈の補助筋としても働く．

　腓骨筋のすぐ前には長趾伸筋が位置し，腓骨前側面と脛骨外側顆から第2〜5趾中節骨と末節骨背面につく．長趾伸筋の前下方に位置する長母趾伸筋は腓骨前面内側中央から母趾末節骨につく．長趾伸筋は足趾の伸展，長母趾伸筋は母趾の伸展に働き，足趾伸展時には足関節の前面外側で長趾伸筋腱が触れ，母趾伸展時には長趾伸筋腱の内側に長母趾伸筋腱が触れる．

　長母趾伸筋の前で脛骨前縁の外側に前脛骨筋が位置し，足関節前面の前脛骨筋腱に移行して内側楔状骨と第1中足骨骨底底面につく．足関節を内反，背屈させる筋であり，内反かつ背屈させると下腿前面で緊張した筋腹が触れ，足関節前面内側で腱が触れる．

| 半腱・半膜様筋 | 大腿二頭筋 | 腓腹筋内側頭・外側頭の境 | 腓腹筋内側頭外縁 | 腓腹筋外側縁内側 |

| 腓腹筋外側縁 | 腓腹筋内側縁 | |

| ヒラメ筋内側上部 | | ヒラメ筋上縁 |

| ヒラメ筋内側縁 | | ヒラメ筋外側縁 |

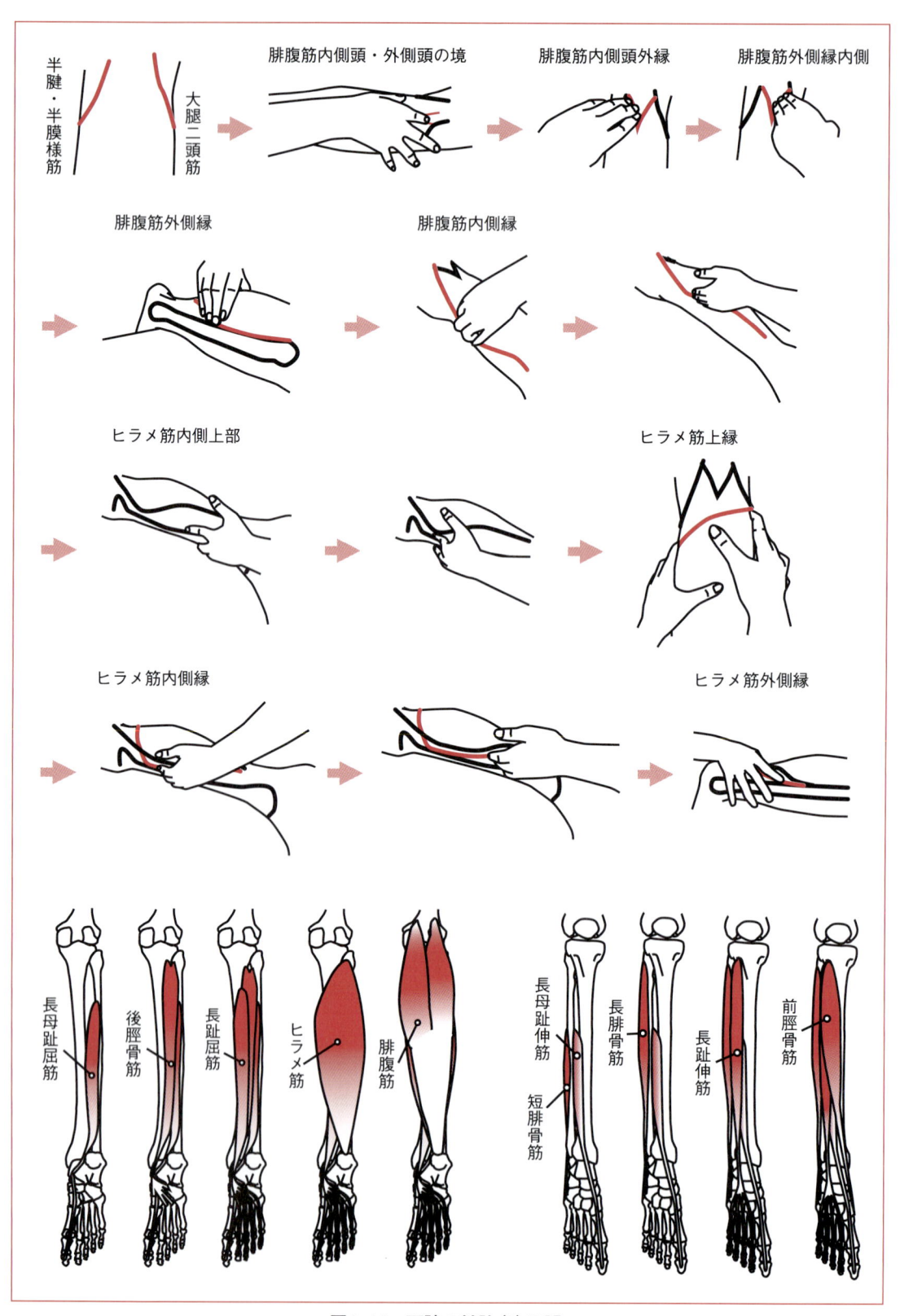

長母趾屈筋　後脛骨筋　長趾屈筋　ヒラメ筋　腓腹筋　長母趾伸筋　長腓骨筋　長趾伸筋　短腓骨筋　前脛骨筋

図2・13　下肢の触診(2)下腿

外側側副靱帯
（前距腓靱帯, 踵腓靱帯, 後距腓靱帯）　　　　内側側副靱帯（三角靱帯）

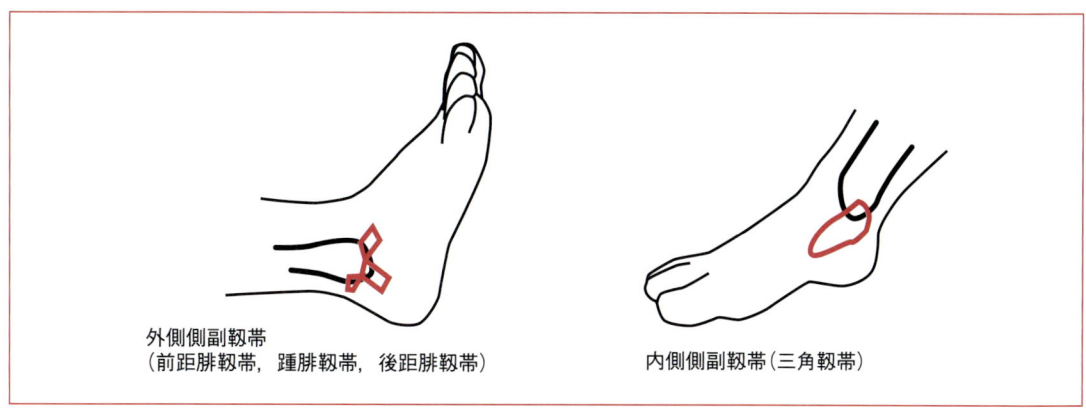

図2・13　下肢の触診(3) 足首

前脛骨筋腱は足関節前面にある3つの腱のうちで最も内側の腱である．

c．足首の触診（図2・13(3)）

　足関節前面には内側から前脛骨筋腱，長母趾伸筋腱，長趾伸筋腱がある．
　脛骨の遠位端には内果があり，内果下方には内側側副靱帯として三角靱帯が存在する．三角靱帯は脛舟部線維，脛踵部線維，脛距部線維で構成され，その輪郭を明確に触診することはできない．体表へ描くときは内果，舟状骨粗面，踵骨載距突起，距骨内側結節と隣接する側面を結んで輪郭を推測する．内果のすぐ後下方には後脛骨筋腱が触れ，後脛骨筋腱の後ろには長趾屈筋腱が触れる．後脛骨筋は足関節を内反・底屈させ，長趾屈筋は足趾を屈曲させる筋である．
　腓骨の遠位端には外果があり，外果の下には踵骨，外果の前下方には距骨が位置する．外果と踵骨・距骨をつなぐ足関節の外側側副靱帯には，前距腓靱帯，踵腓靱帯，後距腓靱帯がある．前距腓靱帯は外果の前面から距骨体部外側面に向かって軽度前下方に傾くがほぼ水平に走る．踵腓靱帯は外果の下方から足底へ向かって下後方に走り，踵骨の外側に付着する．後距腓靱帯は外果の外側縁から後方に向かい水平に走り距骨後外側の結節につく．

> **課題**　膝関節の触診は膝蓋骨，大腿骨（内側顆，外側顆，内側上顆，外側上顆），脛骨上面，内側側副靱帯，膝蓋靱帯（膝蓋骨〜脛骨粗面），鵞足腱（縫工筋，薄筋，半腱様筋），腓骨頭，外側側副靱帯，大腿二頭筋腱，腸脛靱帯について行い，体表にペンで描く．
> 　足関節の触診は外果（腓骨），内果（脛骨），踵骨，前距腓靱帯，踵腓靱帯，後距腓靱帯，三角靱帯について行い，体表にペンで描く．
> 　これを片側2分間で完成させるように練習する．

【膝】
ⓐ 膝関節外側側副靱帯
ⓑ 膝関節内側側副靱帯

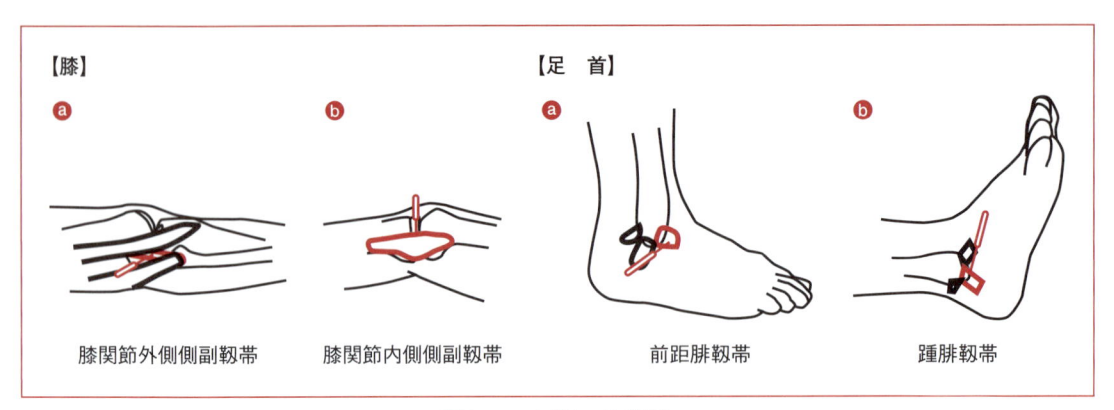

【足首】
ⓐ 前距腓靱帯
ⓑ 踵腓靱帯

図2・14　下肢の施術例

d．施 術 例

　　運動機能検査により収縮組織・伸展組織に障害が認められた場合は，障害が認められた筋を触診して反応部位に鍼を刺入する．その他，筋や腱の緊張や短縮には鍼以外に筋の起始停止を引き離すストレッチ療法が有効である．

　　副運動検査で痛みが誘発される場合は鎮痛を目的として刺鍼を行い，離開が制限されている場合は靱帯の柔軟性を取り戻すために刺鍼を行う．その他，離開の制限には関節を徒手によって他動的に伸展させる関節モビライゼーションが有効である．

　　ここでは，靱帯に対する鍼の刺入練習として膝関節内側側副靱帯・外側側副靱帯，踵腓靱帯，前距腓靱帯に刺鍼する（図2・14）．側面から刺鍼する場合（ⓐ）は切皮程度の刺鍼とし，前面から刺鍼する場合（ⓑ）は靱帯の内側面に沿って刺鍼する．

Ⅳ. 肩の運動機能検査

1 肩の関節の構造 (図2·15)

　肩の関節は肩鎖関節・胸鎖関節と肩関節で構成されている．
　肩鎖関節は鎖骨肩峰端と肩甲骨肩峰関節面による関節で，線維性軟骨でできた不完全な関節円板がある．肩鎖関節の靱帯には肩峰と鎖骨を結ぶ肩鎖靱帯，烏口突起と鎖骨を結ぶ烏口鎖骨靱帯（菱形靱帯・円錐靱帯）がある．胸鎖関節は胸骨の鎖骨切痕と鎖骨の胸骨端関節面による関節で，関節円板を有し，靱帯には前胸鎖靱帯と後胸鎖靱帯がある．

　肩関節は上腕骨骨頭と肩甲骨関節窩による関節で，関節窩は上腕骨骨頭に比べ浅く，小さい．関節窩の深さを補強する関節唇を有し，薄く緩い関節包を持ち，特に下方は緩くたるんでいる．関節包の上には烏口突起と肩峰を結ぶ烏口肩峰靱帯があり，肩関節の上方にアーチのように被さっている．関節包の上前側には烏口上腕靱帯があり，烏口突起と上腕骨大結節を結び，肩関節の外旋・屈曲・伸展，上腕骨の下方並進で緊張する．関節窩と上腕骨を結ぶ関節上腕靱帯には上関節上腕靱帯，中関節上腕靱帯，下関節上腕靱帯がある．上関節上腕靱帯は関節上結節付近から小結節の上で上腕骨解剖頸に付着し，肩関節の完全外転あるいは上腕骨の後下方への並進のときに一部が緊張する．中関節上腕靱帯は関節窩前縁の中面上部から解剖頸前面に付着し，上腕骨の前方並進や極度の外旋に抵抗する．下関節上腕靱帯は関節唇を含む関節窩の前下縁周辺から解

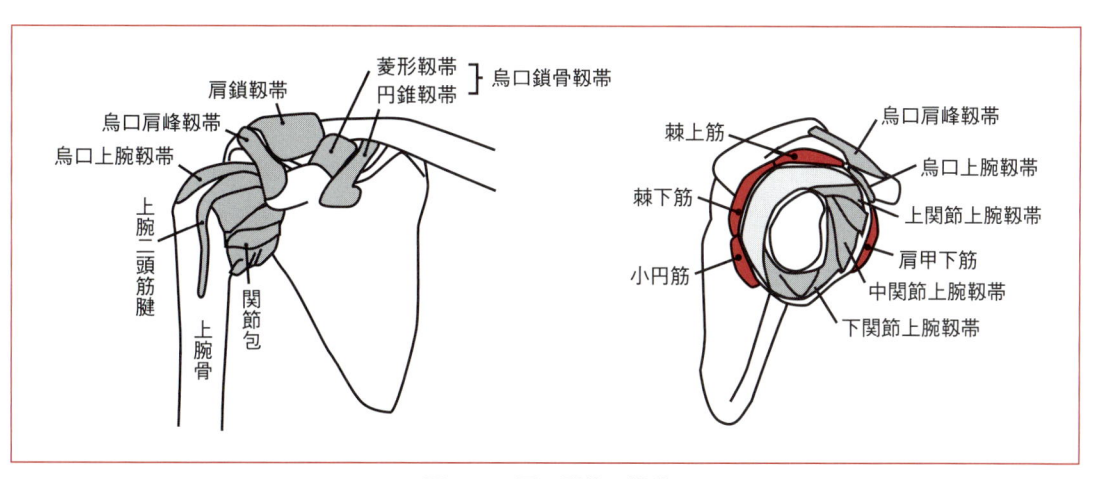

図2·15　肩の関節の構造

剖頸の前下縁〜後下縁に付着し，肩関節外転90°で緊張する．
　その他，肩甲骨から起こり肩関節を越えて上腕骨に付着する4つの回旋筋腱板（棘上筋・棘下筋・小円筋・肩甲下筋）が前側・上側・後側を取り囲み，肩関節を安定させている．

2 肩関節の運動機能検査

a．骨運動検査（図2･16(1)）

　自動運動検査・他動運動検査では屈曲・伸展・内転・外転・内旋・外旋について関節の動き，抵抗，可動性を比較し，軋轢音，痛みやつっぱりなどの違和感を確認する．肩関節では屈曲を前方挙上，伸展を後方挙上，外転を側方挙上ともいう．その他に水平位から内・外転を行う水平内転や水平外転運動がある．内旋・外旋は上腕を体幹に密着させ，肩関節のみが回旋するように行うか，肩関節を90°外転させて行う．
　等尺性抵抗運動検査は，一方の手で肩関節を固定し，もう一方の手で上腕の遠位に負荷をかけることを基本とする．内旋・外旋以外で手関節遠位に負荷をかけることは肘関節を障害する原因となる．

b．関節副運動検査（図2･16(2)）

　圧迫は肩関節90°外転位で行う．離開は前腕中間位，肩関節90°外転位で行った場合は下関節上腕靱帯が伸展される．肩関節0°の下方並進では烏口上腕靱帯，前方並進では中関節上腕靱帯，後下方並進では烏口上腕靱帯・上関節上腕靱帯，外旋では烏口上腕靱帯・上関節上腕靱帯・中関節上腕靱帯・下関節上腕靱帯前束が伸展される．

3 触診と施術例

a．関節と靱帯の触診（図2･17A）

　肩甲骨の触診は第1章Ⅱ節「3．触診と施術例」の項を参照して行う．
　烏口突起は患者の背面から患者と同側の手で肩口を覆うようにつかみ，検者の示指を押し込んで触れる三角筋前縁辺りの丸い突起である．肩峰外側縁の下で烏口突起とほぼ同じ高さに大結節があり，大結節に触れた状態で肩関節を外旋させると結節間溝，小結節が触れる．

b．筋の触診（図2･17B）

　僧帽筋上部線維，肩甲挙筋，三角筋の触診は第1章Ⅱ節「3．触診と施術例」の項を参照して行う．
　上腕骨大結節には，前から順に棘上筋，棘下筋，小円筋が付着し，棘上筋は棘

	伸展筋（他動運動）	収縮筋（等尺性抵抗運動）
屈　曲	三角筋後部，広背筋，大円筋	三角筋前部，烏口腕筋
伸　展	三角筋前部，烏口腕筋	三角筋後部，広背筋，大円筋
内　転	三角筋中部，棘上筋	大胸筋，広背筋
外　転	大胸筋，広背筋	三角筋中部，棘上筋
内　旋	棘下筋，小円筋	肩甲下筋，大胸筋，大円筋，広背筋
外　旋	肩甲下筋，大胸筋，大円筋，広背筋	棘下筋，小円筋
水平内転	三角筋後部	三角筋前部，大胸筋
水平外転	三角筋前部，大胸筋	三角筋後部

【他動運動検査】

屈曲　　伸展　　内転　　外転

内旋　　外旋　　水平内転　　水平外転

【等尺性抵抗運動検査】

屈曲　　伸展　　内転　　外転

内旋　　外旋　　水平内転　　水平外転

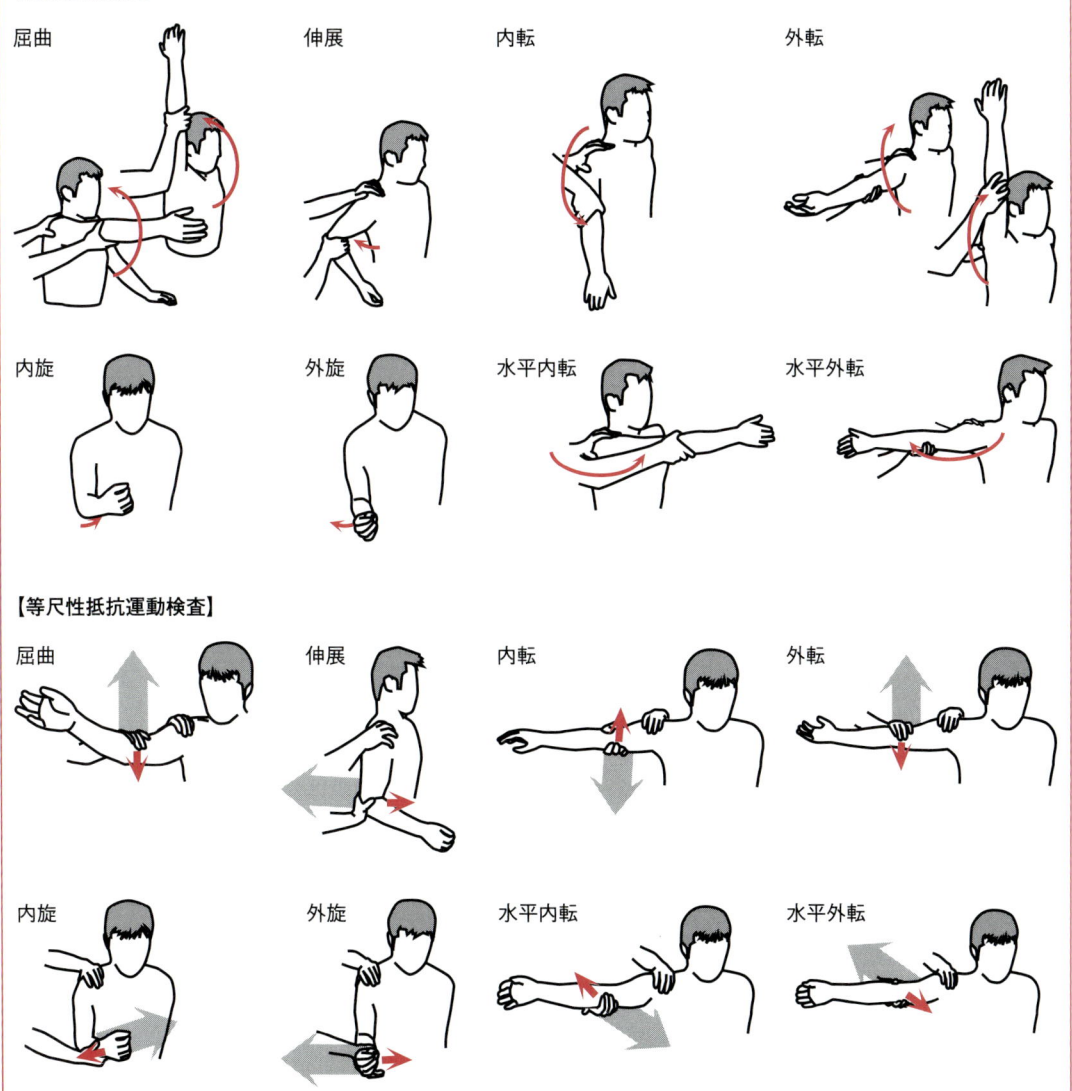

図2·16　肩関節の運動機能検査(1)骨運動検査

	圧迫	離開
屈曲	上腕骨, 肩甲骨	烏口上腕靱帯
伸展		烏口上腕靱帯, 下関節上腕靱帯
内転		
外転		上関節上腕靱帯
内旋		
外旋		中関節上腕靱帯, 烏口上腕靱帯
水平内転		
水平外転		烏口上腕靱帯, 関節上腕靱帯

圧迫

離開（下関節上腕靱帯）

60〜90°　80°　0°
関節上腕靱帯

下方並進（烏口上腕靱帯）

前方並進（中関節上腕靱帯）

後下方並進
（烏口上腕靱帯, 上関節上腕靱帯）

外旋（烏口上腕靱帯, 上・中関節上腕靱帯, 下関節上腕靱帯の前束）

烏口上腕靱帯

図2·16　肩関節の運動機能検査（2）関節副運動検査

上窩，棘下筋は棘下窩，小円筋は肩甲骨外側縁に起始する．これらの筋は腱板を構成し，腱板は肩峰直下にあり，肩関節を伸展すると肩峰前縁の下部で触知できる．棘上筋は肩関節の外転，棘下筋と小円筋は肩関節90°外転位で外旋すると硬くなる．また，肩甲下筋は肩甲骨の前面から上腕骨前方の小結節に付着し，肩を外転することで肩甲骨前面に触れることができる．

　上腕二頭筋は肘関節を屈曲することで上腕前面に隆起する筋であり，長頭と短頭に

IV．肩の運動機能検査　73

◆A．関節と靱帯の触診

烏口突起　　　　　　　　　　　大結節　　　　小結節

烏口肩峰靱帯
肩鎖靱帯

烏口上腕靱帯
中関節上腕靱帯
下関節上腕靱帯

◆B．筋の触診

頭半棘筋
頭板状筋
肩甲挙筋
頸板状筋
小菱形筋
大菱形筋
僧帽筋

大円筋
烏口腕筋
広背筋

上腕二頭筋長頭

大胸筋

棘上筋
上腕三頭筋
棘下筋
小円筋
大円筋
広背筋
三角筋（中部線維）
三角筋（後部線維）

三角筋（前部線維）

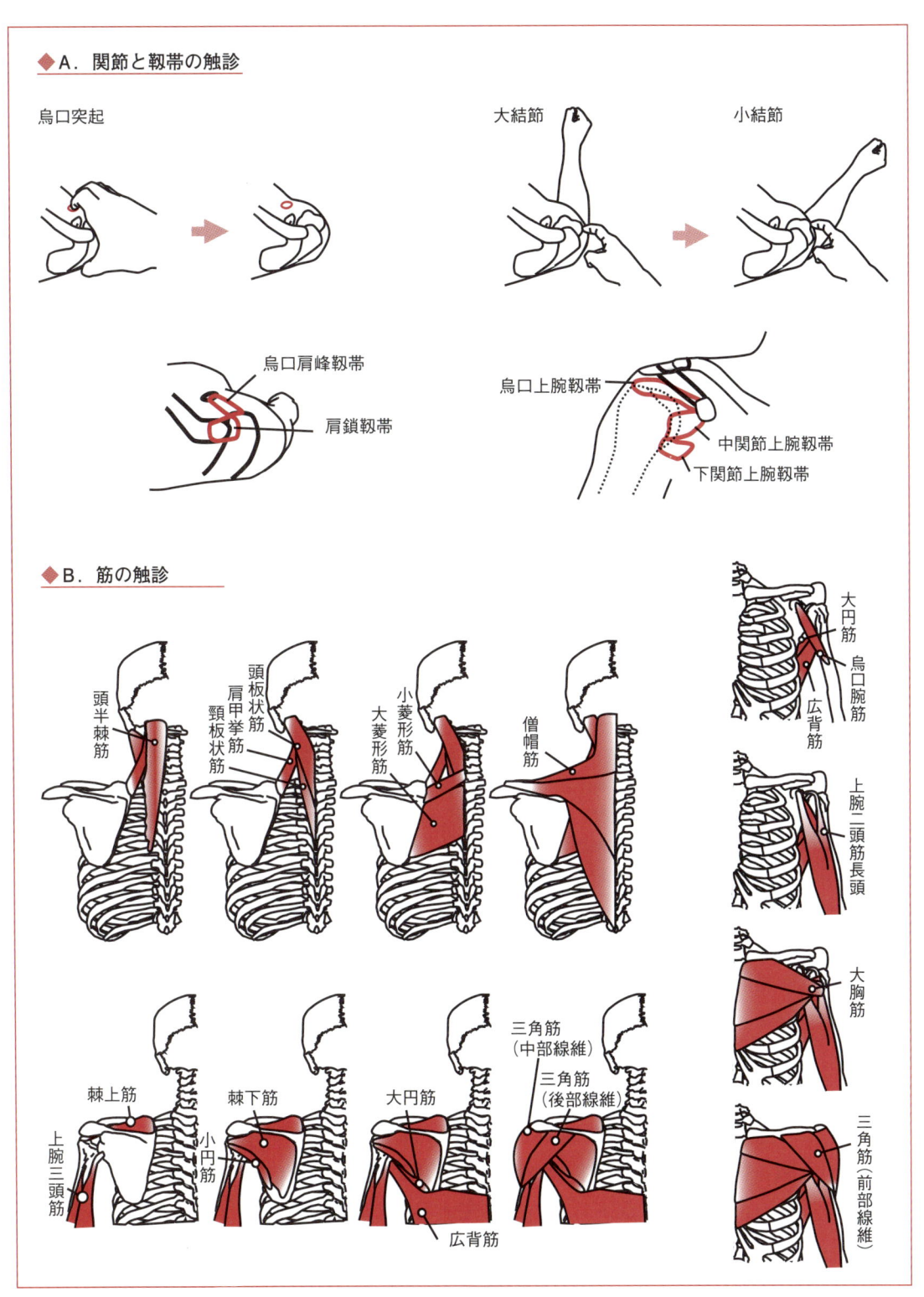

図2・17　肩の触診

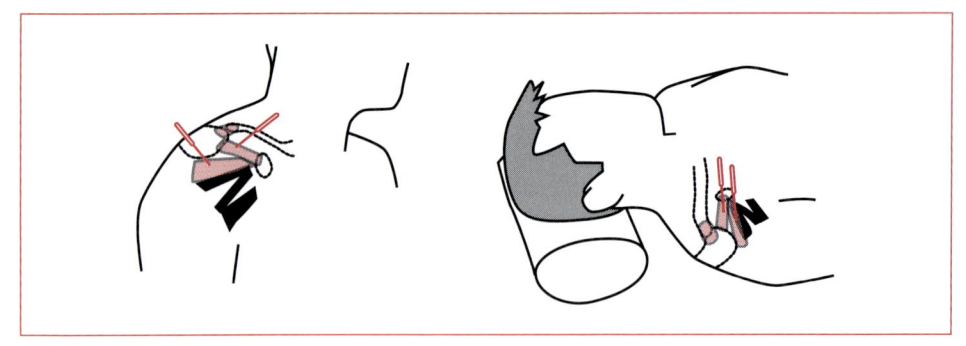

図2・18 肩関節の施術例

分かれる．外側に位置する上腕二頭筋長頭は肩甲骨の関節上結節に付着し，結節間溝までを触れることができる．内側に位置する短頭は三角筋下に入り，烏口突起尖端に付着する．

　烏口腕筋は烏口突起尖端から上腕骨の三角筋粗面の反対の部位に付着するため，上腕骨を三角筋粗面とその反対面をつかんでもち，肩関節を前方挙上すると上腕内側で硬くなる．胸部前面の大胸筋は結節間溝を走行する上腕二頭筋長頭腱外側の大結節稜に付着する．結節間溝の内側の小結節稜には大円筋と広背筋が付着し，肩甲骨下角と結んでいる．この筋は，肩関節を内旋・伸展させると肩甲骨の外方で硬くなる．

> **課題** 骨は鎖骨，肩峰，肩甲棘，肩甲骨内側縁・上角・下角・外側縁，棘上窩，棘下窩，上腕骨結節間溝を触診して体表に描く．筋と靱帯は僧帽筋上部線維，肩甲挙筋，棘上筋，棘下筋，小円筋，大円筋，三角筋，上腕二頭筋長頭腱，肩峰上腕靱帯，烏口上腕靱帯，関節上腕靱帯を触診して体表に描く．これを片側2分間で完成するように練習する．

c．施術例

　肩関節は人体の関節の中で最も可動性が大きく，多数の筋によって安定性が保たれている．そのため関節機構は通常の関節に比べると複雑である．したがって，骨運動検査を行う場合は，関節の運動と関連する筋および筋の位置関係を正しく理解していることが大事である．

　収縮組織・伸展組織に障害が認められた場合は，疑われる組織を触診し，反応部位に鍼を刺入する．筋の緊張や短縮が認められた場合は，鍼治療をした後に筋の起始と停止を引き離すようにストレッチ療法を行うと効果が高い．

　また，肩関節前面は複数の靱帯によって補強されている．肩の靱帯は脱臼やスポーツによって障害される部位である．障害された靱帯に多数の鍼を行うことは避けたい．1〜2ヵ所の刺激に留めるために，副運動検査によって障害されている靱帯を特定し，正確に目的部位に鍼を導くことが重要である．離開が制限されている場合は靱帯の柔軟性を

取り戻すために刺鍼を行う．その他，徒手によって比較的大きな振幅度でゆっくりと関節を他動的に伸展させる関節モビライゼーションが有効である．

　ここでは靱帯に対する鍼の刺入練習のために烏口上腕靱帯，烏口肩峰靱帯を体表に描き入れ，刺鍼する（**図2・18**）．

第3章　特殊検査と鍼灸治療

　第1章では診察・治療対象を緊張・短縮している筋組織とし，姿勢の視診と関節可動域から障害部位を推測した．第2章では筋組織を収縮組織および伸展組織として認識し，新たに支持組織を診察・治療対象に加え，運動機能検査（骨運動検査と関節副運動検査）を実施した．本章では診察対象を収縮・伸展・支持組織の筋・骨格系と神経系および循環器系とする特殊検査とその記録方法，治療方法を学ぶ．

　特殊検査とは，特定の疾患における症状や徴候を誘発する検査のことである．特殊検査で陽性所見が認められなくても症状や病態の存在を否定することはできないが，陽性所見が認められるときは特定の疾患や病状を強く示唆する．そのため，特殊検査は診断を確定するための診断的検査として活用されている．

　特殊検査には，特定の疾患と関連のある運動機能検査，神経学的検査，血行動態検査が含まれる．神経学的検査には反射検査，知覚検査，神経伸展検査があり，運動機能検査の結果と合わせて評価を行う．血行動態検査は主に末梢血管に阻血負荷を行うことで，循環不良となっている部位を推測する検査である．これらの検査を駆使して，筋組織，支持組織，神経組織，末梢循環器系組織を含む神経・筋・骨格系の機能を総合的に評価する．

　日本の鍼灸師は，法律上，X線検査やMRI（磁気共鳴画像診断），生化学検査などを活用することができない．そのため神経・筋・骨格系の検査は，障害組織や障害を起こしたメカニズムを推測し，障害の程度を判定するために必要不可欠な技術である．しかし，全身すべての組織に対して運動機能検査を実施することは時間がかかって効率が悪いだけではなく，症状を悪化させる原因になる．特殊検査は患者への負荷を最小にして短時間で障害組織を推測するための一つの選択肢である．

　鍼灸臨床では，必ずしも検査で病態を把握して治療が行われているわけではない．痛みや症状のある部位を漠然と治療点とする治療でもある程度の効果があり，東洋医学的な病態把握による治療方法も選択肢として存在するからである．また，検査に関する多くの書籍には各検査の原理・意義・方法・判断基準が掲載されていても，検査を行う手順，選択方法，総合的な判断に関する知識の整理は個々の検者に任されていることも検査が活用されていない理由として考えられる．つまり，自ら知識を深め，整理しなければ臨床で日常的に使用できないという修得の壁が存在するのである．

著者らは，学生が特殊検査技術を修得する過程を検討し，臨床で日常的にルーチンワークとして用いることができるよう，鍼灸臨床で遭遇する代表的な疾患に対応する検査を，頸部の検査，肩の検査，上肢の検査，上肢の神経学的検査，腰下肢の検査，腰の鑑別検査，下肢の神経学的検査，膝の検査に分けて手順化した．手順を構築する際には，狭いブースやベッドでも一連の検査を行えることや患者の体位変換を少なくすることに配慮し，一つの病態に対する検査を2種類以上組み込むことを考慮した．検査法の選択は臨床上で重要なものと東洋療法学校協会の『臨床医学総論』およびはり師・きゅう師国家試験出題基準の内容を優先した．効率を重視した結果として，検査は片側ずつ一連の流れで行う場合が多いが，健側と患側，右と左の比較を行うために，検査は必ず両側実施する．

本書の手順を修得することで各検査を一つ一つ選択するのではなく，部位別の検査手順を選択して実施することになる．それによって情報を総合的に収集し，除外診断が可能となり，効率的に患者の病態を把握できるはずである．また，検査を利用する回数が増えることで検査の意義・方法を理解する機会が増え，病態推定の精度が増すことにつながると考えている．

以下，主に各検査の検査方法，記録方法，推測方法を解説し，手順を図によってまとめた．手順の中に組み込まれてはいないが，臨床上もしくは国家試験に対して重要と考えられる検査法については参考検査の項目で紹介している．

また，記録方法を併せて紹介しているが，「－（マイナス）」の記録を字を書いて行う場合は，改ざんを防ぐためには「陰性」とするほうが良いことを付記しておく．

Ⅰ．検査総論

前章までの運動機能検査に関連する関節可動域検査，徒手筋力検査に加え，神経系を評価する検査として反射検査，知覚検査，神経圧迫・伸展検査，循環器系を評価する検査として阻血負荷検査を説明する．

1 関節可動域検査

関節可動域（range of motion：ROM）検査は骨運動検査の自動運動検査と他動運動検査の結果を客観的に表す方法である．そして，関節可動域には自動運動による可動域と他動運動による可動域がある．

a. 検査方法

　すべての関節について解剖学的肢位を0°とする．足関節の解剖学的肢位を90°，肘関節・膝関節伸展位を180°とする誤りが多いので注意する．開始角度が解剖学的肢位から移動している場合は開始角度と最終可動域を測定する．開始角度の測定は姿勢の評価で特に重要になる．また，鍼灸臨床では便宜上，自動運動による可動域検査を優先し，自動運動で異常が認められた場合に他動運動による検査を行う．

　測定は角度計の固定バーを固定軸，移動バーを移動軸に合わせ，関節の中心軸と角度計の中心軸を合わせる．中心軸が定められていない場合は，固定軸と移動軸の交点が軸となる．

　痛みによる可動域制限がある場合は，どの角度で収縮組織・伸展組織・支持組織のどの部位が痛むかを確認し，患者の疼痛部位にペンで印をつけておく．また，軋轢音，嵌頓などの症状が起これば，その角度を記録する．

　その他，動きの円滑性を観察する．他動運動による動きの異常所見には「折りたたみナイフ現象」，「鉛管様現象」，「歯車様現象」などがある．「折りたたみナイフ現象」では，他動的に筋を伸展させたときにはじめは抵抗が大きいがあるところまで動かすと急に抵抗が減じ，あたかも折りたたみナイフを操作しているような動きをする．「鉛管様現象」では，他動的に筋を伸展させるときに常に抵抗が大きく，まるで鉛を伸ばすように感じる．「歯車様現象」は，可動域の中の一定範囲で緊張が亢進するために歯車を回すように抵抗感が強くなったり弱くなったりする動きである．

b. 記録方法

　基本肢位での関節角度と自動運動による最大可動域を5°刻みで測定し，「度」もしくは「°」の単位をつけて記録する．鍼灸臨床では自動運動によって簡易的に可動域を確認することが多いため，他動運動の記録に「他」と付記して区別する．痛みのあるときはpainの「P」と疼痛角度および痛みを訴える部位を記録する．

　他動運動を実施し，動きの円滑性の異常所見が認められた場合は，動きの特徴を記録する．

c. 推測方法

　自動運動検査では，運動を行う意思，自動運動の関節可動域，徒手筋力検査3以上の筋力（表3・1）が確認できる．

　他動運動検査では伸展組織の緊張・短縮・拘縮や支持組織の障害の有無を確認する以外に，関節可動域制限と痛みの状況から炎症の段階を推測することができる．運動制限の抵抗が感じられる最終域感の前に痛みが生じれば「炎症過程の初期」，抵抗と同時に痛みが起これば「炎症過程の中期」，抵抗感の後に痛みが起これば「炎症過程の末期または回復期」であることが示唆される．

表3・1 徒手筋力検査の評価基準

等　級	表示法	筋　力	評価基準
5	Normal	100%	強い抵抗を加えてもなお重力に抗して完全に動く
4	Good	75%	いくらか抵抗を加えても重力に抗して完全に動く
3	Fair	50%	抵抗を加えなければ重力に抗して完全に動く
2	Poor	25%	重力を除けば完全に動く
1	Trace	10%	関節は動かないが，筋の収縮は認められる
0	Zero	0%	筋の収縮はまったくみられない

　折りたたみナイフ現象は痙縮と呼ばれる安静時の筋緊張亢進で，脳血管障害，脳腫瘍，脊髄障害などの「錐体路（上位運動ニューロン）障害」でみられる．鉛管様現象は筋強剛と呼ばれる筋緊張亢進でみられる．歯車様現象は鉛管様現象が進んだ現象である．筋強剛現象はパーキンソン（Parkinson）病，進行性核上性麻痺やオリーブ橋小脳萎縮症などの「錐体外路障害」でみられる．

2　徒手筋力検査

　徒手筋力検査（manual muscle testing：MMT）は，抵抗あるいは重力に抗して収縮する筋または筋群の筋力を測定することで，収縮組織の障害と関連する支配神経系の異常を確認する方法である．本書では支持組織および伸展組織を固定した状態で筋を収縮させ，同時に等尺性抵抗運動検査を行う方法を第一に選択する．

a．検査方法

　患者の関節は解剖学的肢位である中間位にし，検者は伸展組織や支持組織が動かないように固定し，患者の関節を構成している骨の遠位端に抵抗をかける．疼痛が誘発される場合は，疼痛部位の体表にペンで印をつけ，検査は必ず左右で行い比較する．

　筋力評価は「徒手筋力検査の評価基準」（表3・1）に従って行う．

　また，患者に対する負担を軽減し，かつ検査を簡便に行うために，肩では「肩–徒手筋力検査の評価基準」，膝では「大腿四頭筋–徒手筋力検査の評価基準」を用いることができる．これらの評価基準については各項で紹介する．

b．記録方法

　筋力表示法に従い0〜5の6段階の等級数値を記録する．検査時に疼痛が誘発される場合は数値の後に「P」と疼痛部位を付記する．

　筋力検査を行っていないが，自動運動が行えることを確認しているときはFair以上の筋力があると判断して「3＋」と記録することができる．

c．推測方法

筋力が強く，痛みがない場合は問題はない．

痛みがある場合は収縮組織の障害が疑われ，筋力が弱い場合は神経組織の障害が疑われる．筋力が弱く，痛みがある場合は収縮組織と神経組織の両方の障害を疑う．

3 反射検査

反射検査には深部腱反射，病的反射，表在反射がある．

ニューロンの連絡によって形成された経路を神経路といい，特に中枢神経系の中にある神経路を伝導路という．伝導路は刺激の伝わる方向によって上行性（求心性）伝導路と下行性（遠心性）伝導路とに区別され，下行性伝導路は運動自体の指令を送る錐体路系と，随意運動（錐体路系）の制御を行う錐体外路系とに大別されている．錐体路系は大脳皮質運動野から起こり，延髄の錐体を通って脊髄前角に至る経路であり，錐体外路系は錐体路以外の下行性伝導路の総称である．また，錐体路系の脊髄前角細胞までを上位運動ニューロン，前角細胞より筋までを下位運動ニューロンという．

深部腱反射（図3・1A）は受動的に引き伸ばされた骨格筋がもとの長さに収縮しようとする反射で，伸張反射とも呼ばれる．腱または骨に対する叩打で筋が引き伸ばされ，固有受容器である筋紡錘は伸張されてインパルスを発生する．インパルスはⅠa線維を経て脊髄に到達し，単シナプス性に脊髄前角の運動ニューロンを興奮させ，遠心性にα運動線維を伝導して，引き伸ばされた筋を収縮させる．この反射弓は上位中枢から抑制性と興奮性の作用を受けている．抑制性のインパルスは大脳から錐体路を介して受け，興奮性のインパルスは脳幹・小脳などからの錐体外路を介して受けている．反射弓レベルの下位運動ニューロンが障害されると深部腱反射は減弱もしくは消失し，上位運動ニューロンである錐体路の障害によって抑制性インパルスが減弱もしくは消失すると深部腱反射は亢進する．

病的反射は正常では認められない反射で，錐体路からの抑制性インパルスが減弱もしくは消失することで出現する．

表在反射（図3・1B）は，皮膚刺激に応答して筋が収縮する一種の屈曲反射で，皮膚反射とも呼ばれる．屈曲反射は痛みや熱刺激などの侵害刺激を受けたときに屈筋が収縮して刺激を回避する反射で，感覚ニューロンからの刺激は介在ニューロンを介して運動ニューロンへ伝わる．表在反射の消失は，この経路の障害を示唆するものである．

a．深部腱反射

1）検査方法

代表的な深部腱反射には上腕二頭筋反射，上腕三頭筋反射，腕橈骨筋反射，膝蓋腱反射，アキレス腱反射などがあり，腱や骨を打腱器で叩打することで反射を出現させ，

◆ A. 深部腱反射　　　　　　　　　　　錐体路からの抑制

Ⅰa線維

α運動ニューロン

◆ B. 表在反射

感覚ニューロン

介在ニューロン

運動ニューロン

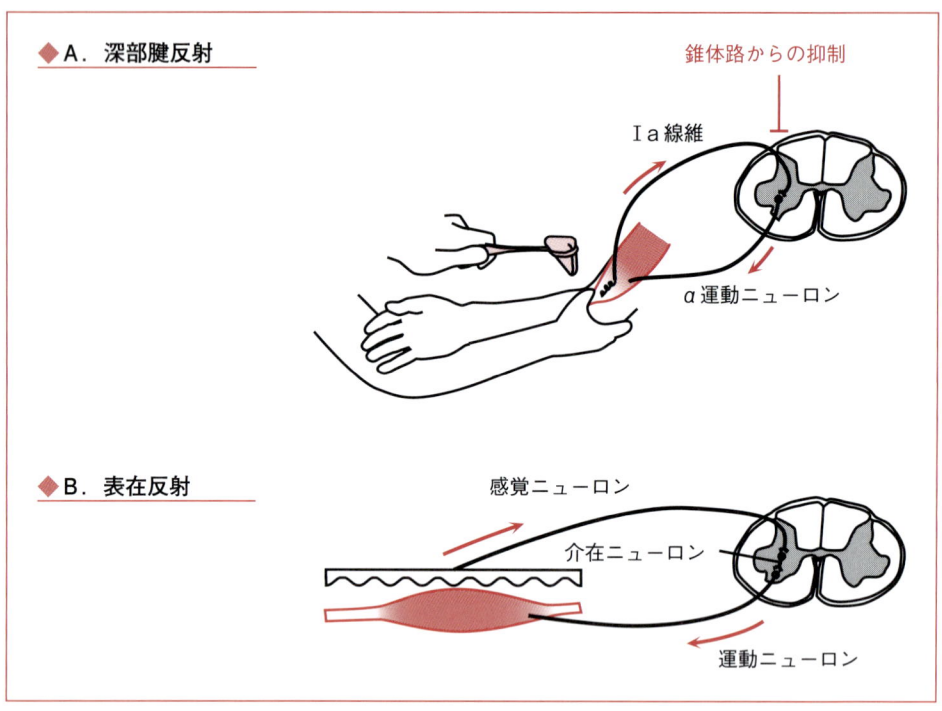

図3・1　反射弓

消失	減弱	正常	やや亢進	亢進
－	±	＋	＋＋	＋＋＋

表3・2　深部腱反射の記録方法

陰性	疑わしい	陽性
－	±	＋

表3・3　病的反射の記録方法

陽性	疑わしい	陰性
＋	±	－

表3・4　表在反射の記録方法

左右で比較する．具体的な検査方法は各項で説明する．

2) 記録方法 (表3・2)

　反射が認められた場合は「正常(せいじょう)」もしくは「＋(プラス)」と記録する．低下や減弱は「減弱」もしくは「±(プラスマイナス)」，消失は「消失」もしくは「－(マイナス)」，やや亢進していれば「やや亢進」もしくは「＋＋(ツープラス)」，亢進は「亢進」もしくは「＋＋＋(スリープラス)」と記録する．

3) 推測方法

　反射の減弱または消失は「反射弓の障害」と反射弓に興奮性に作用する「脳幹・小脳や

錐体外路における障害」を示唆し，反射の亢進は「錐体路の障害」を示唆する．

b．病的反射

1） 検査方法

代表的な病的反射にはホフマン反射，トレムナー反射，バビンスキー反射などがある．具体的な検査方法は各項で説明する．

2） 記録方法（表3・3）

反射が起こらなければ「陰性」もしくは「−（マイナス）」と記録する．病的反射では陰性が正常である．疑わしい場合は「疑わしい」もしくは「±（プラスマイナス）」，反射が認められた場合は「陽性」もしくは「＋（プラス）」と記録する．

3） 推測方法

錐体路における上位運動ニューロンの障害によって下位運動ニューロンへの抑制が消失して異常反射（病的反射）が出現する．したがって，病的反射の出現は錐体路を含めた脊髄前角細胞までの「上位運動ニューロンの障害」を示唆する．

c．表在反射

皮膚や粘膜に刺激を与えて筋の反射的収縮を引き起こす検査で，腹壁反射，挙睾筋反射，角膜反射などがある．表在反射の消失は反射弓もしくは錐体路の障害を示唆し，表在反射の消失を伴う深部腱反射亢進は大脳または上位運動ニューロンの障害を示唆する．

反射が起これば「陽性」もしくは「＋（プラス）」と記録し，疑わしければ「疑わしい」もしくは「±（プラスマイナス）」，消失していれば「陰性」もしくは「−（マイナス）」と記録する（**表3・4**）．記録は左右別々に行う．

表在反射は一連の手順の中に含めていないため，参考として代表的な反射を以下に紹介する．

1） 腹壁反射

患者を仰臥位にし，打腱器の柄の部で腹壁の皮膚を内側に向けて水平にこすると臍が軽擦した方向に動く反射で，反射が起これば陽性とする．こする部位は，臍を中心にして上・中・下に分け，それぞれ上部腹壁反射，中部腹壁反射，下部腹壁反射という．反射は両側が陽性もしくは両側が陰性であれば正常と判断する．したがって，検査は必ず両側で行い，両側の結果を記録する．

片側に消失や減弱の陰性反応がある場合は，「錐体路障害」もしくは上部では「第6〜9胸神経の障害」，中部では「第9〜11胸神経の障害」，下部では「第11胸神経〜第1腰神経の障害」が示唆される．

2） 挙睾筋反射

患者を仰臥位にし，打腱器の柄の部で大腿内側面を上下にこすると，同側の精巣挙筋

が収縮して，睾丸が挙上する．反射が起こる状態が正常である．反射の消失では，「第1・2腰神経の障害」もしくは「錐体路障害」が示唆される．

4 知覚検査

　知覚検査（sensory examination）には知覚支配領域の検査，知覚伝導路の検査，固有知覚野の検査があり，知覚は刺激を受ける受容器によって表在知覚，深部知覚，複合知覚に分類される．

　一定領域の感覚は一定高位の脊髄を通り，脳へ達する．そのため，知覚障害の領域から障害されている脊髄の髄節高位を推測することができる．特に脊髄神経の感覚神経とその神経に支配されている皮膚領域の間には皮膚分節（dermatome：デルマトーム）と呼ばれる規則的な対応があることから，表在知覚検査が重要視されている．

　表在知覚は，皮膚あるいは粘膜の感覚で触覚・痛覚・温度覚があり，それぞれの感覚について主に鈍麻，過敏，脱出を調べる．触覚検査では筆や綿などを用い，痛覚検査では針や安全ピン，温度覚検査では40～45℃の温湯または5～10℃程度の冷水を試験管に入れて用いる．

　深部知覚には位置覚，振動覚，深部痛覚がある．位置覚は関節の曲がり具合や腱の緊張度などの感覚で，閉眼させた患者の特定の関節を他動的に動かし，その方向を問うことで検査する．振動覚は振動させた音叉を鎖骨・胸骨・棘突起・腸骨棘・膝蓋骨・内果・外果などにのせて，振動の消失を問うことで検査する．深部痛覚は検者の指で患者の腓腹筋やアキレス腱などを強く圧迫し，正常で感覚する痛みを伴う不快感の有無を問うことで検査する．

　位置覚・振動覚・触圧覚は後索路・内側毛帯路と腹側脊髄視床路，温痛覚は外側脊髄視床路と脊髄網様体路を通る（図3・2）．脊髄の障害で，ある感覚が障害されていても他の感覚が保存されている感覚解離と呼ばれる症状では，異常が認められる知覚を調べることで障害されている伝導路を推測することができる．

　複合知覚の検査方法には，皮膚の2点を同時に触れて2点と識別できるかを検査する方法（2点識別覚検査）や，皮膚に書かれた数字を当てさせる方法（皮膚書字試験），物体に触らせて物品名を当てさせる方法（立体覚検査）などがある．複合知覚には大脳皮質の頭頂葉が大きく関係し，表在知覚は正常であるが，識別に問題があるときは視床より上の部位に障害があると推測される．

　鍼灸治療では，障害されている伝導路を鑑別しても治療方法は変わらない．それよりも障害脊髄の高位を知ることが重要で，障害のある脊髄高位を簡便に知るために，臨床では表在知覚の触覚検査を第一に用いる．

　その他，知覚検査では固有知覚野と呼ばれる固有知覚領域の障害から，問題のある末梢神経を推測する．

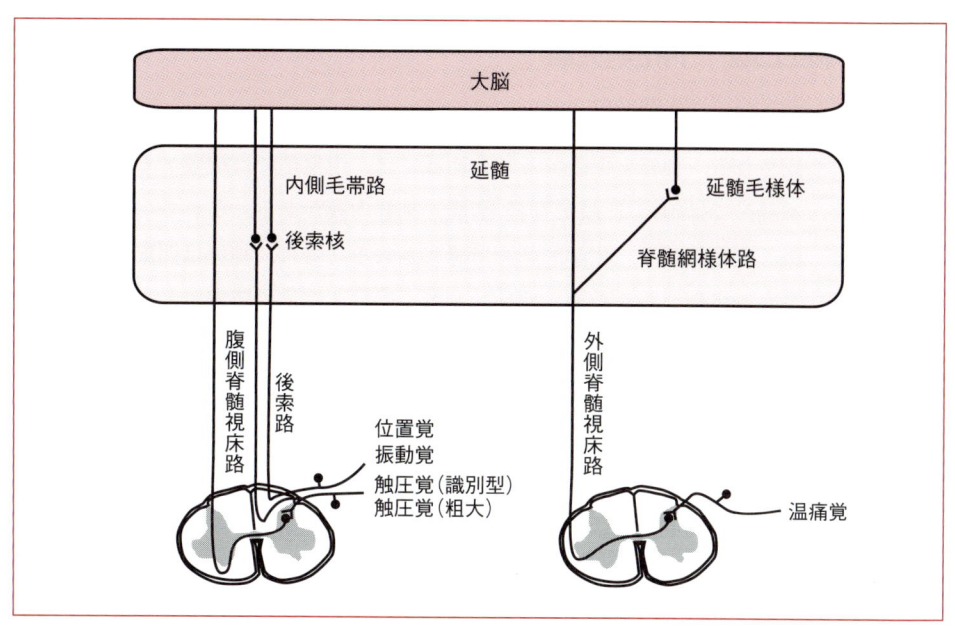

図3・2　知覚伝導路

a．検査方法

　　鍼灸臨床では，まず触覚の検査を行う．検査はデルマトームについて行い，その後に固有知覚野について行う．触刺激には指先や毛筆を使い，検査は患者に目を閉じさせた状態で圧迫しないように軽く触れ左右同時に行う．

b．記録方法

　　触れた感じが健側(けんそく)の同部位より弱く感じるものを鈍麻，健側の同部位より強く感じるものを過敏といい，まったく感じないものを脱出もしくは消失という．その他，しびれ感やピリピリする感じなどを異常知覚という．

　　触覚障害が認められないときは「－（マイナス）」，認められるときには「鈍麻」，「過敏」，「脱出」のいずれかを記録する．鈍麻の場合は，左右で感覚が良いほうを10とし，それに対して鈍いほうの割合を問い，記録する．

　　感覚の脱出が存在する場合は，その領域を図示する．また，異常知覚を訴えた場合は，具体的な感覚とその領域を図示する．

c．推測方法

　　デルマトームの領域から障害脊髄の高位を推測し，固有知覚野から末梢の障害神経を推測する．具体的な検査方法は各項で説明する．

5 神経圧迫・伸展検査

　神経系は刺激伝導に関係する組織とそれを取り巻き保護している結合組織によって構成される．神経を保護する結合組織には，中枢系では硬膜・くも膜・軟膜があり，末梢神経系では神経上膜・神経周膜・神経内膜がある．これらの神経系組織は虚血，熱刺激，機械的刺激，化学的刺激で障害される．特に，神経は関節運動に伴って動き，伸展される組織であるため，機械的刺激を受ける部位で障害されやすい．機械的な刺激には圧迫，摩擦，伸展があり，障害を受けやすい部位は軟部組織や骨によって形成された神経が通過する間隙，神経が骨性の界面に存在する部位，神経が分岐する部位，神経が相対的に固定される部位などである．

　軟部組織や骨によって形成された間隙で圧迫を受けやすい部位には，椎間孔，肋鎖間隙，斜角筋間隙，手根管，梨状筋下孔などがある．骨性の界面で摩擦を受けやすい部位には，脛骨神経が内果後方の骨性の面を通過する部位，腕神経叢が第1肋骨を通過する部位，橈骨神経が上腕骨の橈骨神経孔を通過する部位などがある．神経の分岐部位には総腓骨神経から深腓骨神経と浅腓骨神経に分岐する部位などがあり，相対的に固定されている部位には腓骨頭の総腓骨神経や橈骨頭部の橈骨神経などがある．分岐部位や相対的に固定されている部位では，運動に対する順応が行われにくく，伸展の負荷を強く受ける．これらの負荷によって神経系に障害が生じると痛み・知覚異常や可動性の低下などの反応が起こる．

a．検査方法

　神経に対する機械的負荷検査は圧迫と伸展によって行う．椎間孔での圧迫負荷検査にはスパーリングテスト，ジャクソンテスト，ケンプ徴候などがあり，肋鎖間隙ではエデンテスト，斜角筋間隙はモーレイテスト，手根管ではファーレンテストなどがある．伸展負荷検査にはイートンテスト，ラセーグ徴候，大腿神経伸展（FNS）テストなどがある．具体的な検査方法は各項で説明する．

b．記録方法

　検査によって特定の症状が出現する場合や症状が再現される場合は「陽性」もしくは「＋（プラス）」と記録する．

c．推測方法

　圧迫や伸展負荷をかけた神経の障害を疑う．神経伸展検査では，神経組織が伸展されて生じる症状と筋や関節包が伸展されて起こる症状とを鑑別する必要がある．鑑別は骨運動検査と関節副運動検査の結果を合わせて総合的に行う．

6 阻血負荷検査

　循環障害では手指の冷感・蒼白のような血流障害が突然あるいは作業時や寒冷時に間歇的に起こり，その際に阻血性神経障害による痛みを伴う．このような症状は動脈の障害で起こりやすく，酸素の需要増加に対応できないため虚血性筋肉痛が起こる．静脈性では浮腫を生じる．阻血負荷検査は症状の原因が組織間隙の狭小化や血管自体の障害によるものかを推測するために行う血行動態検査の一つである．

a．検査方法

　血管は神経と同様に軟部組織や骨によって形成された間隙で圧迫の機械的負荷を受ける．検査は，機械的負荷状態を増悪させる肢位や特定血管に圧迫を加え，阻血状態を作り出すことで行う．

b．記録方法

　阻血によって症状の再現や血行回復の遅延がみられる場合を「陽性」もしくは「＋（プラス）」と記録する．

c．推測方法

　阻血間隙の狭小化や阻血血管の循環障害が示唆される．

Ⅱ．頸部の検査

1 主要検査（図3・3）

　　検査は座位で行う．検者は患者の側面に立ち，頸部前屈・後屈ROMを測定し，角度計を片手に持って前屈・後屈MMTを行い，後屈MMTを行った状態で頭頂部から下方に手の重さ程度の圧でジャクソンテストを行う．次いで，患者の背面に回り，左右の側屈ROMを測り，MMTを行い，スパーリングテストをする．回旋ROMは頭頂部から測定するため，背の低い施術者は台を使用する．最後に台から降りて，回旋MMTを行う．

　　頸部のROMは姿勢によって測定前の角度が0°ではないことが多く，0°でないことが診察情報の一つとなる．そのため，ROMは運動前と運動後について測定し，記録する．MMTは等尺性抵抗運動検査を兼ねている．疼痛を訴える場合は疼痛部位を問い，体表にペンで印をつけておく．

a．前屈（屈曲）ROMとMMT
1）検査方法
　　基本軸は肩峰を通る床への垂直線，移動軸は外耳孔と頭頂を結ぶ線とし，基本軸と移動軸が交わる点を角度計の軸とする．交点を軸とするため，角度計の軸は前屈の前後で上下に移動することに注意する．患者には座位で姿勢を正しくさせ，検者は患者の側面から前屈前と前屈後の角度を測定する．

　　自動運動による痛みの増悪がないことを角度測定で確認した後に，検者は患者の後方から上部胸椎を前方へ向かって押さえて固定し，もう一方の手を額に当てて後方に向かって抵抗を加え，患者に前屈させる．

2）記録方法
　　ROMの記録方法およびMMTの記録方法に準じる．

3）推測方法
　　参考可動域角度は60°である．主動作筋は胸鎖乳突筋，補助筋は前斜角筋や脊柱前方筋群である．運動を制限する因子には頸部後方筋群，後縦靱帯・黄色靱帯・棘間靱帯・棘上靱帯の緊張，椎間板の圧縮などがある．

　　椎間板ヘルニアでは前屈によって椎間板の前方が圧縮され，髄核が後方や後側方へ脱出して痛みや症状が誘発される．

II. 頸部の検査　89

【前屈ROM】　【後屈ROM】　【前屈MMT】　【後屈MMT】

【ジャクソンテスト】

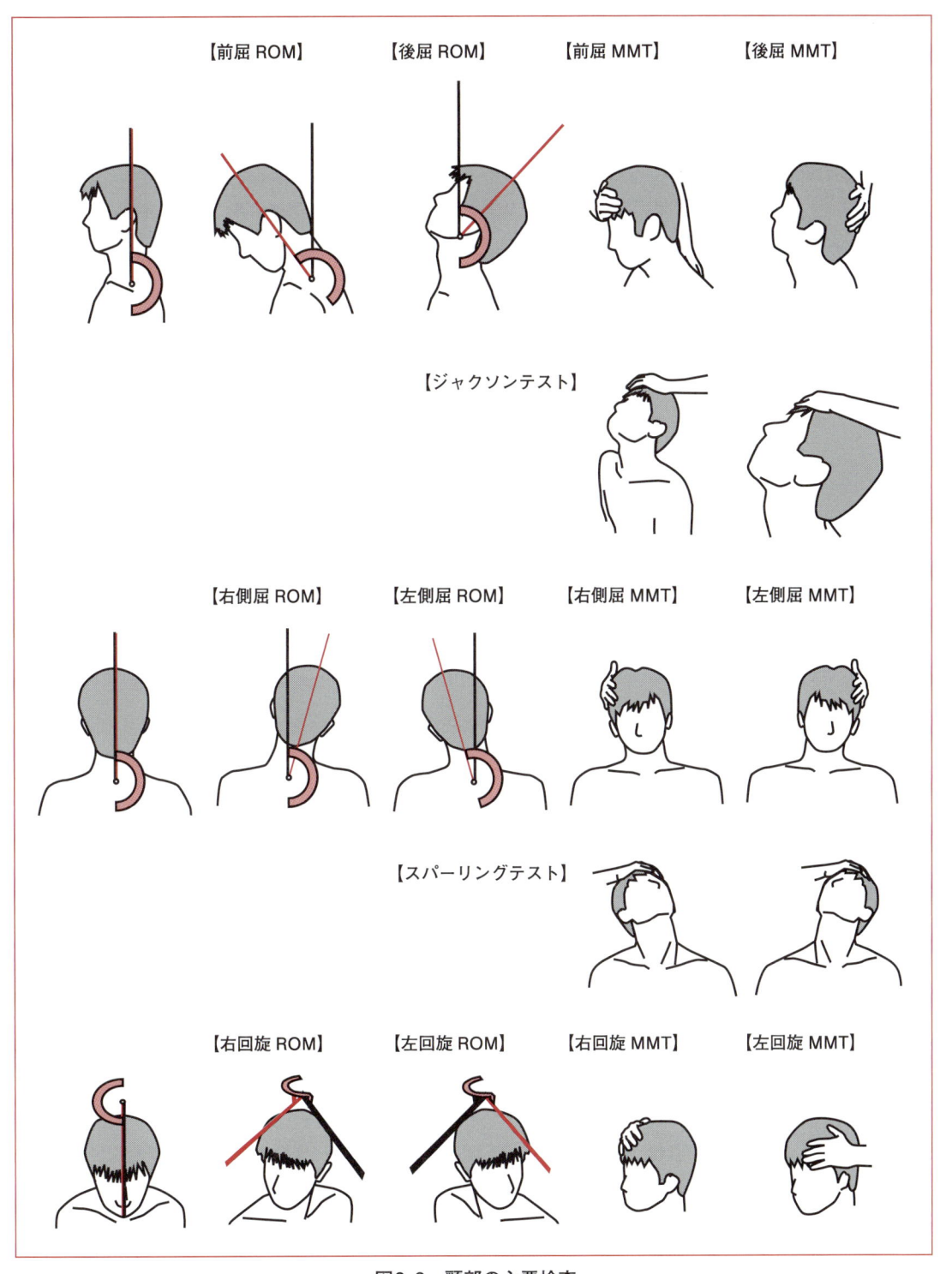

【右側屈ROM】　【左側屈ROM】　【右側屈MMT】　【左側屈MMT】

【スパーリングテスト】

【右回旋ROM】　【左回旋ROM】　【右回旋MMT】　【左回旋MMT】

図3・3　頸部の主要検査

b．後屈（伸展）ROMとMMT

1）検査方法

基本軸は肩峰を通る床への垂直線，移動軸は外耳孔と頭頂を結ぶ線とし，基本軸と移動軸が交わる点を角度計の軸とする．前屈ROMと同様に角度計の軸は後屈の前後で移動する．患者には座位で姿勢を正しくさせ，検者は患者の側面から後屈前と後屈後の角度を測定する．

自動運動による痛みの増悪がないことを角度測定で確認した後に，検者は患者の後方から上部胸椎を前方へ向かって押さえて固定し，反対の手で後頭部に前方に向かって抵抗を加え，患者に後屈させる．

2）記録方法

ROMの記録方法およびMMTの記録方法に準じる．

3）推測方法

参考可動域角度は50°である．主動作筋は僧帽筋上部線維，板状筋，半棘筋，棘筋，最長筋，腸肋筋であり，補助筋は多裂筋，頭斜筋，後頭直筋，肩甲挙筋である．運動を制限する因子には，脊柱前方筋群および靱帯の緊張，棘突起同士の接触がある．

c．ジャクソンテスト　Jackson (head compression) test

1）検査方法

後屈ROM・MMTで症状の増悪が認められないことを確認した後に行う．患者は座位で姿勢を正し，頭部をやや後屈させ，検者は手で患者の頭頂から下方へ向けて負荷をかける．強い負荷は症状を増悪させるため，負荷は手の重み程度とする．頸部痛の増悪や放散痛があれば陽性とする．

両側の椎間関節部を母指と示指で押さえて後屈の支点を変化させることで，負荷位置を限局させ，障害の高位を絞り込むことができる．

2）記録方法

陰性であれば「陰性」もしくは「−（マイナス）」，頸部痛の増悪があれば「陽性」もしくは「＋（プラス）」，放散痛があれば「＋　放散」もしくは「陽性　放散」と記録する．

3）推測方法

頸部の椎間関節へ圧迫負荷をかけ，椎間孔を狭小化させる検査である．痛みが頸部に限局していれば頸椎椎間関節支持組織の障害＝「頸椎椎間関節性の障害」を示唆し，放散痛が起これば神経孔での神経根への刺激＝「神経根障害」が示唆される．また，椎間板への圧迫負荷が加わることから，放散痛が生じる場合は「椎間板ヘルニア」も疑う．

d．側屈ROMとMMT

1）検査方法

基本軸は第7頸椎棘突起と第1仙椎棘突起を結ぶ線，移動軸は頭頂と第7頸椎棘突

起を結ぶ線として，角度計の軸は第7頸椎に合わせる．患者は座位で姿勢を正しくし，検者は患者の背面から側屈前と側屈後の角度を測定する．

自動運動による痛みの増悪がないことを角度測定によって確認した後に，検者は患者の背面から測定側(そくていがわ)の肩を押さえて固定し，反対の手で側頭部に反対側へ向かって抵抗を加え，患者に側屈させる．

2) **記録方法**

ROMの記録方法およびMMTの記録方法に準じる．

3) **推測方法**

参考可動域角度は50°である．主動作筋は斜角筋(しゃかくきん)，補助筋は僧帽筋，胸鎖乳突筋(きょうさにゅうとつきん)，板状筋である．運動を制限する因子は反対側の斜角筋・僧帽筋・胸鎖乳突筋・板状筋の緊張，反対側の横突間靱帯(おうとつかんじんたい)の緊張，椎間関節部の拘縮(こうしゅく)などがある．

e．スパーリングテスト　Spurling test

1) **検査方法**

後屈および側屈ROM・MMTで症状の増悪が認められないことを確認した後に行う．患者は座位で姿勢を正し，頭部をやや後屈して側屈させ，検者は患者の前頭部から後下方に向けて負荷をかける．強い負荷は症状を増悪させるため，負荷は手の重み程度とする．頸部痛の増悪や肩・上肢への放散痛があれば陽性とする．

2) **記録方法**

陰性であれば「陰性」もしくは「－（マイナス）」，頸部痛の増悪があれば「陽性」もしくは「＋（プラス）」，放散痛があれば「＋　放散」と記録する．

3) **推測方法**

側屈側の頸椎椎間関節へ圧迫負荷をかけ，椎間孔を狭小化させる．痛みが頸部に限局していれば「頸椎椎間関節性障害」を示唆し，放散痛が起これば「神経根障害」を示唆する．

f．回旋ROMとMMT

1) **検査方法**

基本軸は両側の肩峰を結ぶ線への垂直線，移動軸は鼻梁(びりょう)と後頭結節(こうとうけっせつ)を結ぶ線とし，基本軸と移動軸が交わる点へ角度計の軸を合わせる．患者は座位で姿勢を正しくし，検者は患者の頭頂から回旋前と回旋後の角度を測定する．

自動運動による痛みの増悪がないことを角度測定で確認した後に，検者は患者の背面から一方の手で患者の反対側の肩を押さえて固定し，もう一方の手で測定側の側頭部前方に反対側前方に向かって抵抗を加え，患者に頸部を回旋させる．

2) **記録方法**

ROMの記録方法およびMMTの記録方法に準じる．

3) 推測方法

参考可動域角度は60°である．主動作筋は同側の胸鎖乳突筋，反対側の板状筋であり，運動を制限する因子は反対側の胸鎖乳突筋と同側の板状筋の緊張，横突間靱帯の緊張，椎間関節部の拘縮などがある．

2 参考検査 (図3・4)

a．頸部引き離しテスト

1) 検査方法

患者は座位で姿勢を正し，検者は患者の背面に立ち，母指を患者の後頭骨上項線の下に，残りの四指を側頭骨に置き，左右の手で頭部を挟むようつかみ，頭をゆっくりと上方に向かって牽引する．この位置を30〜60秒間保ち，牽引中に症状が緩和・消失したら陽性とする．緩和・消失がなければ陰性である．牽引によって局所的な痛みが生じる場合は直ちに検査を終了する．

2) 記録方法

陰性であれば「陰性」もしくは「−（マイナス）」，陽性であれば「陽性」もしくは「＋（プラス）」，牽引によって局所的な痛みを訴えた場合は「＋　P」もしくは「−　P」と記録する．

3) 推測方法

頭部を上方に牽引することで椎間関節に対して関節副運動検査の離開操作を行う．離開によって椎間孔の狭小化が緩和され，関節包は伸展負荷を受ける．したがって，根性症状の緩和がみられる陽性の場合は「神経根障害」の示唆を補助する情報となり，局所的な痛みが感じられ，ジャクソンテスト，スパーリングテストでPと記録する場合は椎間関節の「支持結合組織の障害」もしくは「伸展される深頸部筋の障害」を疑う．

b．頸椎叩打検査

1) 検査方法

頸椎を打腱器で叩打し，患者が局所の痛みや，肩・上肢への放散痛を訴えれば陽性とする．

2) 記録方法

陽性の棘突起を記録する．

3) 推測方法

局所痛は「頸椎骨折」を示唆し，放散痛では「椎間板病変」や「神経根症」などを疑う．棘突起に関連した筋や靱帯でも痛みは起こるため，他の検査結果と総合して判断する．

【頸部引き離しテスト】　【頸椎叩打検査】

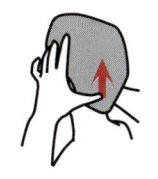

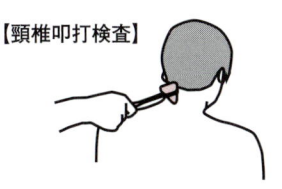

図3・4　頸部の参考検査

※ジャクソンの過伸展圧迫検査法（東洋療法学校協会編『臨床医学総論』）
　　検者は患者の後方に立ち一側の手掌を前頭部へ当て，肩を押し下げる．局所痛は椎間関節性の障害，放散痛は神経根障害を示唆する．
※スパーリングの椎間孔圧迫検査法（東洋療法学校協会編『臨床医学総論』）
　　頭部を患側へ倒し，前頭部を圧迫する．神経根に圧迫障害があると患側上肢へ疼痛，しびれ感が放散する．

3　頸部の代表的な疾患と鍼灸治療

　頸部症状を表現する症状名には神経根症，脊髄症，頸椎症などがあり，これらの症状を起こす代表的な疾患には頸部椎間板ヘルニア，変形性脊椎症，頸椎捻挫などがある．神経根症と脊髄症は神経組織の症状，頸椎症は支持組織の症状であり，頸部椎間板ヘルニア・変形性脊椎症・頸椎捻挫は支持組織の障害で神経根症・脊髄症・頸椎症の原因となる．
　鍼灸治療は疾患名に対して行うのではなく，身体構造の原理とその機能異常の観点から障害原因と推測される組織に対して行うものである．特殊検査は検査名と疾患名が関連づけられたものであるが，安易に疾患を決めつけずに，障害部位が収縮組織・支持組織・伸展組織・神経組織のどこにあるかを推測することが重要である．

a．代表的な疾患

1）神経根症

　神経根とは，脊髄から出た後に椎間孔内で再結合して1本の分節脊髄神経となる前根と後根の2束からなる神経線維で，神経根症とは脊髄から出た神経根が圧迫される神経組織の障害を表す名称である．神経根症の原因には，椎体の後外側に形成された骨棘や椎間板ヘルニアの後側方突出による機械的圧迫，神経根周辺の炎症や循環障害，神経根周囲組織の線維化などがある．
　頸椎の神経根症状には肩甲骨周辺や腕の痛み・しびれ・脱力などがあり，疼痛が主訴となることが多い．ジャクソンテストやスパーリングテストによって誘発され，頸部引

き離しテストで症状が減弱もしくは緩和する．また，神経根の障害高位に対応する上肢の特定部位に知覚障害が現れ，深部腱反射の減弱・消失，筋力低下・筋萎縮が出現する．

2）脊髄症

骨棘や後方正中に脱出したヘルニアによって脊髄が圧迫されて起こる症状を脊髄症という．神経根症を合併した場合は神経根性脊髄症または脊髄症性神経根症と言い表すこともある．

脊髄症の主な自覚症状は上下肢のしびれなどの知覚障害，巧緻障害・歩行障害・握力低下などの運動障害，頻尿などの排尿障害があり，臨床所見では腱反射が亢進し，病的反射が出現する．

3）脊椎症，頸椎症

椎間関節にかかわる組織の障害によって運動制限などが起こっている病態を脊椎症といい，頸部に起こる脊椎症を頸椎症という．可動性の高い第4，5，6頸椎間に好発し，40歳以上の男性に多い．

また，加齢により骨の変形をきたし，神経や脊髄を圧迫することで頸椎症状，神経根症状，脊髄症状がみられる病態を変形性脊椎症または変形性頸椎症という．

4）頸部椎間板ヘルニア

30～50歳の男性に多く，第4，5，6頸椎間に好発する．椎間板内部の髄核が膨隆・脱出して神経根や脊髄を圧迫することで頸椎症状，神経根症状，脊髄症状が現れる．後側方への脱出による神経根症状であれば，頸部前屈・側屈・回旋による症状の再現や増悪，深部腱反射減弱，知覚鈍麻などがみられる．後方正中への脱出による脊髄症状であれば，腱反射亢進，病的反射の出現，知覚・運動・排尿障害がみられる．

椎間板は単純X線所見では写らないため，単純X線検査では変形や椎間孔狭小化から病態を推測する．MRIは直接ヘルニアを描出する．鍼灸臨床では，表3・6（頸部神経根症の高位診断）を参照して脱出高位を推測する．

5）頸椎捻挫

関節に負荷が加わり，関節包や靱帯などの支持組織が損傷した状態を捻挫といい，頸椎椎間関節に生じたものを頸椎捻挫という．頸椎捻挫では靱帯や椎間板などが障害される．

b．治療の考え方

1）痛みがある場合

① 収縮組織・伸展組織，支持組織（骨・関節面・靱帯・関節包）

頸部の前屈・後屈・側屈・回旋動作に伴って収縮組織，伸展組織に痛みが誘発される場合は，「鎮痛」を目的として痛みの部位に刺鍼する．痛みが支持組織である椎間関節付近に由来する場合は，「鎮痛」を目的に椎間関節周囲に対して刺鍼を行う．

以下に鍼の刺激強度を調整する代表的な手法を説明する．ⓐが刺激強度が最も低く，ⓓが最も高い．

　ⓐ 患者は安静位で，検者は触診によって痛みが誘発される部位を確かめて鍼を刺し，置鍼する．鍼による痛みの再現や誘発はなくても良い．

　ⓑ 患者は安静位で，検者は触診によって痛みが誘発される部位を確かめて鍼を刺し，触診で誘発された痛みもしくは症状と同じ痛みを患者が感覚したら速やかに抜鍼する．

　ⓒ 痛みを誘発する肢位で誘発部位に鍼を刺入し，痛みが再現されたら抜鍼する．

　ⓓ 患者は安静位で，検者は触診によって痛みが誘発される部位を確かめて鍼を刺し，筋を収縮もしくは伸展させて雀啄術（じゃくたくじゅつ）を行い，再び安静位に戻して抜鍼する．これを「運動鍼（うんどうしん）」と呼ぶ．

② 神経組織

ジャクソンテストやスパーリングテストで放散痛がみられる場合は椎間孔の狭小化による神経根症状を疑う．そして，頸部引き離しテストで症状が軽減するようであれば，周辺組織の緊張を緩和することによる効果が期待できる．治療目的としては「神経周囲の圧迫緩和」，「周辺組織の血流改善」が挙げられる．

　ⓐ 深頸部の筋緊張が観察される場合や頸部引き離しテスト陽性の場合は徒手による持続的な牽引療法が有効である．

　ⓑ 筋の「緊張緩和」によって神経周囲の圧迫を緩和するために，周辺の緊張・短縮している筋に刺鍼する．

　ⓒ 「神経伝導改善」，「軸索流改善」を目的として各分節神経の支配領域の筋群に対して鍼通電を行う．

　ⓓ 深頸部筋もしくは支持組織の「柔軟性向上」や消炎によって神経周囲の圧迫を緩和すること，血流を改善させて「神経束の内圧を軽減」することなどを目的として椎間孔付近へ鍼を刺入する．椎間孔への刺入は背面から行い，直刺で頸椎横突起に当てた後，鍼を少し引き抜き，目的とする下位頸椎の横突起後結節へ向けて刺入する．鍼が神経根に当たると患者は神経根の支配領域に一致した鋭い放散痛を訴える．放散痛と患者の愁訴の範囲が一致したら鍼を引き抜く．神経根の周囲には種々の血管が接しているため，乱暴な手技は避け，解剖学的知識を正しくつけた上で行う．

2）痛みがなく，運動制限がある場合

① 収縮組織

ⓐ 神経組織の異常がない場合

収縮筋の筋力低下が示唆されるときは運動療法による筋力の維持・増強を図る．鍼灸治療は当該組織の代謝促進や循環改善を目的に補助的に行う．運動療法の基本は，起始と停止を近づけるように筋を収縮させることである．筋の起始停止は第4章を参照する．

ⓑ 神経組織の異常がある場合

筋力低下の原因が神経障害にあるときは，神経に対するアプローチを加える．詳細は上肢の神経学的検査の項で述べる．

② 伸展組織

伸展組織の緊張・短縮・拘縮によって動作が制限されている場合は，他動的に筋の起始停止を引き離すストレッチ療法が有効である．鍼は「緊張緩和」や「組織の柔軟性向上」を目的に筋や腱に対して行う．

③ 支持組織（骨・関節面・靱帯・関節包）

障害が椎間関節付近と推定された場合は，椎間関節周囲に刺鍼を行う．目的は「椎間関節付近の浮腫や圧迫緩和」，「椎間関節付近の柔軟性向上」などである．その他，関節を他動的に伸展させる関節モビライゼーションが有効である．

ⓐ 動作障害となる椎間関節の高位を確認し，安静位で刺鍼し，置鍼する．

ⓑ 動作障害となる椎間関節の高位を確認し，障害動作時に刺鍼し，速やかに抜鍼する．

III. 肩の検査

1 主要検査（図3・5）

　　患者は座位で，検査は片側ずつ行うが，問題がある検査は再度両側交互に検査して比較する．

　　検者は患者の側面に立ち，肩関節屈曲のROMを測定し，角度計を片手に持った状態で，患者に前腕中間位で肩関節を90°前方挙上させ，肩を固定して上腕遠位部に下方向に抵抗を加えるMMTを行う．次いで，肩を固定した手を上腕骨結節間溝に当て，患者の前腕を回外させて，前腕遠位に下方向に抵抗を加え，肩関節挙上もしくは肘関節屈曲をさせて痛みの誘発をみるスピードテストを行う．肩関節伸展では上体による代償運動を起こさせないように注意してROMを測定し，MMTでは肘を後ろに引くように指示すると代償運動が起こりにくい．伸展MMTは前腕中間位で行い，ストレッチテストでは前腕を回外して肩関節を伸展させる．痛みが誘発された場合は肘関節を屈曲して痛みの消失を確認する．

　　その後，検者は患者の背面に移動し，肩関節外転ROMを測定する．外転ROMはペインフルアーク徴候，ドロップアームテストのスクリーニングを兼ねていると認識し，異常所見がみられる場合は詳細に検査して確認する．外転MMTは患者に肘関節を軽度屈曲させた状態で肩関節を90°外転させ，検者は肩関節を固定して上腕遠位に下方向に抵抗を加える．回旋ROMは患者の背面上部から測り，回旋MMTは患者の側面に移動して行う．ROMの検査は自動運動検査，MMTは等尺性抵抗運動検査を兼ねているため，疼痛を訴える場合は疼痛部位を問い，体表にペンで印をつけておく．

a. 屈曲（前方挙上）ROMとMMT

1) 検査方法

　　基本軸を肩峰を通る床への垂直線，移動軸を上腕骨として，患者の前腕は中間位で，角度計の軸を肩関節に合わせる．患者は座位もしくは立位で上肢を体の側面に垂らして姿勢を正し，検者は患者の側面から角度を測定する．

　　自動運動による痛みの増悪がないことを角度測定で確認した後に，患者に前腕中間位で肩関節を90°まで屈曲させ，検者は患者の側面に立ち一方の手で肩関節をつかんで固定し，上腕骨遠位端の上に，下に向かって抵抗を加え，患者に肩関節を挙上させる．

2) 記録方法

　　ROMの記録方法およびMMTの記録方法に準じる．

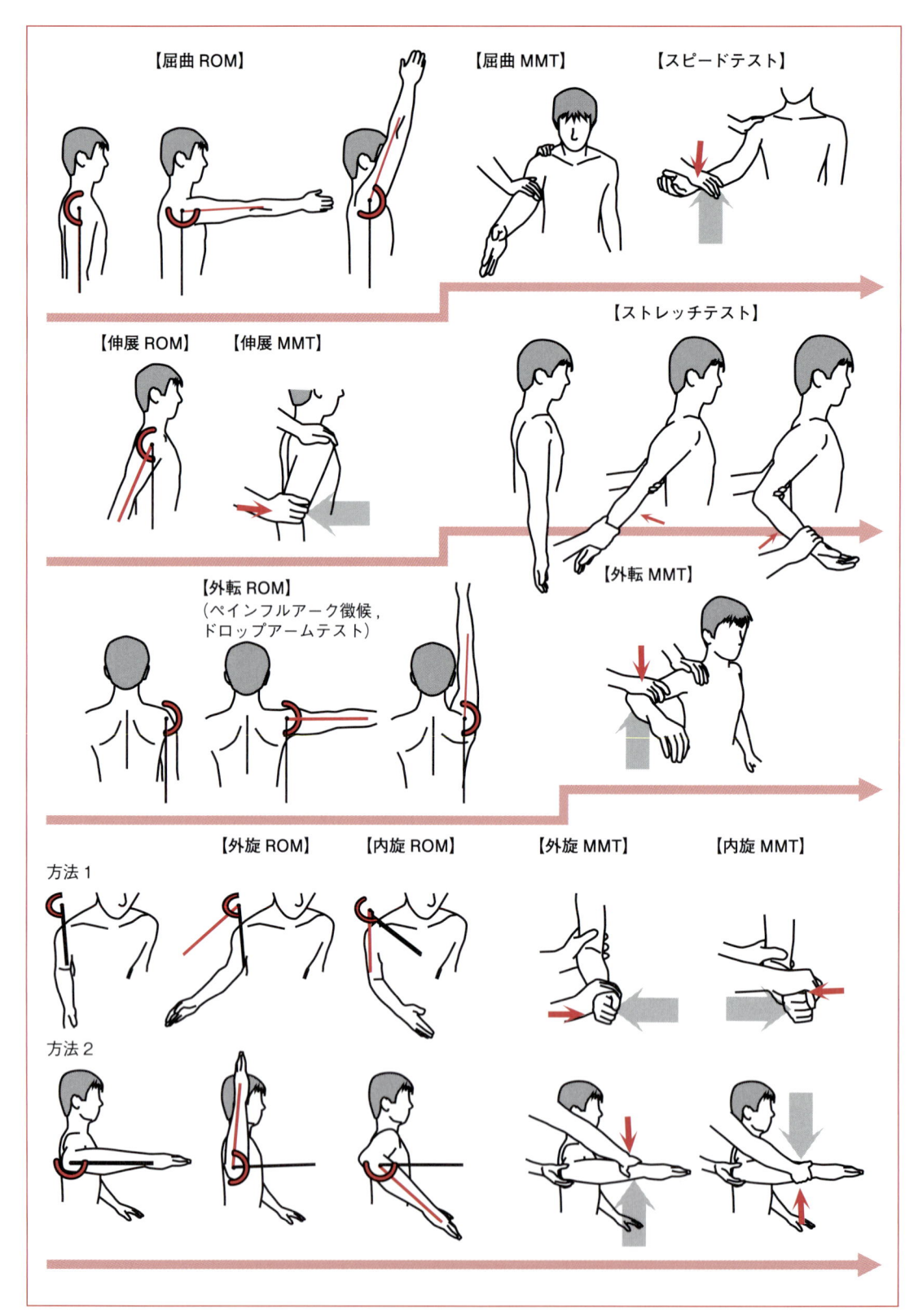

図3・5 肩の主要検査

3) 推測方法

参考可動域角度は180°である．主動作筋は烏口腕筋，三角筋前部線維であり，補助筋には三角筋中部線維，大胸筋鎖骨部線維，上腕二頭筋がある．運動を制限する因子は，最終域で広背筋，大円筋の緊張・短縮が考えられる．

b．スピードテスト　speed test

1) 検査方法

患者は座位で前腕を回外させ，検者は前腕遠位端に肘関節伸展方向に抵抗を加え，患者に肘関節屈曲もしくは肩関節屈曲をさせる．このとき，上腕骨結節間溝部に疼痛が誘発されれば陽性とする．

2) 記録方法

陰性であれば「陰性」もしくは「－（マイナス）」，陽性であれば「陽性」もしくは「＋（プラス）」と記録する．

3) 推測方法

上腕二頭筋を収縮させることで結節間溝部の上腕二頭筋長頭腱に負荷をかける．陽性では「上腕二頭筋長頭腱炎」あるいは「上腕二頭筋長頭腱の不安定性」が推測される．

c．伸展（後方挙上）ROMとMMT

1) 検査方法

基本軸を肩峰を通る床への垂直線，移動軸を上腕骨とし，角度計の軸を肩関節に合わせる．患者は座位もしくは立位となり，前腕中間位で姿勢を正し，検者は患者の側面から角度を測定する．この動作では代償運動が起こらないように特に注意する．

自動運動による痛みの増悪がないことを角度測定で確認した後に，検者は患者の肩関節をつかんで固定し，肘関節後方から前方へ向かって抵抗を加え，患者に肘を後ろに引かせる．

2) 記録方法

ROMの記録方法およびMMTの記録方法に準じる．

3) 推測方法

参考可動域角度は50°である．主動作筋は広背筋，大円筋，三角筋後部線維であり，補助筋には小円筋，上腕三頭筋長頭がある．運動を制限する因子には肩関節屈曲筋群の緊張や上腕骨大結節と肩峰の衝突がある．

d．ストレッチテスト　stretch test　（上腕二頭筋長頭腱伸展テスト）

1) 検査方法

患者は座位で前腕を回外して上肢を下垂させ，検者は患者の背面もしくは側面に立ち，一方の手で前腕の遠位を持ち，患者の肘関節を伸展させたまま肩関節を伸展位に導

表3・5 肩–徒手筋力検査の評価基準

等　級	表示法	筋　力	評価基準
5	Normal	100%	検者の体重を軽くかけた抵抗に抗して動く
4	Good	75%	検者の手の重みに抗して動く
3	Fair	50%	自動運動ができる

く．肩関節前面の上腕骨結節間溝に痛みが誘発された場合は，もう一方の手で肘関節を屈曲させる．

前腕回外位・肘関節伸展位で肩関節を伸展させて痛みを生じ，肘を屈曲させて疼痛が消失する場合を陽性とする．

2）記録方法

陰性であれば「陰性」もしくは「－（マイナス）」，陽性であれば「陽性」もしくは「＋（プラス）」と記録する．前腕回外位・肘関節伸展位・肩関節伸展位で疼痛が誘発され，肘関節を屈曲させても疼痛が消失しない場合は「陰性　P」もしくは「－　P」と記録する．

3）推測方法

上腕二頭筋長頭腱への伸展負荷検査である．前腕回外位・肘関節伸展位・肩関節伸展位で痛みが誘発されれば「上腕二頭筋長頭腱炎」を示唆するが，肘を屈曲しても疼痛が消失しない場合は肩関節前面の靱帯，腱，滑液包などの障害も疑う．

e．外転（側方挙上）ROMとMMT

1）検査方法

基本軸を肩峰を通る床への垂直線，移動軸を上腕骨とし，角度計の軸を肩関節に合わせる．患者は座位もしくは立位で，検者は患者の背面から角度を測定する．また，肩関節外転90～180°での前腕の肢位は回外位とする．

自動運動による痛みの増悪がないことを角度測定で確認した後に検査を行う．患者は肘関節を軽度屈曲して，上肢を90°まで外転させ，手掌を体側に向けた前腕回外位もしくは床に向けた前腕中間位となる．検者は患者の背面から肩を押さえて固定し，上腕骨遠位部に下に向かって抵抗を加え，患者に外転させる．代償運動を避けるには，両側同時に検査するとよい．

2）記録方法

ROMの記録方法およびMMTの記録方法（肩–徒手筋力検査の評価基準）（**表3・5**）に準じる．

3）推測方法

参考可動域角度は180°である．主動作筋は三角筋中部線維，棘上筋であり，補助筋には三角筋前部線維・後部線維，前鋸筋がある．運動を制限する因子は，最終域で広背筋，大円筋の緊張・短縮が考えられる．

f．ペインフルアーク徴候　painful arc sign

1）検査方法

　肩関節を自動的に外転するとき，60〜120°で疼痛を感じ，その前後では痛みが消失するものを陽性とする．外転ROMの検査時に痛みを訴えなければ陰性と判断して省略する．

2）記録方法

　陰性なら「陰性」もしくは「−（マイナス）」，陽性なら「陽性」もしくは「＋（プラス）」と記録する．

3）推測方法

　「腱板の障害」，特に棘上筋の障害を示唆する．また，肩関節外転時に滑液包が肩峰と上腕骨に挟まれることから「滑液包の障害」も推測される．その場合は，ダウバーン徴候を確認する．

g．ドロップアームテスト　drop arm test

1）検査方法

　肩関節を外転させた後，患者にゆっくり腕を下ろすように指示する．腕が約90°外転位から体側へ急に落下する場合を陽性とする．もしくは他動的に外転させた腕を他動的にゆっくりと下ろし，外転90°付近で手を離して患者に上肢を保持させ，痛みのために上肢が落下する場合を陽性とする．外転ROMの検査で腕を下ろすときに観察する．

2）記録方法

　陰性なら「陰性」もしくは「−（マイナス）」，陽性なら「陽性」もしくは「＋（プラス）」と記録する．

3）推測方法

　初期の「腱板断裂」陽性になる．特に棘上筋断裂の可能性が高い．断裂が疑われる場合は，肩の外転に内外旋を加えて検査する．軽い外旋位では棘上筋腱，軽い内旋位では棘下筋腱，強い内旋位では小円筋腱の断裂が示唆される．

h．外旋ROMとMMT

1）検査方法

① 方法1

　基本軸は肘を通る前額面への垂直線，移動軸は尺骨，角度計の軸は肩関節に合わせる．患者は座位で上腕が体幹に接した状態で姿勢を正し，前腕中間位で肘関節を90°屈曲し，検者は患者の背面に立ち，上方から角度を測定する．運動を代償させないために体幹から肘が離れないように指示する．

　自動運動による痛みの増悪がないことを角度測定で確認した後に，患者は上腕を体幹につけて前腕中間位で肘関節を前方90°に屈曲した肢位となり，検者は患者の前側面に

立ち，前腕遠位外側に内方へ抵抗を加え，肩関節を外旋させる．

② 方法2

患者は座位もしくは腹臥位となり，前腕中間位で肩関節を90°外転し，肘関節は90°屈曲した肢位，つまり側面からみて肩関節と肘関節が一直線上に存在する状態となり，検者は患者の側面から角度計の軸を肘関節と肩関節に合わせて測定する．

自動運動による痛みの増悪がないことを角度測定で確認した後に，患者に肘関節90°屈曲位で肩関節を90°外転させ，検者は患者の側面に立ち肘を押さえて固定し，手関節の上に下方向に抵抗を加え，患者に外旋させる．

2) 記録方法

ROMの記録方法およびMMTの記録方法に準じる．

3) 推測方法

方法1の参考可動域角度は80°，方法2の参考可動域角度は90°である．主動作筋は棘下筋，小円筋であり，補助筋には三角筋後部線維がある．運動を制限する因子には肩関節内旋筋群の緊張と中関節上腕靱帯・下関節上腕靱帯前束・烏口上腕靱帯の緊張がある．

i．内旋ROMとMMT

1) 検査方法

① 方法1

基本軸は肘を通る前額面への垂直線，移動軸は尺骨，角度計の軸は肩関節に合わせる．患者は座位で上腕が体幹に接した状態で姿勢を正し，前腕中間位で肘関節を90°屈曲し，検者は患者の背面に立ち，上方から角度を測定する．運動を代償させないために体幹から肘が離れないように指示する．

自動運動による痛みの増悪がないことを角度測定で確認した後に，患者は上腕を体幹につけ前腕中間位で肘関節を前方90°に屈曲した肢位となり，検者は患者の前側面に立ち，前腕遠位内側に外方へ抵抗を加え，患者に内旋させる．

② 方法2

患者は座位もしくは腹臥位で，前腕中間位で肩関節を90°外転し，肘関節は90°屈曲した肢位となり，検者は患者の側面から角度計の軸を肘関節と肩関節に合わせて測定する．

自動運動による痛みの増悪がないことを角度測定で確認した後に，患者に肘関節90°屈曲位で肩関節を90°外転させ，検者は患者の側面に立ち肘を押さえて固定し，手関節の下に上方向に加えた力に抗して，患者に内旋させる．

2) 記録方法

ROMの記録方法およびMMTの記録方法に準じる．

3) 推測方法

方法1の参考可動域角度は80°，方法2の参考可動域角度は70°である．主動作筋は肩甲下筋，大胸筋，広背筋，大円筋であり，補助筋には三角筋前部線維がある．運動を制限する因子には肩関節外旋筋群や下関節上腕靱帯後束の緊張がある．

2 参考検査（図3・6）

a．肩関節のROMとMMT

1) 肩関節内転

① 検査方法

基本軸は肩峰を通る床への垂直線，移動軸は上腕骨とするが，0°からの内転は体幹が障害となるためROMは測定できない．そのため，測定は体幹前で内転させて行う．

MMTは患者に肩関節を90°外転させて，検者は患者の背面に立ち，肩を押さえて固定し，上腕骨遠位下部に上方へ抵抗を加え，患者に内転させることで行う．

② 推測方法

参考可動域角度は75°，主動作筋は大胸筋，広背筋，大円筋である．

2) 肩関節水平伸展（水平外転）

① 検査方法

基本軸は肩峰を通る矢状面の垂直線，移動軸は上腕骨とし，角度計の軸は肩関節に合わせる．患者は座位で肩関節を90°外転させ，検者は患者の上方から角度を測定する．

自動運動による痛みの増悪がないことを角度測定で確認した後に，患者に肩関節を90°外転させ，検者は患者の後側面に立ち，患者の肩を押さえて固定し，上腕遠位外側に前方へ抵抗を加え，水平伸展させる．

② 推測方法

参考可動域角度は30°である．主動作筋は三角筋後部線維であり，補助筋には棘上筋，小円筋がある．運動を制限する因子には関節上腕靱帯や大胸筋・三角筋前部線維などがある．

3) 肩関節水平屈曲（水平内転）

① 検査方法

基本軸は肩峰を通る矢状面の垂直線，移動軸は上腕骨とし，角度計の軸は肩関節に合わせる．患者は座位で肩関節を90°外転させ，検者は患者の上方から角度を測定する．

自動運動による痛みの増悪がないことを角度測定で確認した後に，患者に肩関節を90°外転させ，検者は患者の後側面に立ち，肩を押さえて固定し，上腕遠位内側から後方へ抵抗を加え，患者に水平屈曲させる．

② 推測方法

参考可動域角度は135°である．主動作筋は大胸筋であり，補助筋には三角筋前部線維

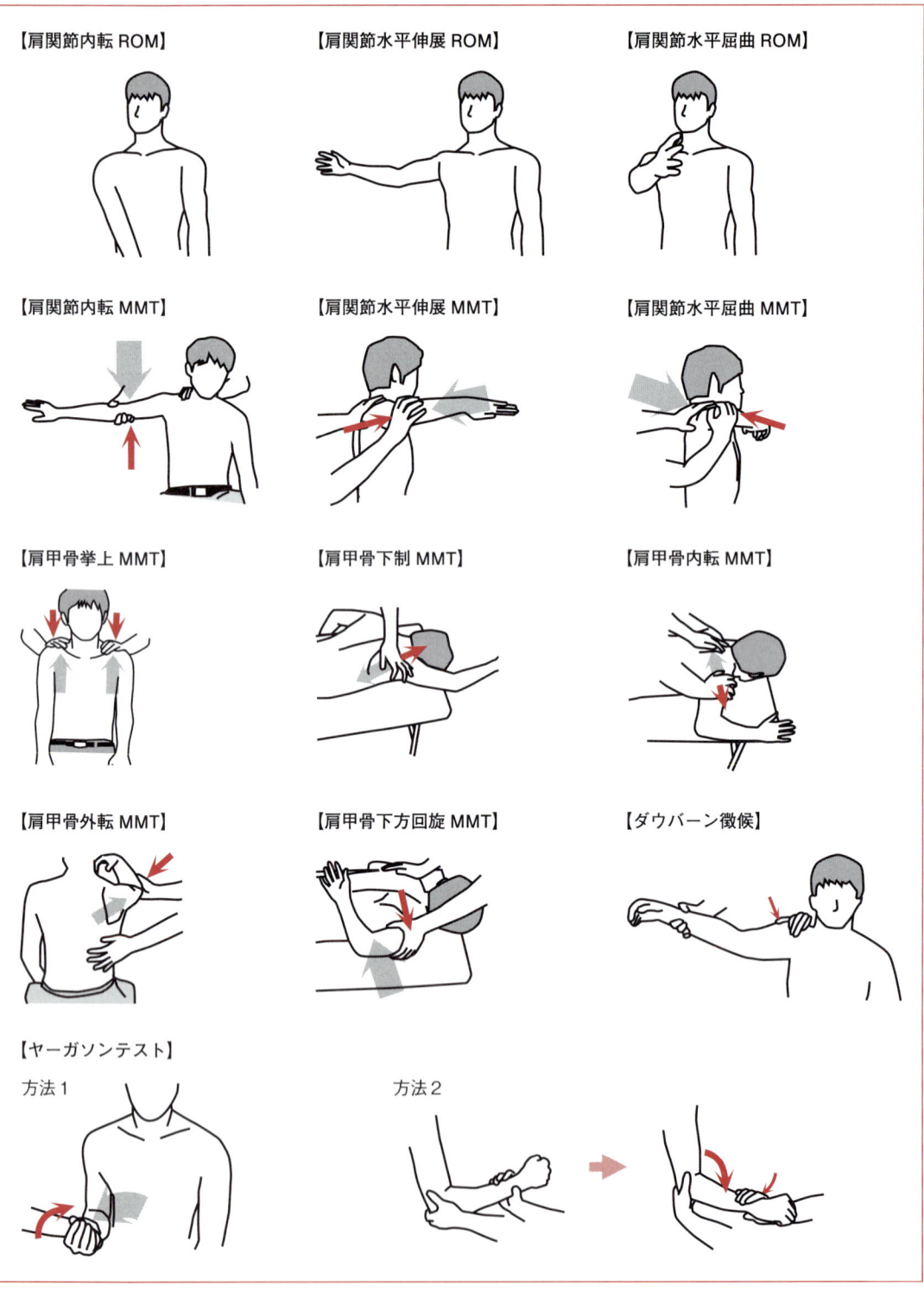

図3・6　肩の参考検査

がある．運動を制限する因子には肩関節伸展筋群の緊張や上腕と体幹のぶつかりがある．

b. 肩甲骨の運動機能検査

1）肩甲骨挙上

① 検査方法

患者は両腕を体側に下ろして座位となり，検者は患者の肩に下に向けて抵抗を加え，肩を挙上させる．代償運動を防ぐために検査は両側同時に行う．

② 推測方法

主動作筋は僧帽筋上部線維，肩甲挙筋であり，補助筋には大・小菱形筋がある．運動を制限する因子には肋鎖靱帯，鎖骨下筋，僧帽筋下部線維の緊張がある．

2）肩甲骨下制（引き下げ）

① 検査方法

患者は額を台の上につけた腹臥位となり，検査する側の上肢を頭上に伸ばして挙上することで台から腕を持ち上げた状態で，検者は肩甲骨下角に上外方に向けて抵抗を加え，患者に肩甲骨を下制させる．

② 推測方法

主動作筋は僧帽筋下部線維であり，補助筋には僧帽筋中部線維がある．運動を制限する因子は鎖骨間靱帯と胸鎖関節円盤，僧帽筋上部線維，肩甲挙筋，胸鎖乳突筋鎖骨頭の緊張がある．

3）肩甲骨内転

① 検査方法

患者は座位もしくは腹臥位で，肩関節を90°外転かつ外旋し，肘関節を90°屈曲した状態となり，検者は患者の胸郭を押さえて固定し，肩甲骨内側に抵抗を加える．患者には運動が肩関節でなく主に肩甲骨と胸郭との間で行われるように意識させ，上肢を水平伸展させることで肩甲骨を内転させる．

② 推測方法

主動作筋は僧帽筋中部線維，大菱形筋，小菱形筋であり，補助筋には僧帽筋上部線維と下部線維がある．運動を制限する因子には円錐靱帯，小胸筋，前鋸筋の緊張，肩甲骨内側縁と傍脊柱筋群との接触がある．

4）肩甲骨外転

① 検査方法

患者は座位となり，肘関節屈曲位で肩関節を90°屈曲し，検者は患者の側面に立ち，胸郭を後方から押さえて固定する．反対の手で患者の肘を後方に押すように抵抗を加え，患者に腕を前方に突き出させる．その際，肩甲骨内側縁が胸郭から浮き出る翼状（winging）の出現の有無についても確認する．

② 推測方法

主動作筋は前鋸筋であり，補助筋には小胸筋がある．運動を制限する因子には菱形靱帯，僧帽筋，大・小菱形筋の緊張がある．

5) 肩甲骨下方回旋

① 検査方法

患者は腹臥位で，検査する側の肘関節を屈曲，肩関節を伸展・内旋・内転させて前腕を背の上にのせる．検者は肩甲骨内縁に外方かつやや下方に向かって抵抗を加え，患者に手を背中から離すように後方に上げさせる．

② 推測方法

主動作筋は大菱形筋，小菱形筋であり，補助筋には僧帽筋がある．運動を制限する因子には円錐靱帯・前鋸筋の緊張，肩甲骨内側縁と傍脊柱筋群とのぶつかりがある．

c．ダウバーン徴候　Dawbarn sign

1) 検査方法

肩関節下垂位で肩峰外側の上腕骨大結節部に圧痛があり，他動による肩関節90°外転位で肩峰外側を押さえると圧痛が消失するものを陽性とする．

2) 記録方法

陰性なら「陰性」もしくは「−（マイナス）」，陽性なら「陽性」もしくは「＋（プラス）」と記録する．

3) 推測方法

三角筋下滑液包テストともいう．肩峰下滑液包および腱板の付着する上腕骨大結節は肩関節90°外転位で肩峰下に滑り込み，体表から圧迫することができない．したがって，滑液包や腱板のみの障害であれば陽性となり，陽性では「肩峰下滑液包炎」や「腱板炎」などが示唆される．

d．ヤーガソンテスト　Yergason test

1) 検査方法

① 方法1

患者は上腕下垂位，肘関節90°屈曲位，前腕回内位となり，検者は一方の手で患者の肘関節をつかみ，もう一方の手で前腕遠位部に回内方向へ抵抗を加え，患者に回外させる．このときに上腕骨結節間溝部に痛みを訴えれば陽性とする．

② 方法2

患者は上腕下垂位，前腕中間位で肘関節を90°以上屈曲させ，肢位を維持させるように力を入れ，検者は一方の手で患者の肘関節をつかみ，もう一方の手で患者の手関節遠位部を持ち，患者の肢位を維持する力に抗しながら肩関節を外旋させつつ肘関節を伸展させる．このときに上腕二頭筋長頭腱が結節間溝で不安定な状態となり，痛みを訴え

ば陽性とする．

2) 記録方法

陰性なら「陰性」もしくは「－（マイナス）」，陽性なら「陽性」もしくは「＋（プラス）」と記録する．

3) 推測方法

上腕二頭筋は前腕における最大の回外筋であり，本検査は上腕二頭筋を収縮させることで結節間溝を通る長頭腱に負荷をかける検査である．一般的には方法1で行い，陽性であれば「上腕二頭筋長頭腱炎」を示唆する．

方法2は主に結節間溝における上腕二頭筋長頭腱の安定性を確認するための検査である．方法1で不安定性が疑われた場合に実施して，確認する．

3 肩の代表的な疾患と鍼灸治療

肩の代表的な疾患には収縮組織の障害である上腕二頭筋長頭腱炎・腱板炎，支持組織の障害である肩峰下滑液包炎があり，その他に周辺組織に広く炎症が波及する五十肩がある．肩関節は多数の筋と靱帯によって構成されているため，疾患名を探し求めるのではなく，運動機能検査を駆使して構造学的に機能異常を起こしている組織を探し出すことが重要である（図3・7）．

a．代表的な疾患

1) 上腕二頭筋長頭腱炎

上腕骨結節間溝を縦走する上腕二頭筋長頭腱やその腱鞘が炎症を起こし，肩関節前面に疼痛を発生させ，外転・外旋運動障害が起こる．スピードテスト，ストレッチテスト，ヤーガソンテストが陽性となる．

2) 腱板炎

棘上筋・棘下筋・小円筋は，肩関節付近で集束して腱板を構成し，上腕骨大結節に付着する．腱板は周囲組織，特に上腕骨と肩峰とによる圧迫や摩擦で変性性の変化が起こりやすい．腱板炎ではペインフルアーク徴候が陽性となり，肩関節外転・外旋・内旋などの等尺性抵抗運動検査によって痛みが起こる．腱板が断裂すると肩関節外転90°の肢位を支持することが困難となり，ドロップアームテストが陽性となる．

3) 肩峰下滑液包炎

肩峰下滑液包は肩峰下で腱板と大結節に接し，その上方を覆う人体最大の滑液包であり，肩峰下滑液包炎は腱板の炎症に引き続いて起こることが多い．ペインフルアーク徴候が陽性であり，上腕骨大結節部の圧痛，肩関節の腫脹・熱感，夜間痛があるときは本症を疑う．ダウバーン徴候によって確認する．

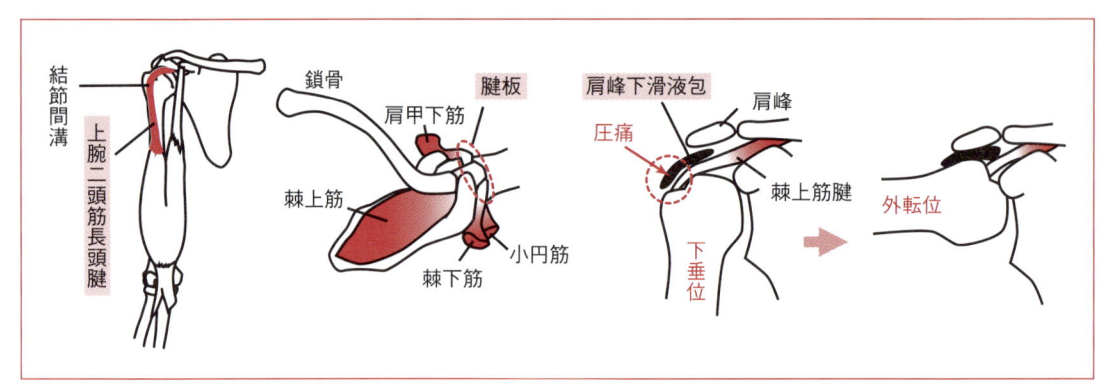

図3·7　肩の代表的な疾患にかかわる障害部位

4） 五十肩

40〜50歳代の年齢層で好発し，肩の痛みと結髪・結帯などの肩関節の外転・外旋，外転・内旋運動が制限される．肩の炎症が限局されることなく周囲組織に広く波及し，上腕二頭筋長頭腱炎・腱板炎・肩峰下滑液包炎の重複や烏口上腕靱帯・烏口肩峰靱帯の障害などの周辺組織の障害による多様な病態が関与し合い，関節包や関節滑膜の慢性炎症が発生して，関節包が周囲組織に癒着し，関節拘縮・筋性拘縮などの終末像を呈する．

b．治療の考え方

1） 痛みがある場合

① 収縮組織・伸展組織，支持組織（骨・関節面・靱帯・関節包）

上腕二頭筋長頭腱炎が疑われる場合は，肩関節を外旋させて上腕骨結節間溝の長頭腱に切皮程度の刺鍼または結節間溝に沿った横刺を試み，上腕二頭筋の緊張・短縮が認められる場合は筋腹への刺鍼を行う．

肩峰下滑液包の障害が考えられる場合は，滑液包内へ直接鍼を刺入せずに周囲に刺鍼もしくは施灸する．

その他，肩関節の屈曲・伸展・外転・内転・外旋・内旋・水平屈曲・水平伸展動作に伴って収縮組織・伸展組織・支持組織に痛みが誘発される場合は，「鎮痛」を目的として痛みの部位に刺鍼する．ただし，関節内への刺入は行わない．

以下に「鎮痛」を目的とした代表的な刺法を刺激強度の低いものから説明する．

ⓐ 患者は安静位で，検者は触診によって痛みが誘発される部位を確かめて鍼を刺し，置鍼する．鍼による痛みの再現や誘発はなくても良い．

ⓑ 患者は安静位で，検者は触診によって痛みが誘発される部位を確かめて鍼を刺し，触診で誘発された痛みもしくは症状と同じ痛みを患者が感覚したら速やかに抜鍼する．

ⓒ 痛みを誘発する肢位で誘発部位に鍼を刺入し，痛みが再現されたら抜鍼する．

ⓓ 患者は安静位で，検者は触診によって痛みが誘発される部位を確かめて鍼を刺し，筋を収縮もしくは伸展させて雀啄を行い，再び安静位に戻して抜鍼する．

2) 痛みがなく，運動制限がある場合

① 収縮組織

ⓐ 神経組織の異常がない場合

収縮筋の筋力低下が示唆されるときは運動療法による筋力の維持増強を図る．鍼灸治療は当該組織の代謝促進や循環改善を目的として補助的に行う．

ⓑ 神経組織の異常がある場合

筋力低下の原因が神経障害にあるときは，神経に対するアプローチを加える．詳細は上肢の神経学的検査の項で述べる．

② 伸展組織

伸展組織の緊張・短縮・拘縮によって動作が制限されている場合は，「緊張緩和」や「組織の柔軟性向上」を目的として，筋や腱に治療を行う．また，ストレッチ療法が有効である．

③ 支持組織（骨・関節面・靱帯・関節包）

障害と考えられる支持組織付近の「浮腫軽減」や「圧迫緩和」，「柔軟性向上」を目的として，刺鍼する．その他，関節可動域の維持と改善のために，関節モビライゼーションや関節可動域訓練を行う．関節モビライゼーションでは靱帯の付着を考慮してゆっくりと離開操作を行う．肩の代表的な可動域訓練には1～2 kgのダンベルなどを持って前かがみになり腕を前後左右に振るコッドマン体操（Codman exercise）がある．

課題 頸部の主要検査（両側），肩の主要検査（片側）を2分30秒で行えるように練習する．

Ⅳ．上肢の検査

　上肢に締めつけ，焼きつくような痛みや知覚鈍麻，痛覚過敏，通常は痛くない刺激で痛みが起こるアロディニア（allodynia）などの症状があるときは，頸部の検査と本節の上肢の検査に加え，次節の上肢の神経学的検査を行う．

1 主要検査（図3·8）

　患者は座位で，検者は患者の背面に立ち，胸鎖乳突筋の後縁部にある斜角筋部を圧迫するモーレイテストを行う．次いで，片腕の橈骨動脈の拍動に触れ，肩関節を過外転させて拍動を確認するライトテスト，肘関節を烏口突起の高さより下げて肩関節をやや内転した状態で頸部を反対側に強く回旋させて拍動を確認するアレンテスト，腕を後下方に下げて頸部を反対側に側屈させて拍動を確認するハルステッドテストを行い，ハルステッドテストの肢位から橈骨動脈に触れていた手で患者の手指を持ち，手関節を背屈させ上肢を後下方に引くイートンテストを行う．ここまでの検査を一連の流れ（❶）として片側ずつ行う．反対側の手に持ち替え，ライトテスト，アレンテスト，ハルステッドテスト，イートンテストを行った後に，両側の手を持ってエデンテストを実施する．その後，患者の前面に移動し，打腱器もしくは指頭で肘部管，手根管，ギヨン（Guyon）管を叩打する（❷）．

a．モーレイテスト　Morley test

1）検査方法
　鎖骨上窩で胸鎖乳突筋後縁にある前斜角筋〜後斜角筋を幅広く圧迫し，局所の圧痛と上腕への放散痛の有無を問う．局所の圧痛もしくは上腕への放散痛があれば陽性とする．

2）記録方法
　陰性なら「陰性」もしくは「−（マイナス）」，陽性なら「陽性」もしくは「＋（プラス）」と書き，「局所」もしくは「放散」の詳細を記録する．

3）推測方法
　正常では不快感を訴える程度であるが，胸郭出口症候群では圧痛や放散痛を訴えることが多い．陽性では斜角筋過緊張などで斜角筋間隙が狭小化している「斜角筋症候群」が示唆される．その他の頸部疾患で斜角筋部が過敏となって陽性となることも少なくない．

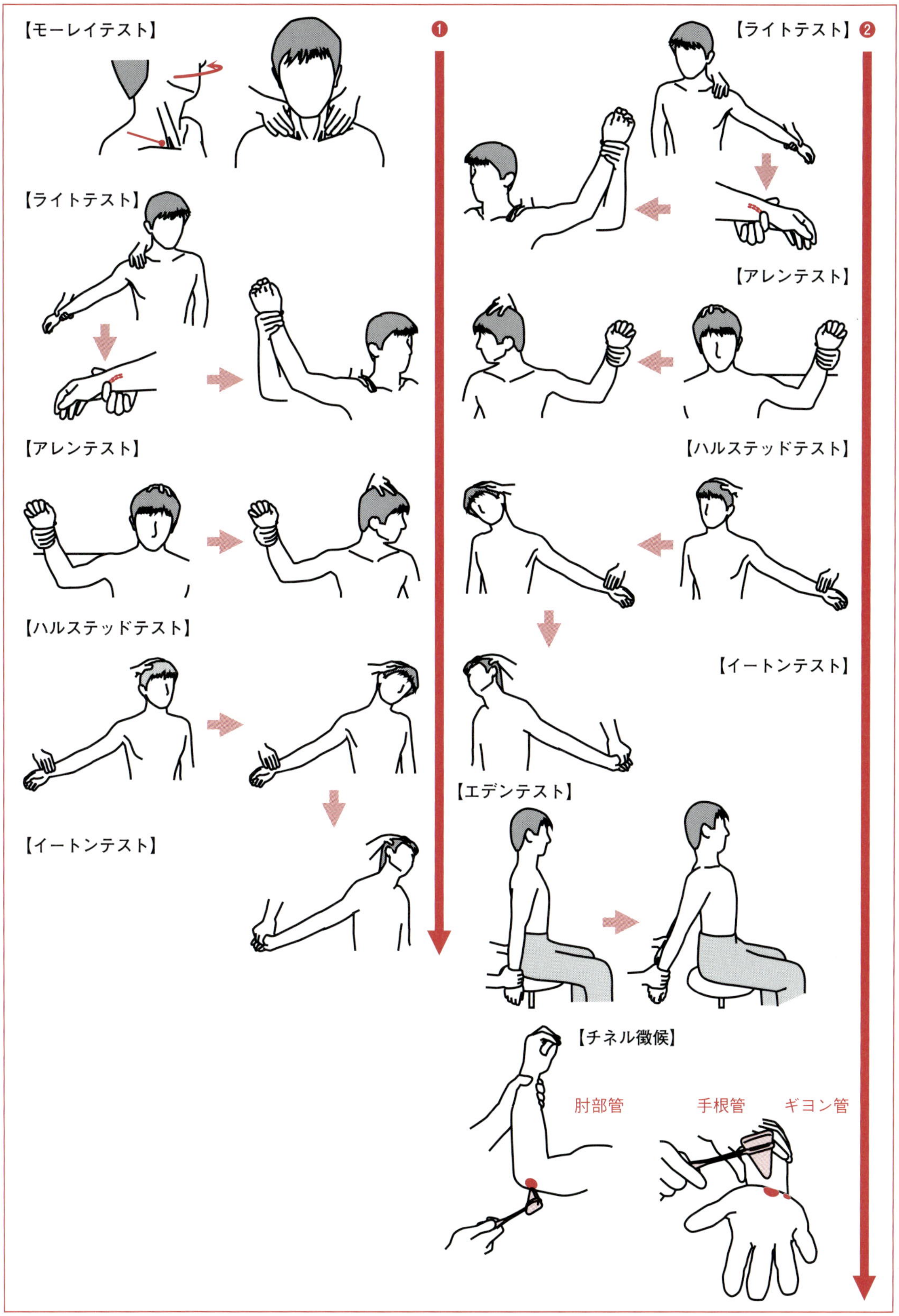

図3·8　上肢の主要検査

b．ライトテスト　Wright test

1）検査方法

患者は座位で姿勢を正し，検者は患者の手首にある橈骨動脈の拍動を確認した後に，手首を持ったまま他動的に肘が烏口突起よりも高くなる肩関節過外転位にし，腕をやや後方に引いて胸を張らせたときに動脈の拍動が減弱もしくは消失すれば陽性とする．肩甲骨外側を後方から前方へ軽く押すことで腕神経叢や鎖骨下動・静脈の圧迫・牽引を増強できる．

2）記録方法

陽性なら「陽性」もしくは「＋（プラス）」，陰性なら「陰性」もしくは「－（マイナス）」と記録する．

3）推測方法

腕神経叢は烏口突起，小胸筋，肋骨で形成される烏口突起下小胸筋・胸壁間隙を鎖骨下動脈とともに通過する．本検査は動脈の拍動によって烏口突起下小胸筋・胸壁間隙の狭小化を確認する検査で，陽性では「過外転症候群」が示唆される．また，本検査は烏口突起部がテコとなって神経や血管が伸展されることから，伸展負荷検査でもあると考えられている．

c．アレンテスト　Allen test

1）検査方法

患者の肩関節を他動的に外転・外旋位にし，肘関節90°屈曲位で手掌を前に向けて，橈骨動脈の拍動を確認する．肩関節を過外転位にしないために，肩関節は90°以下の外転位でやや水平屈曲させて，患者の頸部をやや屈曲位で反対側へ強く回旋させ，拍動が減弱あるいは消失すれば陽性とする．

2）記録方法

陰性なら「陰性」もしくは「－（マイナス）」，陽性なら「陽性」もしくは「＋（プラス）」と記録する．

3）推測方法

頭部を回旋することで斜角筋間隙を狭める検査である．陽性では「斜角筋症候群」を疑う．

d．ハルステッドテスト　Halstead test

1）検査方法

患者は座位で姿勢を正し，腕を脱力させて下垂し，検者は一方の手で患者の橈骨動脈に触れた状態で肩関節を他動的に後下方に引き，もう一方の手で患者の頭を反対側に押し倒したときに動脈の拍動が減弱もしくは消失すれば陽性とする．

2) 記録方法

陽性であれば「陽性」もしくは「＋（プラス）」，陰性であれば「陰性」もしくは「－（マイナス）」と記録する．

3) 推測方法

頭部を反対側へ倒すことによって斜角筋が伸展されて斜角筋間隙が狭まり，上腕下垂位で鎖骨が押さえられている状態のところに肋骨が上方に移動するので肋鎖間隙が狭小化される．したがって，陽性では「斜角筋症候群」と「肋鎖症候群」が示唆される．

e．イートンテスト　Eaton test

1) 検査方法

患者は座位で姿勢を正し，検者は患者の背面に立ち片方の手を患者の側頭部に当て，頭部を他動的に反対側へ傾け，他方の手で患者の手指を握り手関節を背屈させ，上肢を後下方へ引く．このとき，放散痛が生じたら陽性とする．

2) 記録方法

陰性であれば「陰性」もしくは「－（マイナス）」，陽性であれば「陽性」もしくは「＋（プラス）」と記録する．

3) 推測方法

ハルステッドテストは胸郭出口症候群のみをみる検査であるが，本検査は頸部神経根から末梢神経の通過する経路における神経圧迫や神経と周囲組織との癒着の有無を確認するための神経伸展検査である．したがって，「神経根の障害」，「腕神経叢の障害」，「胸郭出口症候群」などで陽性となる．

放散痛が生じた場合は，生じた部位によって障害神経根の高位を推測する．すなわち，肩に生じればC5，母指であればC6，中指であればC7，小指であればC8の神経根の障害と推測する．

f．エデンテスト　Eden test

1) 検査方法

患者は座位で両上肢を下垂させ，検者は患者の後方から両側の橈骨動脈の拍動を確認し，両腕を後下方に牽引し，患者に胸を張らせて息を吸い込ませる．このとき，橈骨動脈の拍動が減弱もしくは消失すれば陽性とする．

2) 記録方法

陰性なら「陰性」もしくは「－（マイナス）」，陽性なら「陽性」もしくは「＋（プラス）」と記録する．

3) 推測方法

両腕を後下方に牽引することで鎖骨を下方に引き，息を吸い込ませることで肋骨を持ち上げて肋鎖間隙を狭小化して腕神経叢や鎖骨下動・静脈を圧迫する．したがって，陽

性では「肋鎖症候群」を示唆する．肋鎖間隙では内側神経束が肋骨と接するため，肋鎖症候群では尺骨神経障害の症状が現れやすい．

g．チネル徴候　Tinel sign

1）検査方法
肘部管，手根管，ギヨン管を手指もしくは打腱器で叩打し，放散痛があれば陽性とする．関節を軽度屈曲させ，神経を緊張させない肢位で行う．

2）記録方法
陰性であれば「陰性」もしくは「－（マイナス）」，陽性であれば「陽性」もしくは「＋（プラス）」と記録する．

3）推測方法
肘部管は尺骨神経，手根管は正中神経，ギヨン管は尺骨神経の神経損傷・再生もしくは「絞扼神経障害」を示唆する．

2　参考検査 (図3・9)

a．フローマン徴候　Froment sign

1）検査方法
患者に母指と示指との間に紙を挟んで引っ張らせる．このとき，母指の指節間関節を屈曲することによって指先で紙を保持していたら陽性とする．

2）記録方法
陰性なら「陰性」もしくは「－（マイナス）」，陽性なら「陽性」もしくは「＋（プラス）」と記録する．

3）推測方法
正常であれば母指の指節間関節を軽度屈曲させて紙を挟むが，母指内転筋が麻痺していると母指指節間関節を強く屈曲させて挟むようになる．尺骨神経支配の母指内転筋の麻痺あるいは筋力低下の所見であり，母指内転運動が障害されると代償運動として正中神経支配の長母指屈筋が強く働く．そのため，母指指節間関節の屈曲が強くなる．
したがって，陽性の場合は「尺骨神経麻痺」が示唆される．

b．ファーレンテスト　Phalen test

1）検査方法
患者に両方の手背を合わせて両手関節を最大に掌屈させ，正中神経支配領域（図3・10）のしびれや異常感覚が悪化もしくは1分以内に出現し，手関節中間位に戻すと速やかに症状が消失もしくは軽減したら陽性とする．

IV. 上肢の検査　115

【フローマン徴候】　　　　　　　【ファーレンテスト】

【フィンケルスタインテスト】　　【手のバレー徴候】

ⓐ

ⓑ

【リストアレンテスト】

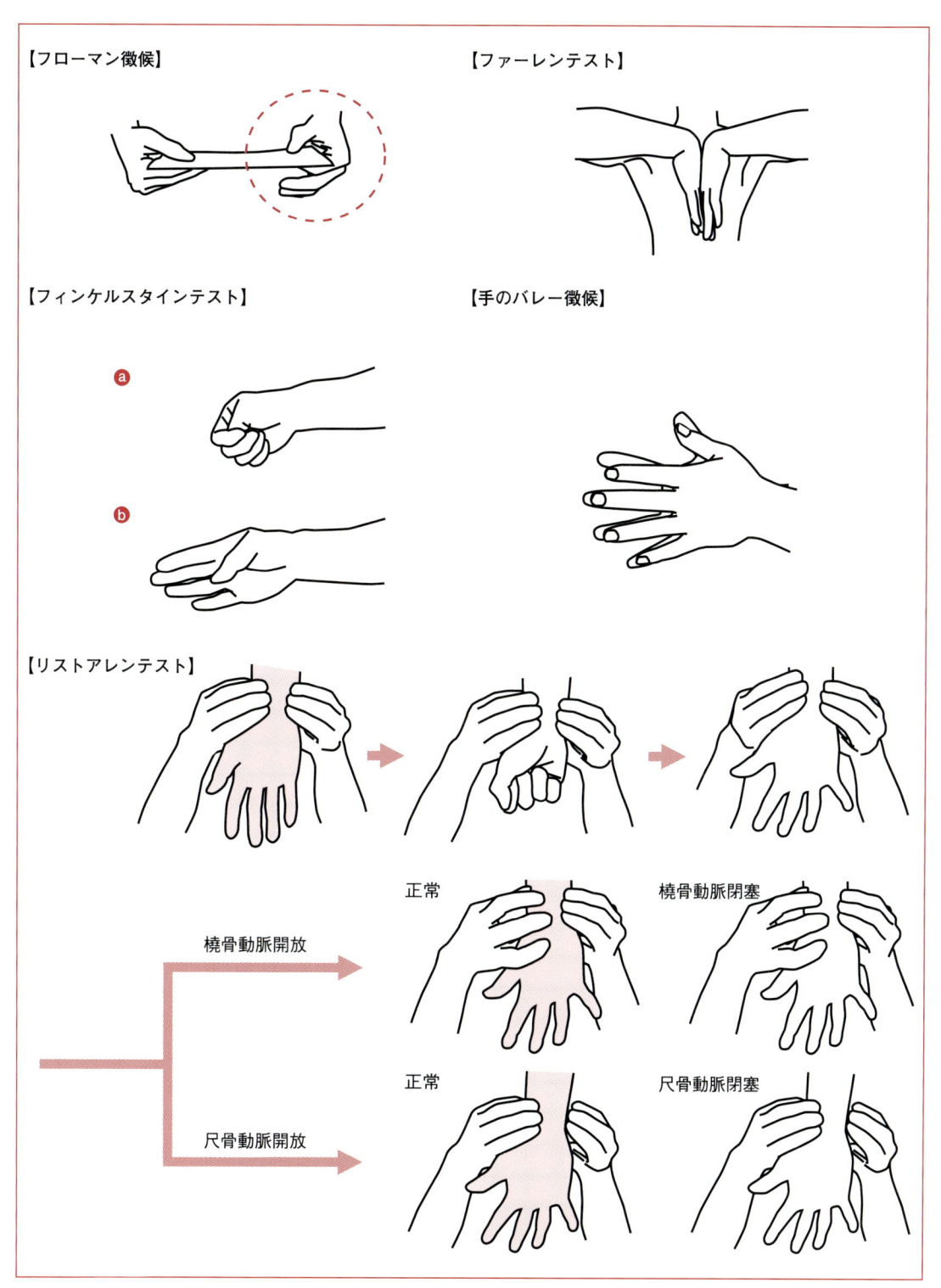

橈骨動脈開放　　　　正常　　　　　　橈骨動脈閉塞

尺骨動脈開放　　　　正常　　　　　　尺骨動脈閉塞

図3・9　上肢の参考検査

2) 記録方法

陰性なら「陰性」もしくは「－（マイナス）」，陽性なら「陽性」もしくは「＋（プラス）」と記録する．

3) 推測方法

「手根管での正中神経圧迫障害」を疑う．

c．フィンケルスタインテスト　Finkelstein test

1) 検査方法

患者に他指で母指を握らせるか（ⓐ），他指で母指は握らせずに母指を手掌側に内転させた状態（ⓑ）で検者が患者の手をつかんで手関節を尺屈させる．それにより疼痛が再現されたら陽性とする．

2) 記録方法

陰性なら「陰性」もしくは「－（マイナス）」，陽性なら「陽性」もしくは「＋（プラス）」と記録する．

3) 推測方法

長母指外転筋腱と短母指伸筋腱の伸展負荷検査である．陽性では両筋が通る手関節の第1背側区画の「腱鞘炎」を示唆する．

d．手のバレー徴候　Barre sign

1) 検査方法

患者は両手を広げて触れない程度に近づけ，手指を力一杯開く．障害のある手指が健側ほど開かない場合を陽性とする．

2) 記録方法

陰性であれば「陰性」もしくは「－（マイナス）」，陽性であれば「陽性」もしくは「＋（プラス）」と記録する．

3) 推測方法

患肢の筋力低下と拮抗筋群との筋緊張の不均衡によって生じると考えられ，「錐体路障害」などの運動機能に関する中枢神経内伝導路の器質的障害を示唆する．

e．リストアレンテスト　wrist Allen test

1) 検査方法

患者に握り拳を強く作らせて血液を手掌から駆血させた後に，検者が橈骨動脈を圧迫した状態で，手指を伸展させる．尺骨動脈に閉塞があるときは色調は蒼白のままで，橈骨動脈の圧迫を除くと赤色となるものを陽性とする．同様に尺骨動脈を圧迫して行う．橈骨動脈を圧迫する場合を橈骨動脈圧迫アレンテスト，尺骨動脈を圧迫するときは尺骨動脈圧迫アレンテストともいう．

2) 記録方法

　橈骨動脈と尺骨動脈について，それぞれ陰性なら「陰性」もしくは「－（マイナス）」，陽性なら「陽性」もしくは「＋（プラス）」と記録する．

3) 推測方法

　手掌へは橈骨動脈と尺骨動脈が動脈血を運び，橈骨動脈圧迫では尺骨動脈からの血流を観察し，尺骨動脈圧迫では橈骨動脈からの血流を観察する．したがって橈骨動脈圧迫アレンテスト陽性では「尺骨動脈の閉塞」，尺骨動脈圧迫アレンテスト陽性では「橈骨動脈の閉塞」を示唆する．また，橈骨動脈および尺骨動脈のどちらのアレンテストでも手掌全面に色が戻らない場合は「手掌動脈弓での閉塞」が示唆される．

V. 上肢の神経学的検査

1 主要検査（図3·10）

反射の記録は深部腱反射および病的反射の記録方法に準じて行う．

患者は座位で，検者は患者の前面に位置し，上腕二頭筋反射→腕橈骨筋反射→上腕三頭筋反射の順に片側ずつ検査し，両側を検査した後にホフマン反射・トレムナー反射検査を実施する．知覚検査はC6〜8の触覚検査を行い，必要に応じて末梢神経固有知覚野について検査する．

a．上腕二頭筋反射　biceps reflex

1) 検査方法

患者は座位で前腕をやや回外位にし，検者は患者の手首が自分の肘の外側にくるように片方の腕の上にのせ，患者の腕をのせている側の腕の母指を患者の肘窩横紋上の上腕二頭筋腱の上に置き，腱をやや伸展させるように押さえ，患者に上肢の力を抜かせて母指の上を打腱器の狭いほうで叩く．肘が軽く屈曲するもしくは上腕二頭筋の収縮が認められれば正常である．

2) 推測方法

反射の減弱・消失は「下位運動ニューロン（C5，C6，筋皮神経）の障害」を示唆する．上腕二頭筋は神経学的高位C5・C6に由来する筋皮神経に支配されているが，反射はC5の機能によるところが多い．

反射の亢進は「上位運動ニューロンの障害」を示唆する．

b．腕橈骨筋反射　brachioradial reflex

1) 検査方法

上腕二頭筋反射検査を行った肢位で，患者の前腕を中間位にし，検者は肘窩横紋上で上腕二頭筋腱を押さえていた指を外して肘を把握する．この状態で橈骨掌側の遠位1/3の範囲を打腱器の広いほうで叩き，腕橈骨筋が収縮すれば正常である．

2) 推測方法

反射の減弱・消失は「下位運動ニューロン（C6，C7，橈骨神経）の障害」を示唆する．腕橈骨筋は神経学的高位C5・C6に由来する橈骨神経に支配されているが，反射はC6の機能によるところが多い．

反射の亢進は「上位運動ニューロンの障害」を示唆する．

【上腕二頭筋反射】　【腕橈骨筋反射】　【上腕三頭筋反射】

【上腕二頭筋反射】　【腕橈骨筋反射】　【上腕三頭筋反射】

【ホフマン反射】　【トレムナー反射】

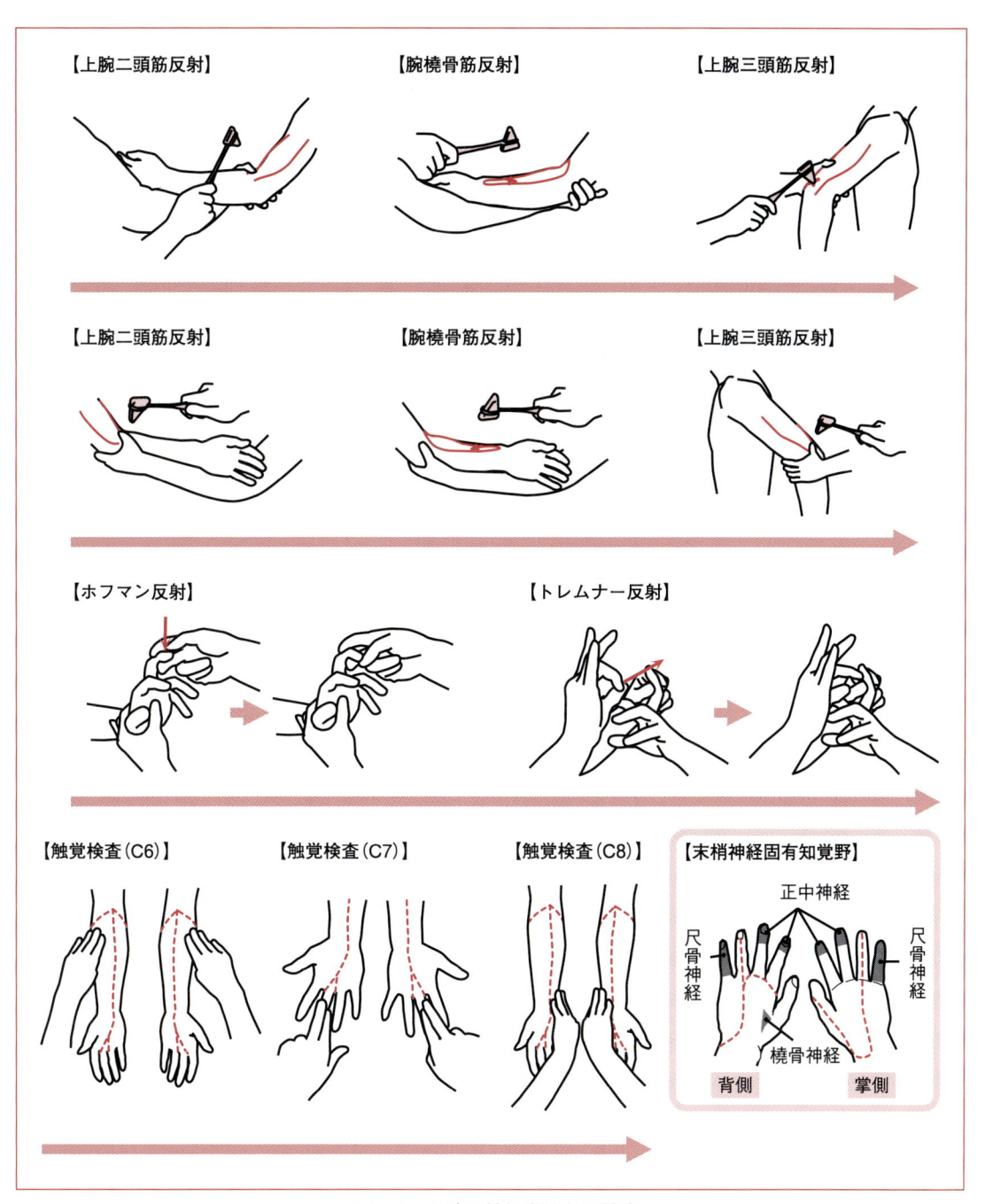

【触覚検査（C6）】　【触覚検査（C7）】　【触覚検査（C8）】　【末梢神経固有知覚野】

正中神経　尺骨神経　尺骨神経　橈骨神経　背側　掌側

図3・10　上肢の神経学的主要検査

c．上腕三頭筋反射　triceps reflex

1）検査方法

　　患者は座位で腕を側面に垂らして脱力し，検者は患者の肘を持って肩を他動的に軽度伸展させ，肘頭窩の上腕三頭筋腱を打腱器の狭いほうで叩く．上腕三頭筋の収縮が起

これば正常である．

2) 推測方法

反射の減弱・低下は「下位運動ニューロン（C7，橈骨神経）の障害」を示唆する．
反射の亢進は「上位運動ニューロンの障害」を示唆する．

d．ホフマン反射　Hoffmann reflex

1) 検査方法

患者の前腕を回内させ，検者は一方の手で患者の手掌に検者の母指がくるように手関節部を持ち，もう一方の手の中指と示指で患者の中指の中節骨を挟み，患者の手関節を背屈させ，親指で屈側へ弾く．このときに患者の母指と示指が屈曲したら陽性とする．

2) 推測方法

片側に出現するときには「錐体路障害」を疑う．

e．トレムナー反射　Trömner reflex

1) 検査方法

患者の前腕を回内させ，検者は一方の手で患者の中指の中節骨を母指と中指で患者の手関節が背屈するように持ち，もう一方の手で患者の中指末節骨を弾く．このときに患者のすべての指が屈曲したら陽性とする．

2) 推測方法

片側に出現するときには「錐体路障害」を疑う．

f．知覚検査

1) 検査方法

① 神経学的高位

患者に座位で閉眼させ，C6領域（前腕の外面，母指，示指），C7領域（中指の掌側），C8領域（第4・5指の掌側，前腕の尺骨面）をそれぞれ左右同時に軽く触れ，知覚鈍麻，過敏，脱出を調べる．知覚鈍麻の場合は，治療による変化を把握するために感覚の良いほうを10としたときの鈍いほうの感覚を数値で答えさせる．

② 末梢神経

患者に座位で閉眼させ，橈骨神経固有知覚野である手背側の母指と示指の指間部，正中神経固有知覚野である示指・中指の先端部，尺骨神経固有知覚野である小指をそれぞれ左右同時に軽く触れ，知覚鈍麻，過敏，脱出を調べる．知覚鈍麻の場合は，治療による変化を把握するために良いほうの感覚を10としたときの鈍いほうの感覚を数値で答えさせる．

2) 記録方法

神経学的高位では検査領域と「正常」・「鈍麻」・「過敏」・「脱出」を記録し，末梢神経

の検査では神経名と「正常」・「鈍麻」・「過敏」・「脱出」を記録する．

鈍麻の場合は感覚が良いほうを10として鈍いほうの割合を記録する．

3）推測方法

神経学的高位の検査を優先して行い，末梢神経の障害が疑われる場合は末梢神経の固有知覚野について検査する．

① 神経学的高位

C6領域の片側に感覚減退があればC6神経根ないし筋皮神経・橈骨神経の障害，C7領域の片側に感覚減退があればC7神経根ないし橈骨神経・正中神経の障害，C8領域の片側に感覚減退があればC8神経根ないし尺骨神経の神経学的障害を示唆する．

② 末梢神経

固有知覚野を支配する神経の障害が示唆される．

2 上肢の代表的な疾患と鍼灸治療

締めつけ，焼きつけるような痛み，知覚鈍麻，痛覚過敏，通常は痛くない刺激で痛みが起こるアロディニアなどの症状は，末梢神経系または中枢神経系の一次的損傷，機能障害によって生じ，これらを「神経因性疼痛」と呼ぶ．神経因性疼痛は侵害刺激や組織損傷が存在しなくても発生し，神経伝達系のいずれかの部位の障害が原因で引き起こされ，慢性に経過することが多く，治療も長期間にわたることが多い．

a．絞扼神経障害

神経因性疼痛の病因の一つに末梢神経絞扼障害がある．絞扼神経障害の病変では，神経上膜・周膜下の神経内の浮腫，神経外膜・周膜の肥厚（線維性増殖），神経周膜における血液神経関門の破綻，大径有髄神経数の減少，髄鞘の変形，節状の脱髄，電気生理学的な伝導ブロックなどの特徴が認められている．発症の要因には機械的圧迫，機械的刺激の反復，阻血などにより神経内液圧が亢進して神経束内に浮腫が生じることなどが考えられ，周径の大きい有髄神経から順に軸索内輸送の障害を受ける．障害の程度が強くなれば軸索はワーラー（Waller）変性を起こし，損傷部から少し離れたランビエ（Ranvier）絞輪から再生が始まる．知覚神経では再生の様子をチネル徴候として外から知ることができる．

絞扼神経障害は，神経が骨に接するところや神経が通る組織の間隙で発症しやすい．スポーツ，職業などで一定の動作を繰り返すことや間隙の狭小化によって神経が障害されて絞扼障害を起こすことにより，しびれに代表される皮膚感覚の低下・脱出・過敏や異常感覚が神経支配領域に生じる．それらの症状は一側の上下肢に現れることが多く，朝起きたときや夜間に現れる傾向がある．

また，上肢遠位で発症する絞扼神経障害である手根管症候群・肘部管症候群患者

の70％が頸椎神経根障害を合併しているという観察結果が報告されている．このことから，末梢神経の近位部に絞扼障害がある場合は，軸索流が障害されて同一神経の遠位部が障害されやすくなるというダブル・クラッシュ・シンドローム仮説が立てられた．その後，臨床的知見から逆行性軸索流途絶による神経細胞の栄養障害のため，順行性軸索流が低下するリバース・ダブル・クラッシュ・シンドローム仮説が立てられ，さらに絞扼部位が複数発生するマルチプル・クラッシュ・シンドロームの考えも提唱されている．

治療は症状の重症度によるが，保存療法が可能な病態では絞扼を緩和するために「周囲組織の緊張緩和」による除圧，「循環改善」による神経束内の浮腫改善，刺激による「軸索流改善」などを期待した鍼灸治療が選択肢に含まれる．鍼の刺入によって肥厚した神経上膜などに偶発的に微細な切れ目を入れることができれば，外科的手法である軽度の神経剥離術と同様の効果が起こせる可能性もある．特に鍼通電刺激は，体性感覚神経を直接刺激することができ，軸索流改善に有効である．

上肢に関連する末梢神経絞扼障害には頸椎症性神経根症，胸郭出口症候群，手根管症候群，肘部管症候群，尺骨神経管（ギヨン管）症候群などがある．

1） 頸椎症性神経根症

頸部の椎間関節にかかわる組織の障害による運動制限が認められ，脊髄から椎間孔の部位で，頸神経が障害される病態を頸椎症性神経根症という．障害は骨棘，椎間板ヘルニア，周囲組織の線維化などによる機械的圧迫や炎症，循環障害が原因となって発症すると考えられている．

上肢の皮膚に分布する皮神経は腕神経叢に由来する枝として起こり，障害脊髄高位は皮神経が分布するデルマトームの知覚状況および神経が支配する筋の筋力や反射の状況から推測し（表3・6），障害の症状は知覚障害・筋力低下・深部腱反射減弱として現れる．

2） 胸郭出口症候群

腕神経叢は鎖骨下動脈とともに前斜角筋・中斜角筋と第1肋骨によって囲まれた「斜角筋間隙」，肋骨と鎖骨でできる「肋鎖間隙」を通り，烏口突起・小胸筋・胸壁に囲まれる「烏口突起下小胸筋・胸壁間隙」を通過する．

胸郭出口症候群とは，斜角筋間隙から烏口突起下小胸筋・胸壁間隙までの間で神経や血管束が周囲の組織に圧迫されて起こる障害で，組織の異常形成・肥厚・筋緊張などが原因と考えられている．

胸郭出口症候群は血管型と神経型に大別され，血管型には動脈性と静脈性がある．血管型の動脈性では循環障害として手指の冷感・蒼白が起こり，阻血性神経障害による痛みを伴う．静脈性であれば浮腫を生じる．神経型では末梢神経障害の症状として起こる知覚障害・筋力低下・腱反射減弱と循環障害による症状が現れる．これらの分類および発生機序から胸郭出口症候群に対する鍼灸治療は「周辺組織の緊張緩和」および「血行改善」を目的として行う．

表3·6 頸部神経根症の高位診断

障害高位 (神経根)	触覚検査		筋力検査	伸張反射
C4-5 (C5)	上腕の外側面		三角筋 上腕二頭筋	上腕二頭筋反射
C5-6 (C6)	前腕の外側面 母指，示指		長・短橈側手根伸筋	腕橈骨筋反射
C6-7 (C7)	中指掌側面		上腕三頭筋 橈側手根屈筋 総指伸筋，示指伸筋 小指伸筋	上腕三頭筋反射
C7-T1 (C8)	第4, 5指の掌側 前腕尺側		浅指屈筋，深指屈筋	なし
T1-2 (T1)	上腕内側の近位面		背側骨間筋，小指外転筋 掌側骨間筋 (指の外転・内転筋)	なし

　胸郭出口症候群は絞扼部位によって斜角筋症候群，肋鎖症候群，過外転症候群に分類される．

① 斜角筋症候群（図3·11）

　鎖骨上窩部の前斜角筋，中斜角筋，第1肋骨によってできた斜角筋間隙で腕神経叢が絞扼されて現れる症状を斜角筋症候群という．斜角筋間隙で第1肋骨に接する腕神経叢は内側神経束である．内側神経束は遠位で尺骨神経となるため，この部位で絞扼があると尺骨神経支配領域に症状が現れやすい．

　斜角筋は鎖骨上窩部の胸鎖乳突筋の後縁に位置する．胸鎖乳突筋の後縁に手を当て，息を短く「スッスッスッ」と吸うことで硬くなって触れる．この筋が緊張すると肋骨が上がり，肋鎖間隙の狭小化も引き起こす．したがって，斜角筋症候群や肋鎖症候群では「斜角筋の緊張緩和」を目的として鍼灸治療を行う．刺入点は頸椎横突起近傍で斜角筋の起始部（表3·7）の近くに取り，深さは筋に当たる程度とし，前額面方向に刺入する．

② 肋鎖症候群（図3·11）

　鎖骨，鎖骨下筋，肩甲骨近位部，肩甲下筋，第1肋骨前外側面，中斜角筋で囲まれた肋鎖間隙で腕神経叢，鎖骨下動脈・静脈が絞扼されて現れる症状を肋鎖症候群という．

　鍼灸治療は「鎖骨下筋の緊張緩和」や「斜角筋の緊張緩和」を目的として行い，鎖骨下に上方へ向かって刺入する．経穴では気戸穴や兪府穴が刺鍼部位となる．治療は鍼治療のみではなく，運動療法で僧帽筋上部線維を鍛え，肩甲骨と鎖骨を支持する筋力をつけることが重要である．

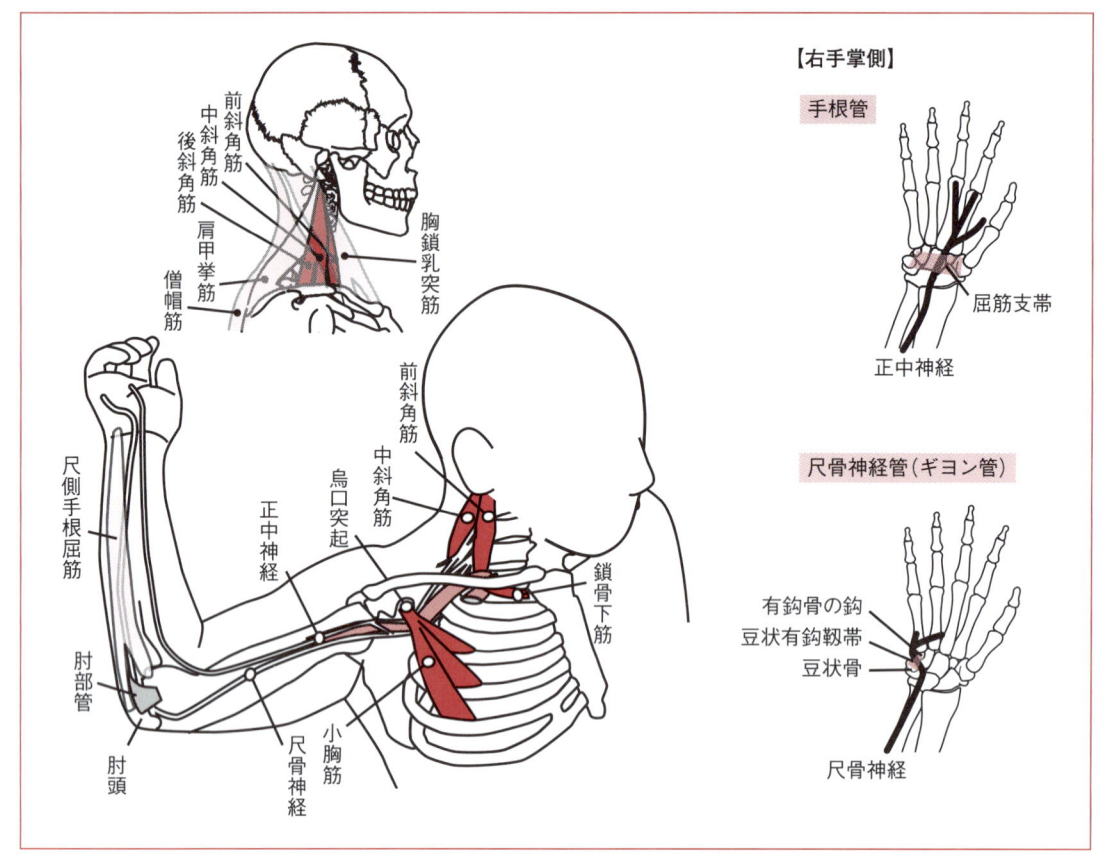

図3・11　上肢の代表的な神経絞扼部位

表3・7　斜角筋の起始と停止

前斜角筋	第3～6頸椎の横突起前結節から起こり，第1肋骨の前斜角筋結節に付着する
中斜角筋	第2～7頸椎の横突起後結節から起こり，第1肋骨に付着する
後斜角筋	第4～6頸椎の横突起後結節から起こり，第2肋骨の外側面に付着する

③ 過外転症候群（図3・11）

　腕神経叢と鎖骨下動脈・静脈は烏口突起下小胸筋・胸壁間隙を通過し，肩関節の過外転によって牽引を受ける．最近では，絞扼のある斜角筋間隙や肋鎖間隙が存在し，肩関節過外転によって烏口突起がテコの支点となり，腕神経叢が牽引されて症状が誘発されるとも考えられている．いずれにしても肩関節の過外転によって症状が誘発される病態を過外転症候群という．

　鍼灸治療は「小胸筋の緊張緩和」を目的として烏口突起内側部に行う．経穴では中府穴，雲門穴が刺鍼部位になる．

3) 肘部管症候群（図3・11）

　肘内側で上腕骨内側上顆の尺骨神経溝から橈側手根屈筋起始部に至る肘部管で尺骨

神経が絞扼されて生じるしびれや麻痺を肘部管症候群という．

尺骨神経の固有知覚野である小指の中・末節掌側の知覚障害がみられることが多い．運動障害は母指・小指対立筋の筋力と小指・薬指間の内転筋・外転筋の筋力低下に現れ，骨間筋が萎縮することで指伸筋腱の間が陥凹していることが観察される．

4) 手根管症候群（図3·11）

手根管内での正中神経絞扼障害を手根管症候群といい，上肢絞扼神経障害のおよそ60～70％を占める．正中神経の固有知覚野である掌側の示指と中指末節の知覚障害と手根管部でのチネル徴候がみられる．運動障害は正中神経筋枝の障害として母指球筋（短母指屈筋深頭を除く）の筋力低下や萎縮がみられる．母指球筋の筋力低下は母指の掌側外転で確認する．

絞扼の原因が軟部組織の炎症や腫脹によるものであれば，消炎や循環改善による腫脹の軽減を目的に手根管部の手関節側から屈筋支帯の下に向かって鍼を刺入する．

5) 尺骨神経管症候群（ギヨン管症候群）（図3·11）

豆状骨と有鈎骨の鈎との間の尺骨神経管部で起こる尺骨神経の絞扼障害を尺骨神経管症候群という．薬指の尺側半分と小指の掌側の疼痛・知覚異常と尺骨神経管部のチネル徴候，フローマン徴候がみられる．小指球筋，骨間筋，第3・4虫様筋，短母指屈筋，母指内転筋の筋力低下や萎縮により，小指と母指の対立運動，第2～5指の開閉が障害される．

b．腕神経叢と上肢の代表的神経

腕神経叢は第5頸神経～第1胸神経（C5～T1）の前枝によって構成され，上肢の運動や感覚を支配する．代表的な末梢神経は腋窩神経（C5, 6），筋皮神経（C5, 6, 7），正中神経（C5～T1），橈骨神経（C5～T1），尺骨神経（C8, T1）である（図3·12（1）A）．

1) 正中神経（C5～T1）

正中神経は腕神経叢のC5～7神経根からの外側神経束とC8・T1神経根からの内側神経束から起こる（図3·12（1）A）．上腕内側の上腕二頭筋と烏口腕筋の間を上腕動脈を伴って下降し（図3·12（1）B），上腕筋の外側を通って上腕二頭筋腱膜の下をくぐる．その後，円回内筋の上腕頭と尺骨頭の間の回内筋トンネルを通り（図3·12（2）C），前骨間神経を橈背側に分枝する．本幹は浅指屈筋の上腕尺骨頭と橈骨頭の間と浅指屈筋と深指屈筋の間を通り，手根管に達する（図3·11）．

正中神経が支配するのは前腕屈筋群（円回内筋，橈側手根屈筋，長掌筋，深指屈筋の橈側，浅指屈筋，長母指屈筋，方形回内筋），母指球筋（短母指外転筋，母指対立筋，短母指屈筋の一部），中手筋（第1・2虫様筋），外側前腕皮神経，第1～4指の皮膚である．

円回内筋トンネル・手根管で絞扼される可能性があり（図3·12（2）D），絞扼によって支配下の筋の筋力が低下し，萎縮する．知覚障害は手掌橈側にみられ，固有知覚野は

◆A. 腕神経叢と上肢の代表的神経

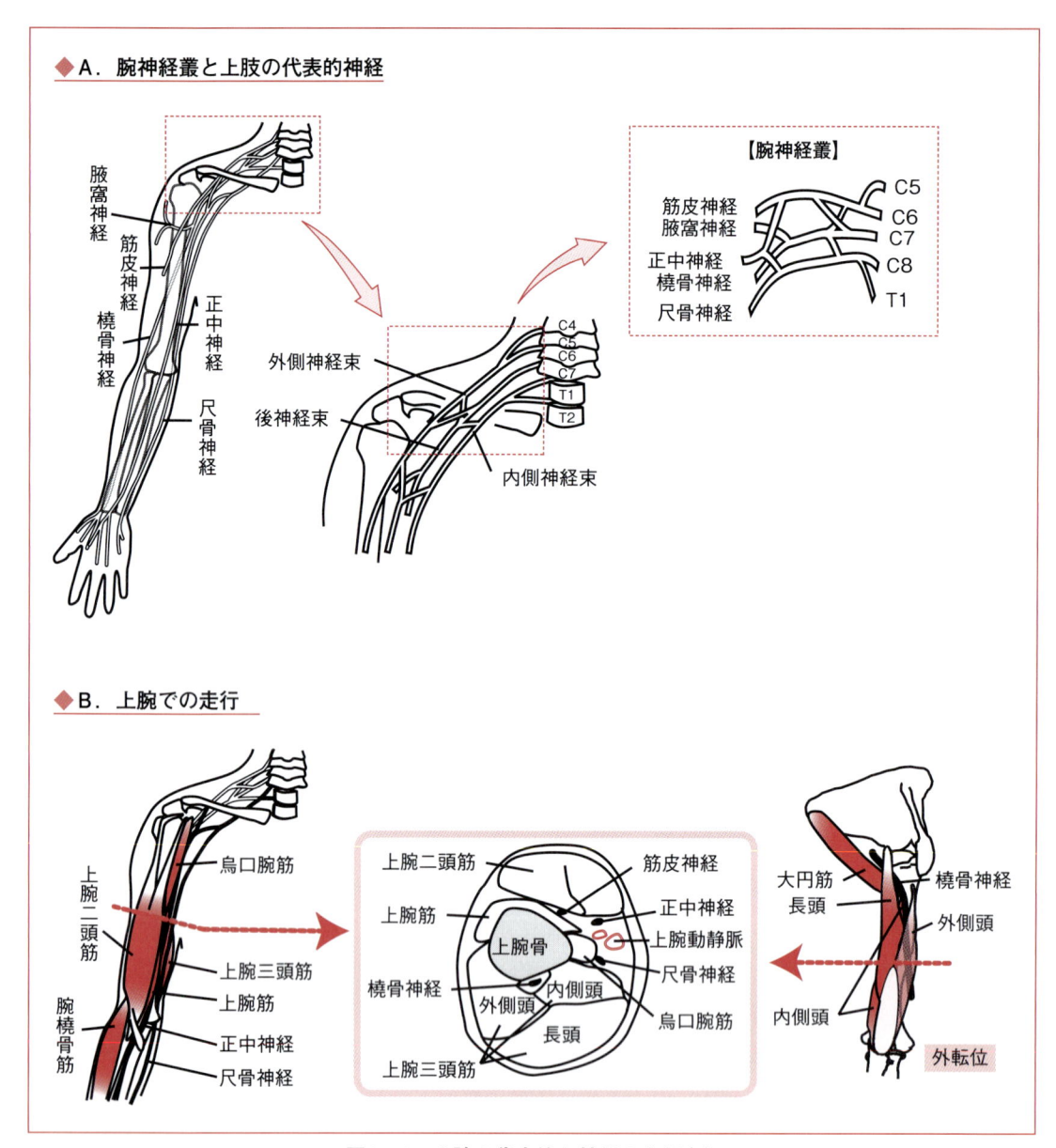

◆B. 上腕での走行

図3・12　上肢の代表的な神経の走行(1)

掌側示指・中指末節である（図3・10）．

2) 尺骨神経（C8, T1）

　尺骨神経はC8・T1神経根から起こる（図3・12（1）A）．上腕内側の上腕二頭筋と烏口腕筋の間を上腕動脈とともに下降し（図3・12（1）B），上腕骨内側上顆後方の尺骨神経溝を通り，尺側手根屈筋の上腕頭と尺骨頭の間から筋の下へ入る（図3・11）．その後，手関節掌側の尺側へ向かい，手関節部で尺骨神経管（ギヨン管）へ入る（図3・11）．

　尺骨神経が支配するのは，前腕屈筋（深指屈筋の尺側，尺側手根屈筋），母指球筋（母

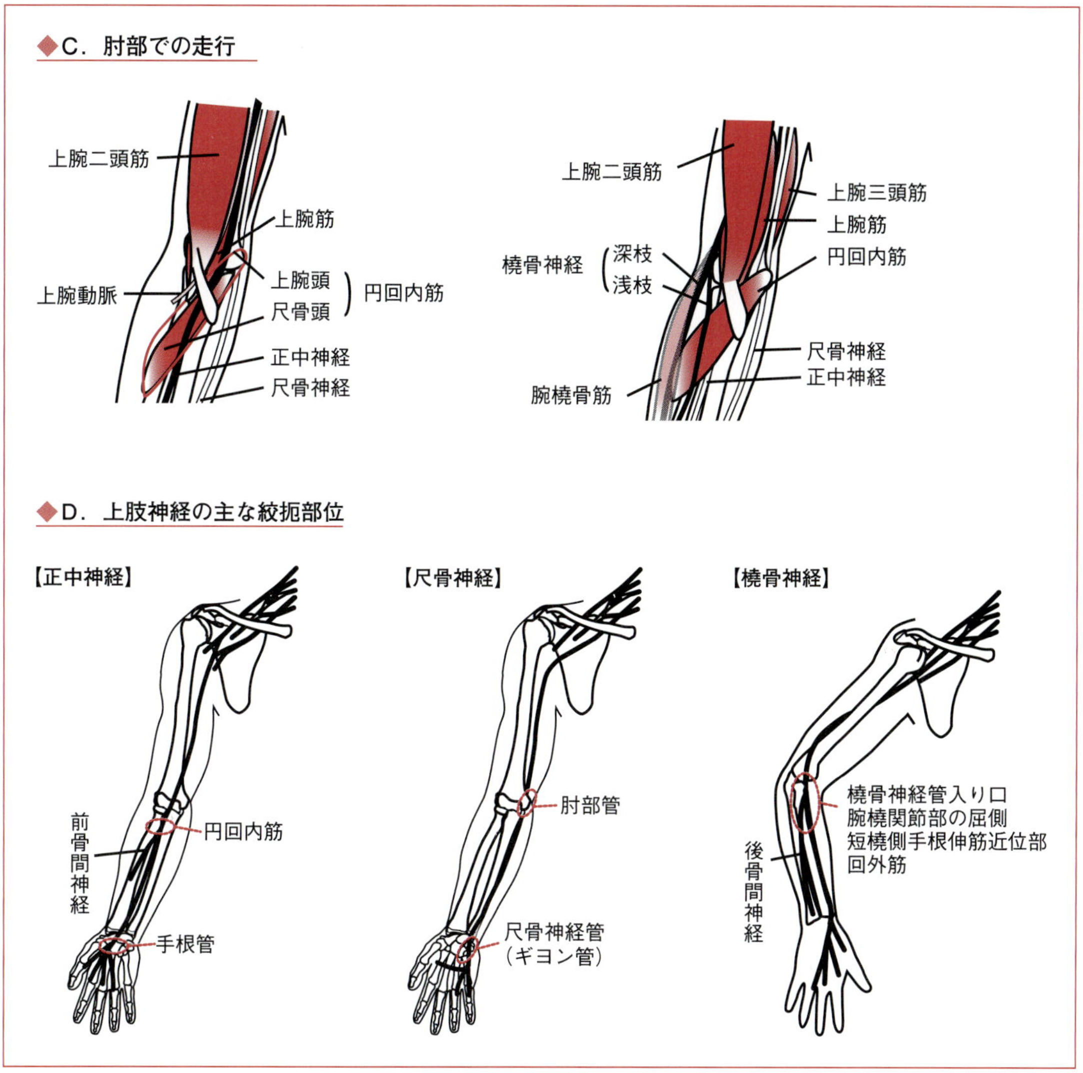
◆C．肘部での走行
上腕二頭筋
上腕筋
上腕動脈
上腕頭
尺骨頭
円回内筋
正中神経
尺骨神経
上腕二頭筋
上腕三頭筋
上腕筋
円回内筋
橈骨神経
深枝
浅枝
尺骨神経
正中神経
腕橈骨筋
◆D．上肢神経の主な絞扼部位
【正中神経】
前骨間神経
円回内筋
手根管
【尺骨神経】
肘部管
尺骨神経管
(ギヨン管)
【橈骨神経】
橈骨神経管入り口
腕橈関節部の屈側
短橈側手根伸筋近位部
回外筋
後骨間神経

図3･12　上肢の代表的な神経の走行(2)

指内転筋，短母指屈筋の一部)，中手筋(第3～4虫様筋，掌側・背側骨間筋)，小指球筋(短掌筋，小指外転筋，短小指屈筋，小指対立筋)，第4～5指の皮膚である．

肘部管(尺骨神経溝)と尺骨神経管(ギヨン管)で絞扼される可能性があり(**図3･12(2) D**)，絞扼によって支配下の筋の筋力が低下し，萎縮する．知覚障害は薬指正中線より尺側の掌側および背側で起こり，固有知覚野は小指である(**図3･10**)．

3)　橈骨神経(C5～T1)

橈骨神経は腕神経叢の後神経束から起こる(**図3･12(1) A**)．腋窩から，大円筋，上腕三頭筋長頭，上腕骨に囲まれた三角形の間隙を通って，上腕骨背側の上腕三頭筋外側頭・内側頭の間の橈骨神経溝を通って，内上方から外下方に向かい(**図3･12(1) B**)，上腕骨の中央付近で三頭筋外側縁から出て，上腕三頭筋筋膜と上腕筋筋膜が癒合した外

側上腕筋間中隔から上腕骨外側上顆の前方の腕橈関節の屈側に達し，浅枝と深枝（後骨間神経）に分かれる（図3・12（2）C）．深枝（後骨間神経）は橈骨近位の前面外方にある短橈側手根伸筋と上腕筋の間の橈骨神経管に入り，回外筋を貫通して後骨間神経となる．浅枝は腕橈骨筋の内側を下り，母指・示指・中指背橈側に分布する．

橈骨神経が支配するのは，上腕伸筋（上腕三頭筋，肘筋），前腕伸筋（腕橈骨筋，長・短橈側手根伸筋，総指伸筋，小指伸筋，尺側手根伸筋，回外筋，長母指外転筋，短母指伸筋，長母指伸筋，示指伸筋），下外側上腕皮神経，後上腕・後前腕皮神経，上肢後面と手背の橈側半分の皮膚である．

橈骨神経は橈骨神経管入口，腕橈関節部の屈側，短橈側手根伸筋近位部，回外筋で絞扼される可能性があり（図3・12（2）D），絞扼によって支配下の筋の筋力が低下し，萎縮する．知覚障害は母指背側で起こり，固有知覚野は手背側の母指と示指の指間部である（図3・10）．

c．施術例

1）神経パルス

頸部の神経根症や絞扼神経障害などが治療対象になる．筋への通電では対象筋のみの収縮がみられるのに対して，神経パルスでは神経支配筋群の収縮がみられる．筋内に鍼が刺入されているときは，局所の筋のみが収縮する．したがって，神経へ通電されていることは各神経の支配している複数の筋が収縮することで確認する．

電気は抵抗の低い部位に流れ，人体の組織内では筋組織や神経組織の電気抵抗が低い．そのため，鍼を神経に接触させなくても，その近傍に導けば神経に電気が流れる．

① 尺骨神経・正中神経パルス（図3・13A）

患者は仰臥位で，肘関節を80～90°屈曲させ，肩関節を70～80°外転して外旋し，過外旋とならないように前腕遠位の下に枕もしくはタオルを入れた肢位となる．この状態で骨は鎖骨，烏口突起，上腕骨内側前縁遠位1/2，尺骨内側縁近位1/4，豆状骨，有鈎骨の鈎を確認して描き，筋は胸鎖乳突筋，前斜角筋後縁，中斜角筋後縁，上腕中央から肘頭までの上腕二頭筋・上腕筋の内側縁，上腕内側中央から肘頭までの上腕三頭筋内側縁を触診して描く．斜角筋は胸鎖乳突筋の後縁で，息を短く「スッスッスッ」と吸うことで硬くなる筋で，鎖骨の下の第1肋骨から，舌骨と甲状軟骨の高さの胸鎖乳突筋後縁にある頸椎横突起に向かう．筋の後縁を内方に向かって示指もしくは中指で触れた状態で前後に大きく動かすとその輪郭がわかりやすい．

神経は斜角筋間隙から鎖骨の下を通り，烏口突起前方を上腕中央まで走行するように描き，正中神経は上腕中央付近から上腕二頭筋・上腕筋の内側縁に沿った後に，前腕掌側中央を通り，手掌部中央に達するように描く．尺骨神経は上腕内側中央付近から上腕三頭筋の内側に沿って，肘頭と上腕骨外側上顆の間の肘部管を通り，手掌尺側に位置する豆状骨と有鈎骨の鈎の間の尺骨神経管（ギヨン管）に達するように描く．

◆ A. 尺骨神経・正中神経パルス

（胸鎖乳突筋／斜角筋／鎖骨／烏口突起／上腕部の筋／上腕三頭筋／上腕骨内側上顆／肘頭／尺骨神経／正中神経／有鈎骨の鈎／豆状骨）

◆ B. 橈骨神経パルス

（大円筋／三角筋／橈骨神経／上腕三頭筋／肘頭／上腕骨外側上顆／橈骨／尺骨／上腕二頭筋／上腕筋／腕橈骨筋／長頭／内側頭／外側頭）

◆ C. デルマトームパルス

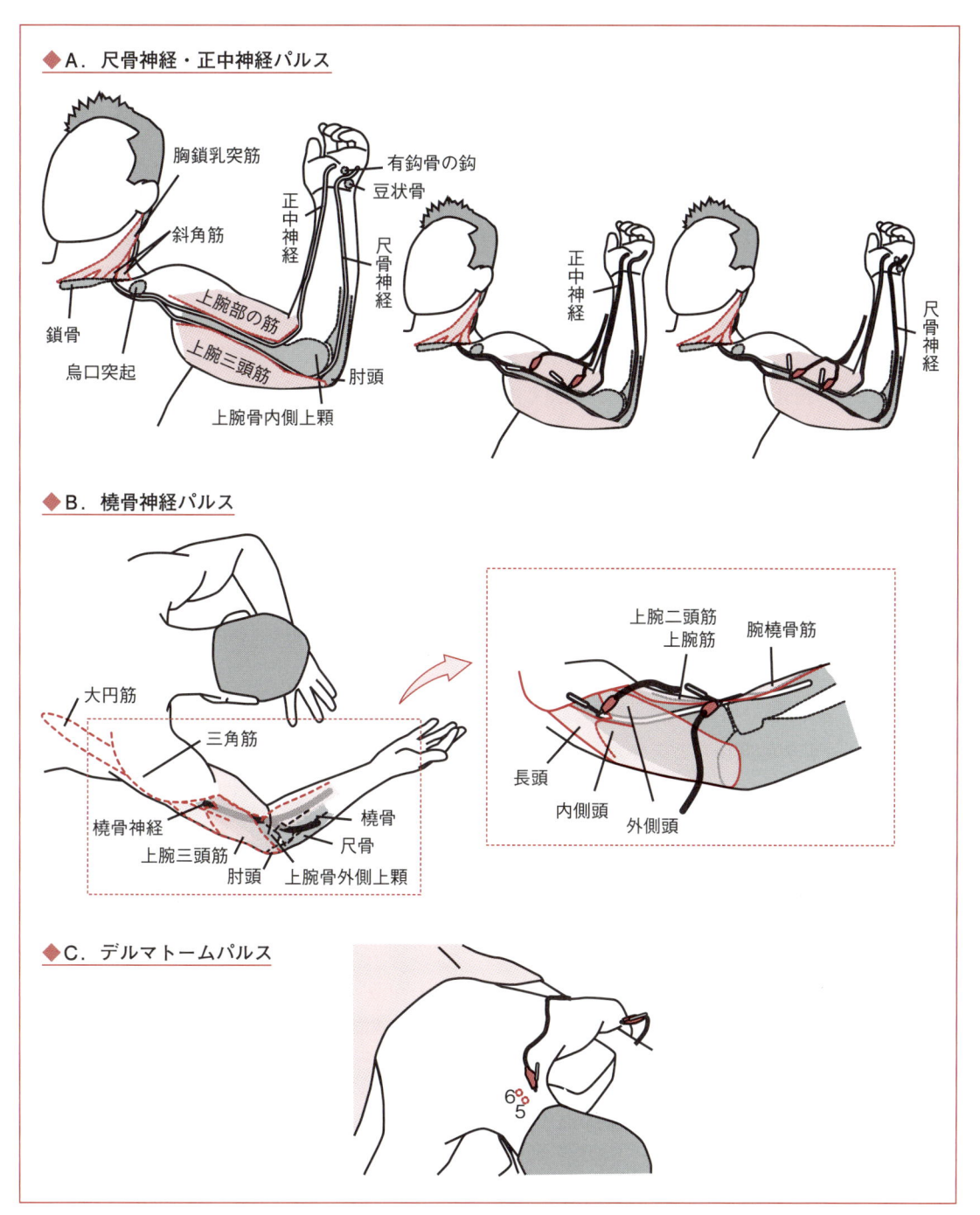

6 5

図3・13　上肢神経に対する施術例

　鍼を刺入するときは上腕二頭筋・上腕筋と上腕三頭筋の間の上腕骨を触って押手を作り，正中神経パルスでは上腕骨と上腕二頭筋・上腕筋の間に筋を除けて鍼を2本刺入する．尺骨神経パルスでは上腕骨と上腕三頭筋の間に筋を除けて鍼を2本刺入する．
　尺骨神経パルスでは手関節尺屈，小指屈曲，母指内転運動がみられ，正中神経パル

スでは前腕回内，手関節橈側の掌屈，第2〜5指屈曲，母指掌側外転運動がみられる．

② 橈骨神経パルス（図3・13B）

患者の肢位は腹臥位で肩関節外転挙上位，肘関節軽度屈曲位，前腕中間位とする．体表には三角筋粗面から肩甲棘までの三角筋後部線維下縁，上腕外側からみた上腕骨外側前縁遠位1/2，前腕外側からみた橈骨近位1/4，肘頭から尺骨近位1/4の橈側縁，上腕外側中央から遠位の上腕二頭筋・上腕筋の外側縁，上腕骨外側上顆上縁に起始する腕橈骨筋近位1/2の内側縁，肘頭から三角筋後部線維下縁までの上腕三頭筋外側縁，上腕背側からみた上腕三頭筋外側頭近位内側縁，上腕三頭筋内側頭近位外側縁，上腕三頭筋内側頭の上に位置する上腕三頭筋長頭外側縁の近位1/3を三角筋後縁まで触診して描く．

橈骨神経は上腕三頭筋外側頭と内側頭の境から，橈骨神経溝を走り，上腕骨中央付近で三頭筋外側縁から出て，上腕筋の外側で腕橈骨筋の下に走る浅枝と分岐して回外筋を貫通する深枝を描く．

鍼は三角筋後部線維下縁と上腕三頭筋内側頭，外側頭で囲まれた部位に1本刺入し，上腕三頭筋と上腕筋の間の外側上腕筋間中隔から上腕筋の外側で，腕橈骨筋・長橈側手根伸筋下の短橈側手根伸筋に入る前の部位に1本刺入する．

橈骨神経パルスでは肘関節回外，手関節背屈，手指の伸展運動がみられる．

2）デルマトームパルス（図3・13C）

C6神経根ではC5・6棘突起間の傍らと曲池穴もしくは合谷穴，C7神経根ではC6・7棘突起間傍らと天井穴，C8神経根ではC7・T1棘突起間の傍らと支正穴もしくは小海穴を結んで通電を行う．

課題 1）検査

上肢の主要検査（モーレイテストとエデンテスト以外は片側）と上肢の神経学的検査（片側）を3分間で行えるように練習する．

2）触診と神経パルス

① 尺骨神経パルスもしくは正中神経パルス

片側の鎖骨，烏口突起，上腕骨内側前縁遠位1/2，尺骨内側縁近位1/4，豆状骨，有鈎骨の鈎，胸鎖乳突筋，前斜角筋後縁，中斜角筋後縁，上腕中央から肘頭までの上腕二頭筋・上腕筋の内側縁，上腕内側中央から肘頭までの上腕三頭筋内側縁，正中神経，尺骨神経を描き，正中神経もしくは尺骨神経に鍼を刺して1Hzで通電する．これを5分間で完成できるように練習する．

② 橈骨神経パルス

片側の三角筋粗面から肩甲棘までの三角筋後部線維下縁，上腕外側からみた上腕骨外側前縁遠位1/2，前腕外側からみた橈骨近位1/4，肘頭から尺骨近位1/4の橈側縁，上腕外側中央から遠位の上腕二頭筋・上腕筋の外側縁，腕橈骨筋近位1/2の内側縁，肘頭から三角筋後部線維下縁までの上腕三頭筋外側縁，上腕背側からみて三角筋後縁までの上腕三頭筋外側頭近位内側縁・上腕三頭筋内側頭近位外側縁・上腕三頭筋長頭外側縁近位1/3，橈骨神経を描き，橈骨神経に鍼を刺して1Hzで通電する．これを3分間で完成できるように練習する．

VI. 腰下肢の検査

1 主要検査（図3・14）

　患者に立位で前屈をさせて指床間距離を測定し，後屈は代償運動とならないように背面から骨盤を支えて行い，側屈は前屈動作で代償させないように指示する．回旋運動は座位で行うと骨盤が安定し，代償運動が起こりにくい．立位で行う場合は後方から骨盤を押さえる．これらの動作では痛みや違和感の生じる部位を問い，発生部位にペンで印をつける．また，動作時は脊柱の曲線の変化を観察し，滑らかなカーブを描かず傾きが途中で変わる部位には印をつけておく．ここまでの検査は病態を絞り込むことよりも治療効果や経過を定量的に把握することに役立つ．

　次いで，立位のまま踵立ちとつま先立ちを行わせ，可能であれば長母趾伸筋筋力（EHL）と長母趾屈筋筋力（FHL）はMMT5と判断する．できない場合は仰臥位でEHLとFHLを検査する．その後，ラセーグ徴候の検査を行い，患者を腹臥位にさせ大腿神経伸展（FNS）テスト，棘突起叩打検査，腰椎椎間関節圧迫テストを行う．

a．前屈と指床間距離　finger floor distance

1）検査方法

　患者に立位で膝を曲げずに床に対して腕が垂直になるように指先を床に近づけさせ，痛みの誘発や増悪を確認し，中指先端から床までの距離（指床間距離）を測定する．

　限局した痛みが誘発される場合は患者の体表に疼痛部位の印をつける．この行為が鍼灸臨床では特に重要である．

2）記録方法

　痛み・違和感の誘発や増悪，動作制限がないときは「－（マイナス）」，痛み・違和感・動作制限を訴えた場合は「＋（プラス）」と痛み・違和感の部位，指床間距離（cm）を記録する．痛み・違和感の部位はできるだけ図示する．

3）推測方法

　腰部の前屈によって伸展痛を起こすのは「筋・筋膜性腰痛」，「脊椎後方靱帯の障害」，「急性の腰痛」のときであり，前屈によって痛み・しびれが誘発され，動作が制限される場合は「椎間板ヘルニアの後方脱出」が示唆される．

　主動作筋は腹直筋であり，補助筋には内腹斜筋，外腹斜筋がある．運動を制限する因子には後縦・黄色・棘間・棘上靱帯と脊柱後方伸展筋の緊張，椎体下縁前方と下部椎体表面との衝突，椎間板前方の圧縮，下部肋骨と腹部とのぶつかりがある．

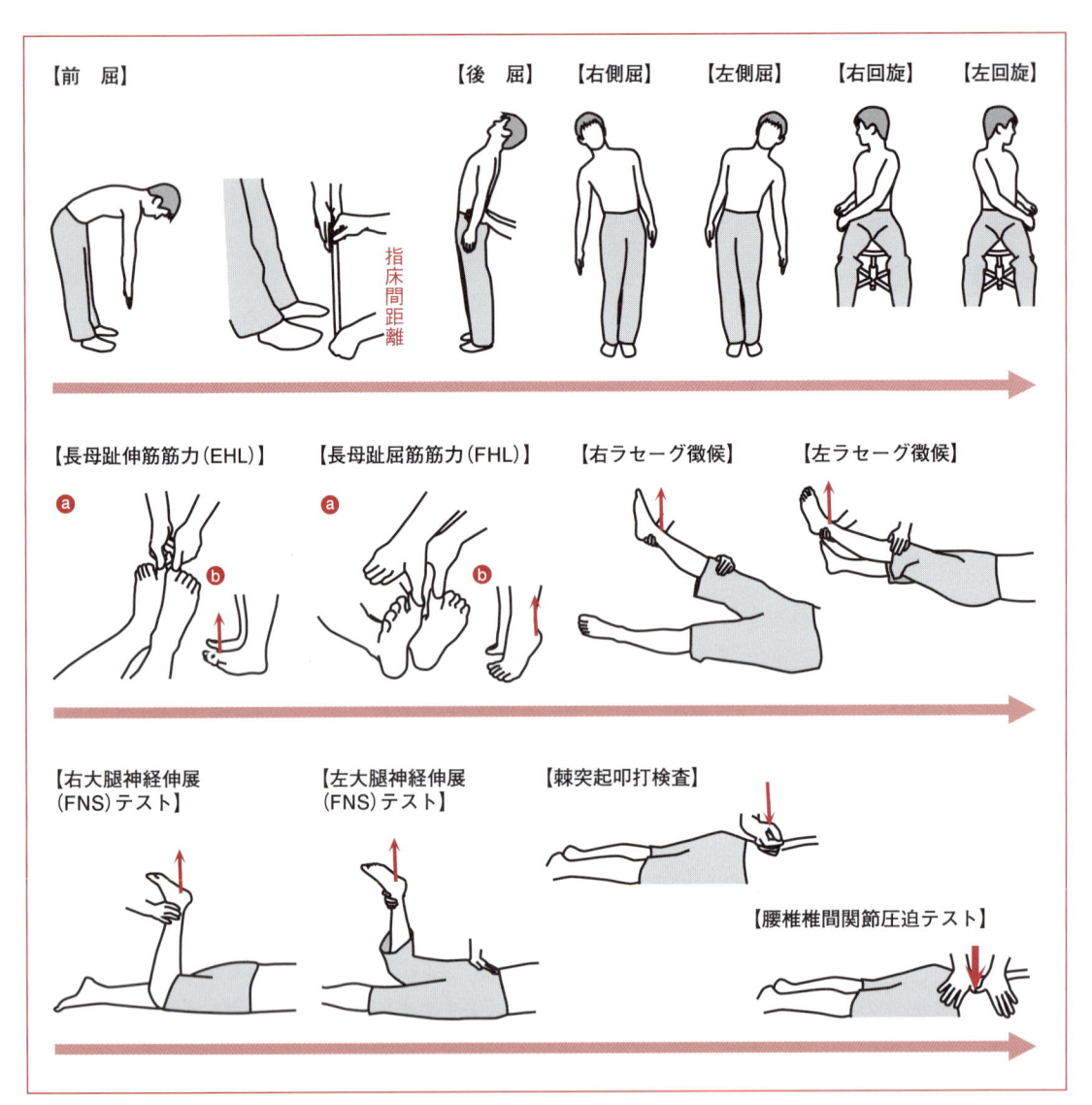

図3・14　腰下肢の主要検査

b. 後　屈

1) 検査方法

患者に立位で上体を後方へ傾けさせ，痛みの誘発や増悪を確認する．検者は患者の後方より骨盤を押さえ，代償運動を起こさないように誘導する．痛みが誘発された場合は，体表の痛みの部位にペンで印をつける．

2) 記録方法

痛み・違和感の誘発や増悪，動作制限が認められないときは「−（マイナス）」，痛み・違和感・動作制限を訴えた場合は「＋（プラス）」と痛み・違和感の部位を記録する．

3) 推測方法

腰部の後屈に伴い椎間関節およびその後方の軟部組織に圧迫負荷がかかり，腹直筋や腰椎前方に付着する大腰筋は伸展される．多くの筋や靱帯が存在する部位であるため，病態を絞り込むよりも治療効果および経過を把握するための検査である．

主動作筋は胸腸肋筋，胸最長筋，胸棘筋，腰腸肋筋，腰方形筋であり，補助筋には半棘筋，回旋筋，多裂筋がある．運動を制限する因子には前縦靱帯と前方腹筋の緊張，棘突起相互の衝突，下関節突起端と椎弓との衝突がある．

c. 側　屈

1) 検査方法

検者は患者の背面に立ち，患者に立位で側屈させ，腕が床と垂直な角度を保ったまま指先を床に近づけるように指示し，痛みの誘発や増悪を確認する．必要に応じて中指先端から床までの距離（指床間距離）を測定する．誘発される違和感や痛みの部位と脊柱が描く曲線の傾きが一定でない部位にペンで印をつける．

2) 記録方法

痛み・違和感の誘発や増悪，動作制限のないときは「－（マイナス）」，痛み・違和感・動作制限を訴えた場合は「＋（プラス）」と痛み・違和感の部位，指床間距離（cm）を記録する．痛み・違和感の部位はできるだけ図示する．

3) 推測方法

側屈側の疼痛は筋の収縮痛や椎間関節周囲の圧迫による痛みと考えられ，反対側の疼痛は筋や軟部組織の伸展痛と考えられる．

d. 回　旋

1) 検査方法

代償運動を予防するために，患者を座位にして動作を行わせる．立位で行う場合は，検者が患者の骨盤を後方から固定する．回旋による脊柱の傾きの変化を観察し，痛みの誘発や増悪を確認し，限局した痛みが誘発された場合は痛みの部位を体表にマークする．

2) 記録方法

痛み・違和感の誘発や増悪，動作制限のないときは「－（マイナス）」，痛み・違和感・動作制限を訴えた場合は「＋（プラス）」と痛み・違和感を訴えた側（左右），痛み・違和感の部位を記録する．

3) 推測方法

回旋側腰部の疼痛は筋の収縮や椎間関節周囲の離開による痛みと考えられ，反対側の疼痛は筋・軟部組織の伸展や椎間関節周囲の圧迫による痛みと考えられる．

主動作筋は外腹斜筋と内腹斜筋であり，補助筋には広背筋，回旋筋，半棘筋，腹直

筋，多裂筋がある．運動を制限する因子には椎体間の線維輪の緊張，反対側の腹斜筋の緊張，胸椎部では肋椎靱帯の緊張，腰椎では関節同士のかみ合いなどがある．

e．長母趾伸筋筋力　extensor hallucis longus（EHL）

1）検査方法

患者は仰臥位となり，検者は患者の母趾背側に下方向に抵抗を加え，母趾を伸展（背屈）させる（ⓐ）．踵立ちができる場合（ⓑ）は便宜的にMMT5と評価することができる．

2）記録方法

MMTの記録方法に準じる．

3）推測方法

長母趾伸筋筋力の低下では「L5神経根レベルの障害」，踵立ちでは「L4・L5神経根レベルの障害」が疑われる．

f．長母趾屈筋筋力　flexor hallucis longus（FHL）

1）検査方法

患者は仰臥位で，検者は患者の母趾底側に上方に向かって抵抗を加え，母趾を屈曲（底屈）させる（ⓐ）．つま先立ちができる場合（ⓑ）は便宜的にMMT5と評価することができる．

2）記録方法

MMTの記録方法に準じる．

3）推測方法

長母趾屈筋筋力の低下が認められる場合は「S1神経根レベルの障害」が推測される．

g．ラセーグ徴候　Lasègue sign

1）検査方法

患者は仰臥位となり，検者は一方の手を踵の下に置き，他方の手を膝蓋骨の上に置いて患者の下肢を膝関節伸展位のまま80°まで挙上させる．このとき，坐骨神経に沿った疼痛が誘発された場合を陽性とする．疼痛が誘発される場合は，疼痛誘発角度を測定する．なお，股関節の屈曲ROMの基本軸は体幹と平行な線，移動軸は大腿骨である．

2）記録方法

陰性であれば「陰性」もしくは「－（マイナス）」，陽性であれば「陽性」もしくは「＋（プラス）」と誘発角度を記録する．

3）推測方法

下肢伸展挙上テスト（straight leg raising test：SLR test）とも呼ばれる神経伸展検査であり，他動運動検査である．したがって，神経の伸展による痛みか，ハムストリング筋の緊張による痛みかを鑑別しなければならない．ハムストリング筋の痛みは大腿後

面のみであるが，神経の痛みは下肢にまで広がることが多い．また，疼痛を誘発した位置より下肢を少し下げた後に，足関節を背屈させることで坐骨神経を伸展させ，症状が再現すれば神経の伸展による痛みと判断できる．これをブラガード徴候（Bragard sign）という．

股関節屈曲0°以上35°未満では硬膜に動きはないため，この角度内で痛みが生じれば「仙腸関節の障害」や「梨状筋症候群」などの硬膜外の障害が疑われる．35°以上の痛みでは下位腰神経根（L5，S1）に関連する病変が疑われ，70°以上の伸展による痛みは神経伸展による痛みではなく，関節の痛みやハムストリング筋の伸展痛と判断する．

h．大腿神経伸展（FNS）テスト　femoral nerve stretch test

1）検査方法

患者は腹臥位で，検者は患者の足関節付近を持って他動的に膝関節を90°屈曲させ，上方に引き上げたときに大腿前面に放散痛を訴えれば陽性とする．

2）記録方法

陰性であれば「陰性」もしくは「−（マイナス）」，陽性であれば「陽性」もしくは「＋（プラス）」と記録する．

3）推測方法

大腿神経の伸展負荷検査であり，膝関節を屈曲することで神経伸展負荷を増強することができる．

陽性では上位腰椎の神経根（L3，L4）の障害を疑う．

i．棘突起叩打検査

1）検査方法

患者は座位もしくは腹臥位となり，検者は第5腰椎棘突起から第8胸椎棘突起までを打腱器もしくは手拳の小指側で叩打し，患者が疼痛を訴えれば陽性とする．

2）記録方法

陽性の棘突起高位を記録する．

3）推測方法

局所痛は「腰椎の骨折」を示唆し，放散痛では「椎間板病変」を疑う．棘突起に関連した筋や靱帯の損傷や障害でも痛みを起こすため，他の検査結果と総合して判断する．

j．腰椎椎間関節圧迫テスト

1）検査方法

検査は腰椎L1-2間からL5-S1間までの椎間関節に対して実施する．患者は腹臥位で，検者は患者の棘突起下端外方の椎間関節部（棘突起下端の外方約1.5〜2 cm）に両側の母指を重ね，体重をかけながらゆっくりと圧迫する．強い圧迫によって腰部の痛みが再

現されれば陽性とする.

2) 記録方法

陽性であった椎間関節の高位を記録する.

3) 推測方法

腰椎椎間関節に対する関節副運動検査の圧迫負荷である. 後屈や側屈で椎間関節周囲に異常を訴えるものに対して, 障害のある椎間関節を特定するために行う.

検査側の股関節と膝関節を屈曲して行うと圧迫負荷を増強することができる. 弱い圧で痛みを訴える場合は椎間関節ではなく表層筋の障害と考えられ, 強い圧で疼痛を訴えた場合は椎間関節由来の痛みであることを示唆する.

2 参考検査(図3・15)

a. トレンデレンブルグ徴候　Trendelenburg sign

1) 検査方法

患者に立位で健側の膝関節を屈曲させ, 患肢だけで立つように指示し, 検者は患者の背面に立ち上後腸骨棘の皮膚を観察して両側の陥凹が傾き, 健側が下がれば陽性とする.

2) 記録方法

陰性なら「陰性」もしくは「－（マイナス）」, 陽性なら「陽性」もしくは「＋（プラス）」と記録する.

3) 推測方法

陽性であれば「小殿筋・中殿筋の麻痺」を疑う. 先天性股関節脱臼などにより大腿骨頭が骨盤後方に上がり, 小殿筋・中殿筋で構成される骨盤転子筋の走行が変化することや起始停止の短縮によって筋力不全となっていることが推測される.

b. ネリ徴候　Neri sign

1) 検査方法

患者を立位で前屈させたときに, 患側の膝が自然に屈曲する場合を陽性とする. 腰の前屈検査のときに同時に観察する.

2) 記録方法

陰性なら「陰性」もしくは「－（マイナス）」, 陽性なら「陽性」もしくは「＋（プラス）」と記録する.

3) 推測方法

神経の伸展検査であり,「梨状筋症候群」などの硬膜外の病変と「下位腰神経根（L5, S1）に関連する病変」が疑われる.

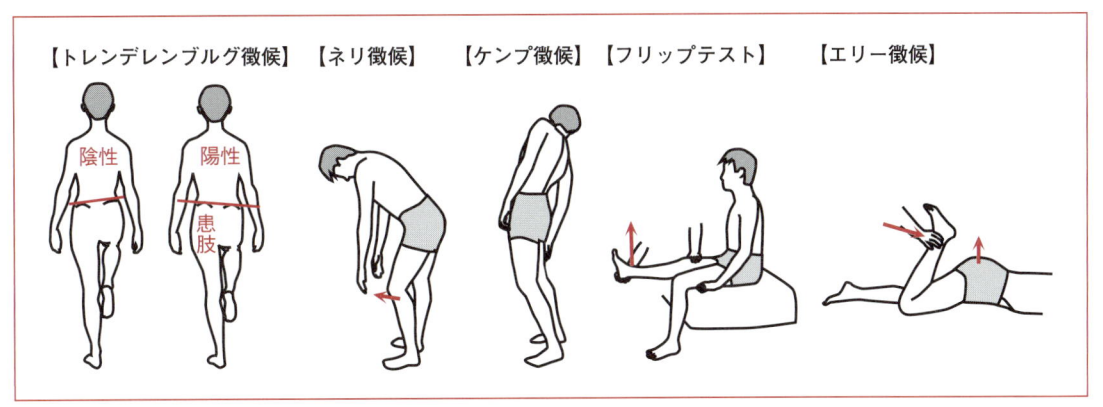

図3・15 腰下肢の参考検査

c．ケンプ徴候　Kemp sign

1）検査方法
患者は立位もしくは座位で，検者は患者の背面に立ち，体幹を患側に側屈した状態で後屈させる．このとき，坐骨神経の走行に沿った疼痛が誘発されれば陽性とする．

2）記録方法
陰性なら「陰性」もしくは「－（マイナス）」，陽性なら「陽性」もしくは「＋（プラス）」と局所・放散を記録する．

3）推測方法
椎間孔を狭小化させる検査である．神経の走行に沿った疼痛が誘発される場合は腰椎椎間孔圧迫による「神経根症」や「椎間板ヘルニア」が疑われる．高齢者では退行性関節症による椎間孔の狭小も病態として考えられる．

d．フリップテスト　flip test

1）検査方法
患者は検査台もしくは椅子に両下肢を下垂させ，かつ腰を垂直にして座る．検者は一方の手を患者の健側膝蓋骨の上方に置いて大腿部を検査台に押しつけて固定し，もう一方の手で踵を下から持ち上げて患側の膝を伸展させる．このときに，患者が後方に倒れそうになって手をついて体を支えたら陽性とする．

2）記録方法
陰性なら「陰性」もしくは「－（マイナス）」，陽性なら「陽性」もしくは「＋（プラス）」と記録する．

3）推測方法
膝関節伸展位で股関節を屈曲させることでハムストリング筋および神経を伸展する．陽性であればハムストリング筋の緊張・短縮・拘縮および「梨状筋症候群」と「下位腰神経根（L5，S1）に関連する病変」が疑われる．

e．エリー徴候　Ely sign

1）検査方法

患者を腹臥位にし，検者は患者の足関節付近を持って他動的に踵が殿部につくまで膝関節を屈曲させる．このとき，殿部が浮き上がる「尻上がり現象」が認められれば陽性とする．

2）記録方法

陰性なら「陰性」もしくは「－（マイナス）」，陽性なら「陽性」もしくは「＋（プラス）」と記録する．

3）推測方法

腸腰筋・大腿四頭筋，仙腸関節，股関節に対する伸展負荷検査である．したがって，陽性では腸腰筋・大腿四頭筋の緊張・短縮・拘縮や仙腸関節・股関節の拘縮を推測する．

その他，大腿神経に対する伸展負荷が加わるため，大腿前面に疼痛を訴えた場合はL3-4高位における椎間板ヘルニアなどの神経根障害を示唆する．主要検査を使いこなせるようになった後に，大腿神経伸展（FNS）テストと置き換えて本検査を実施する．

Ⅶ. 腰の鑑別検査

　腰部の愁訴の場合は，腰下肢の検査と腰の鑑別検査を併せて実施する．腰の鑑別検査では股関節や腸腰筋の拘縮，仙腸関節の障害，梨状筋症候群を鑑別する．

1　主要検査（図3・16）

　鍼灸治療院ではベッドからの患者の転落事故を予防するために，ベッドを壁側に寄せて治療を行っているところが多い．そのため，検査はすべてベッドの一側から行えるようにしたい．

　検査は片側ずつ行い，異常が認められる検査については一連の検査が終了した後に，再度，左右交互に検査して比較・確認する．

　まず，患者を仰臥位にし，検査側と反対側のトーマステストを行い，つかんだ足を離さずに股関節回旋強制テストを内旋・外旋の順に行う．股関節外旋強制テストを行った後，最小限の動きでパトリックテスト，Kボンネットテストに移行し，股関節屈曲・内転位・膝関節屈曲位で行うKボンネットテストの肢位に股関節内旋を加えた状態から股関節を伸展させるとウィリアムステストになる．反対側を同様に検査した後に，仰臥位と腹臥位のニュートンテストを行う．

a．トーマス（股関節屈曲）テスト　Tomas test

1）検査方法

　患者は仰臥位となり，検者は一方の手で患者の下腿遠位を持ち，もう一方の手を膝の上にのせ，片足の膝が胸壁に触れるくらいまで屈曲させる．このときに反対側の足が屈曲位となり膝が診療台から持ち上がれば，持ち上がった側を陽性とする．したがって，操作は検査側と反対の下肢に対して行う．

2）記録方法

　陰性なら「陰性」もしくは「－（マイナス）」，陽性なら「陽性」もしくは「＋（プラス）」と記録する．

3）推測方法

　股関節に対する伸展負荷検査である．股関節の伸展を制限する因子には股関節屈筋の緊張，股関節前の靱帯の緊張がある．股関節屈曲に関連する筋には腸腰筋，大腿四頭筋があり，股関節前の靱帯には腸骨大腿靱帯がある．したがって，陽性では「腸腰筋・大腿四頭筋の短縮・拘縮」，「股関節（腸骨大腿靱帯）の拘縮」を疑う．

140　第3章　特殊検査と鍼灸治療

【左トーマステスト】　　　　　　　　　　　　　　　　　　　　　【右Kボンネットテスト】

【右股関節内旋強制テスト】　【右股関節外旋強制テスト】　【右パトリックテスト】　【右ウィリアムステスト】

【右トーマステスト】　　　　　　　　　　　　　　　　　　　　　【左Kボンネットテスト】

【左股関節内旋強制テスト】　【左股関節外旋強制テスト】　【左パトリックテスト】　【左ウィリアムステスト】

【ニュートンテスト】

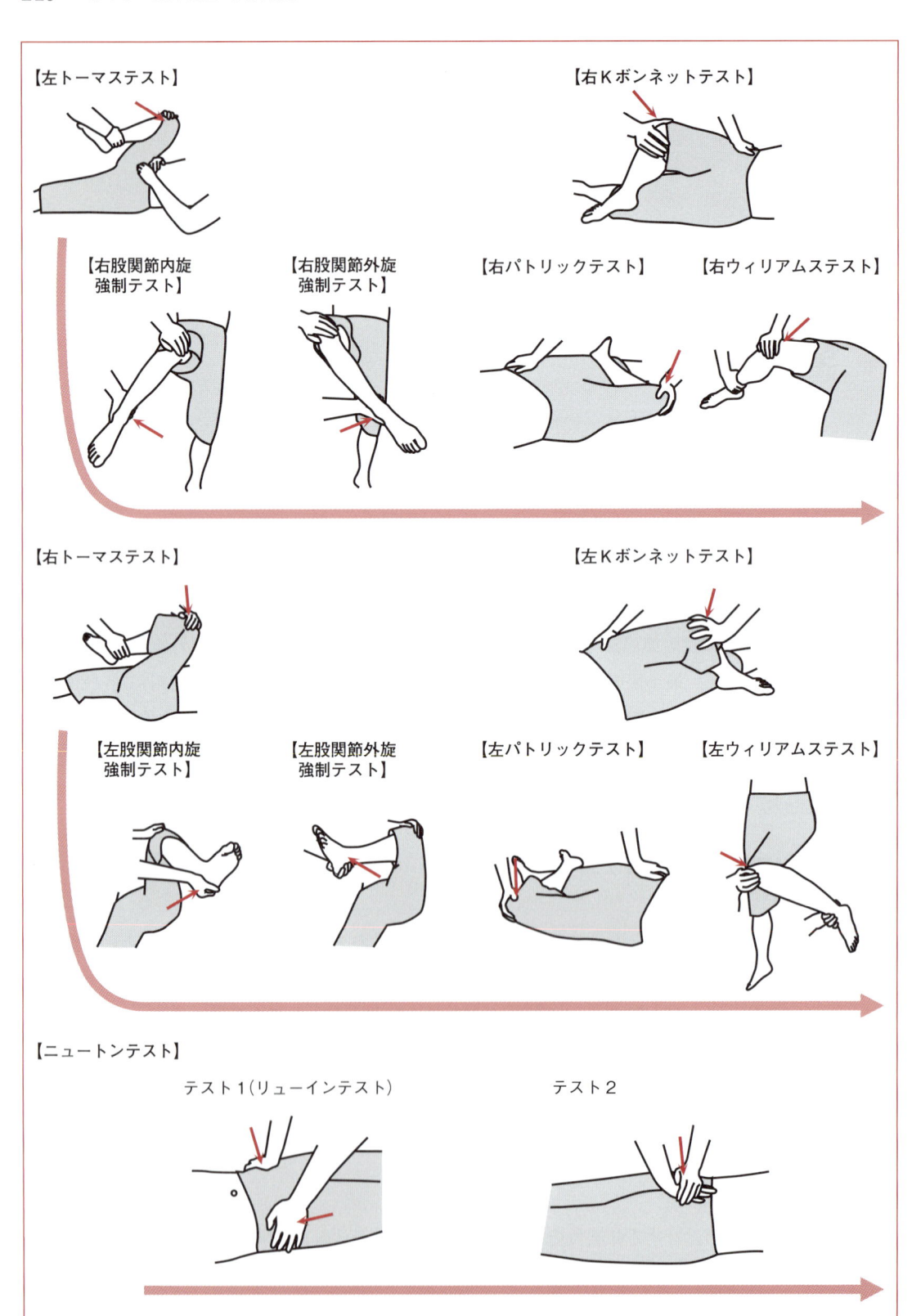

テスト1（リューインテスト）　　　　テスト2

図3・16　腰の鑑別主要検査

大腿四頭筋の短縮が疑われる場合は，膝から下をベッドの縁から垂らし，同様の操作を行い確認する．これをエレイテスト（Elley test）という．陽性であれば「大腿四頭筋の短縮・拘縮」を疑う．

b．股関節内旋・外旋強制テスト

1）検査方法

患者は仰臥位で股関節と膝関節を90°屈曲し，検者は一方の手で膝の前方を押さえ，他方で踵を保持し，股関節を内旋および外旋させる．検査は次のパトリックテストへの移行を円滑に行うために内旋・外旋の順に行う．最大回旋までに股関節部に疼痛を訴えなければ陰性である．必要に応じて疼痛誘発角度を測定する．なお，基本軸は膝蓋骨より下ろした垂直線，移動軸は膝蓋骨中心と足関節内外果中央を結ぶ線である．

2）記録方法

陰性なら「陰性」もしくは「－（マイナス）」，陽性なら「陽性」もしくは「＋（プラス）」と書き，疼痛誘発角度を記録する．

3）推測方法

参考可動域角度は内旋・外旋ともに45°である．坐骨神経痛はラセーグ徴候を除いて他動運動による制限がみられにくいが，股関節炎では自動運動・他動運動ともに制限される．一般的に陽性では「股関節疾患」を示唆し，内旋制限では股関節外旋筋群の緊張，坐骨大腿靱帯の緊張，外旋制限では股関節内旋筋群の緊張，腸骨大腿靱帯外側束の緊張が考えられる．

c．パトリックテスト　Patrick test

1）検査方法

患者は仰臥位で，検者は患者の股関節を他動的に屈曲・外旋・外転させて，外果を反対の足の膝にのせ，患者の膝の上と反対側の上前腸骨棘に手をのせ，膝を外後方へ押す．下肢が検査台と平行にならない場合や股関節・仙腸関節・大腿内側に疼痛を訴えたら陽性とする．必要に応じてベッドから膝までの距離を測定する．

2）記録方法

陰性であれば「陰性」もしくは「－（マイナス）」，陽性であれば「陽性」もしくは「＋（プラス）」と書き，疼痛部位を記録する．またベッドから膝までの距離を測定した場合は，その距離を記録する．

3）推測方法

股関節前面に対する伸展負荷，仙腸関節に対する圧迫負荷，内転筋群に対する伸展負荷の検査である．陽性では「股関節疾患（股関節炎などによる股関節の運動制限）」，「仙腸関節疾患」，「内転筋群や腸腰筋の短縮・拘縮」を示唆する．特に股関節の外旋・外転を妨げる腸骨大腿靱帯と恥骨大腿靱帯，股関節内転筋の緊張を疑う．

d．Kボンネットテスト　Katayama bonnet test

1）検査方法

患者は仰臥位で股関節と膝関節を屈曲して足を反対側の大腿の外側に置いた状態になり，検者は上前腸骨棘を固定して膝を外側から内側へ押し，股関節を内転・内旋させ，仙骨と大腿骨大転子を引き離すように操作する．このとき，殿部や下肢後面に疼痛が誘発されれば陽性とする．なお，東洋療法学校協会編『臨床医学総論』に記載されているボンネットテストは足を反対側の大腿の外側に置かずに股関節を内転・内旋させるものである．

2）記録方法

陰性であれば「陰性」もしくは「－（マイナス）」，陽性であれば「陽性」もしくは「＋（プラス）」と書き，疼痛部位を記録する．

3）推測方法

股関節内転・内旋を制限する因子には股関節外旋筋群の緊張があり，本検査では外旋筋を伸展させて梨状筋下孔を狭小化させている．陽性は「股関節外旋筋の緊張・短縮・拘縮」や「梨状筋症候群」を示唆する．

e．ウィリアムステスト　Williams test

1）検査方法

患者は仰臥位で，検者は患者の膝と下腿遠位をつかみ，膝関節を屈曲させた状態で股関節を屈曲・内転・内旋させた後に，伸展を強制したときに仙腸関節部に疼痛を訴えた場合を陽性とする．Kボンネットテストを行った状態から，下腿遠位を外側へ移動させて股関節を伸展させる．

2）記録方法

陰性であれば「陰性」もしくは「－（マイナス）」，陽性であれば「陽性」もしくは「＋（プラス）」と記録する．

3）推測方法

仙腸関節障害の検査として考案されたものであるが，股関節や外旋筋に対しても負荷が加わっているため，疼痛部位を聴取して障害を判断する必要がある．本検査が陽性で，かつ股関節外旋強制・内旋強制テスト，パトリックテストが陽性であれば「股関節疾患」を疑い，Kボンネットテストが陽性であれば「股関節外旋筋の緊張・短縮・拘縮」を疑う．股関節および外旋筋に障害がなく仙腸関節部に疼痛を訴え，ニュートンテストが陽性であれば「仙腸関節障害」が示唆される．

f．ニュートンテスト　Newton test

1957年，ニュートン（Newton）は3つのテストを紹介し，2つ以上の陽性所見が認められる場合は仙腸関節部にX線学的変化を認めると報告した．テスト1にはリューイン

テスト（Lewin test），テスト3にはペルヴィックロックテスト（pelvic rock test）という名称もある．腰の鑑別検査では仙腸関節の捻転負荷をウィリアムステストで実施していることから，テスト1とテスト2の2つを行う．

1) 検査方法

① テスト1（リューインテスト）

患者は仰臥位で，検者は患者の上前腸骨棘を両手で後内方へ向かって同時にゆっくりと押す．このときに仙腸関節部に疼痛が誘発されれば陽性とする．

② テスト2

患者は腹臥位で，検者は患者の仙骨部に縦に手を当ててゆっくりと体重をかけるように圧迫する．このときに痛みが誘発されれば陽性とする．

③ テスト3（ペルヴィックロックテスト）

患者は仰臥位で，検者は患者の上前腸骨棘を両手で挟み込むように正中方向へゆっくりと圧迫する．このときに仙腸関節部に疼痛が誘発されれば陽性とする．

2) 記録方法

陰性であれば「陰性」もしくは「－（マイナス）」，陽性であれば「陽性」もしくは「＋（プラス）」と記録する．

3) 推測方法

仙腸関節に対する負荷検査であり，陽性では「仙腸関節部の障害」を示唆する．

2 参考検査（図3・17）

a．股関節屈曲ROMとMMT

1) 検査方法

基本軸は体幹と平行な線，移動軸は大腿骨とする．患者は座位もしくは仰臥位で，検者は患者の側面から角度を測定する．

筋力検査では膝の上に足方向へ抵抗を加え，屈曲させる．

2) 推測方法

参考可動域角度は膝関節屈曲位で125°，膝関節伸展位で90°である．主動作筋は腸腰筋であり，補助筋には大腿直筋，恥骨筋，縫工筋，短内転筋，大腿筋膜張筋，長内転筋，大内転筋がある．運動を制限する因子には膝関節屈曲位では大腿部と腹部のぶつかり，膝関節伸展位ではハムストリング筋の緊張がある．

b．股関節伸展ROMとMMT

1) 検査方法

基本軸は体幹と平行な線，移動軸は大腿骨とする．患者は腹臥位で，検者は患者の側面から角度を測定する．

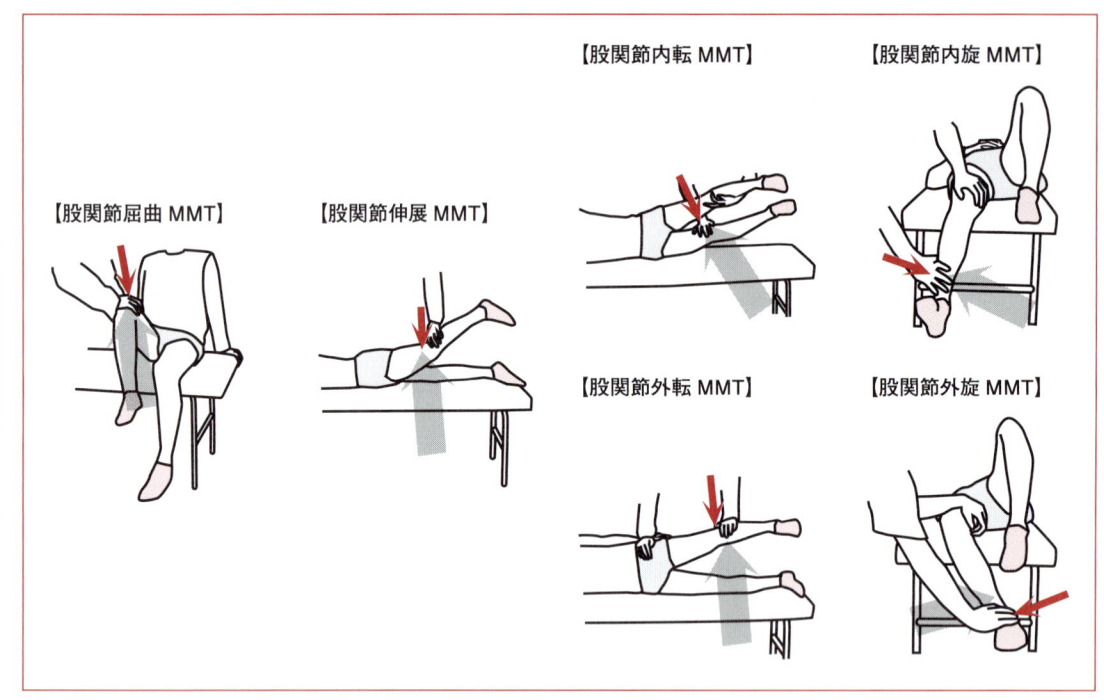

図3・17 腰の鑑別参考検査

　筋力検査は負荷をかける部位によって対象となる筋が異なる．大殿筋の筋力検査では患者を腹臥位にし，検者は大腿骨遠位端に大腿後面から腹方へ抵抗を加え，患者に股関節を伸展させる．ハムストリング筋（半腱様筋，半膜様筋，大腿二頭筋）の検査では下腿後面に対して，腹方へ抵抗を加えて伸展させる．

2) 推測方法

　参考可動域角度は15°である．主動作筋は大殿筋，半膜様筋，半腱様筋，大腿二頭筋であり，運動を制限する因子には腸骨大腿靱帯や股関節屈筋の緊張がある．

c．股関節内転ROMとMMT

1) 検査方法

　基本軸は両側の上前腸骨棘を結ぶ線への垂直線，移動軸は大腿中央線とする．患者は仰臥位で反対側の下肢を屈曲して挙上し，その下を通過させて角度を測定する．

　筋力検査では，患者は検査側の下肢を下にした側臥位で上側の股関節を外転し，検査側の足を上側に近づけた内転状態で，検者は大腿骨遠位端に下方へ抵抗を加える．

　また，患者は座位もしくは股関節外転位の仰臥位となり，検者が両側の下腿内側に外方へ抵抗を加えて内転させる方法もある．

2) 推測方法

　参考可動域角度は20°である．主動作筋は大内転筋，短内転筋，長内転筋，恥骨筋，

薄筋であり，運動を制限する因子には反対側の下肢とのぶつかりがある．

d．股関節外転ROMとMMT

1) 検査方法

基本軸は両側の上前腸骨棘を結ぶ線への垂直線，移動軸は大腿中央線とする．患者は側臥位で，検者は患者の骨盤を固定し，患者の背面から角度を測定する．

筋力検査では，患者は側臥位もしくは仰臥位で股関節をやや過伸展位にし，検者は大腿外側の大腿骨遠位端に対して内方へ抵抗を加え，外転させる．

また，患者を仰臥位にし股関節を20°外転させ，両側の下腿外側に内方へ抵抗を加え，外転させる方法もある．

2) 推測方法

参考可動域角度は45°である．主動作筋は中殿筋であり，補助筋には小殿筋，大腿筋膜張筋，大殿筋がある．運動を制限する因子には腸骨大腿靱帯と恥骨大腿靱帯の緊張，股関節内転筋の緊張がある．

e．股関節内旋ROMとMMT

1) 検査方法

基本軸を膝蓋骨より下ろした垂直線，移動軸を膝蓋骨中心と足関節内外果中央を結ぶ下腿中央線とする．患者は仰臥位で股関節を90°屈曲，膝関節を90°屈曲して，角度を測定する．

筋力検査では，患者は仰臥位で股関節と膝関節を90°屈曲し，検者は一方の手で膝を押さえ，他方の手で下腿遠位に外側から内側に抵抗を加え，股関節を内旋させる．

2) 推測方法

参考可動域角度は45°である．主動作筋は小殿筋，大腿筋膜張筋であり，運動を制限する因子には股関節外旋筋群の緊張，股関節伸展位では腸骨大腿靱帯の緊張がある．

f．股関節外旋ROMとMMT（ペイス徴候　Pace sign）

1) 検査方法

基本軸を膝蓋骨より下ろした垂直線，移動軸を膝蓋骨中心と足関節内外果中央を結ぶ下腿中央線とする．患者は仰臥位で股関節と膝関節を90°屈曲した肢位となり，角度を測定する．

筋力検査では，患者は仰臥位で股関節と膝関節を90°屈曲し，検者は一方の手で膝を押さえ，他方の手で下腿内側から外側に抵抗を加え，股関節を外旋させる．このときに殿部や下肢後面に痛みが誘発されるときは，ペイス徴候を陽性と判断する．

2) 記録方法

ROMの記録方法とMMTの記録方法に準じて行い，ペイス徴候が陽性であれば「陽

性」もしくは「＋（プラス）」と記録する．

3） 推測方法

　参考可動域角度は45°である．主動作筋は外閉鎖筋（がいへいさきん），内閉鎖筋（ないへいさきん），大腿方形筋（だいたいほうけいきん），梨状筋（りじょうきん），上双子筋（じょうそうしきん），下双子筋（かそうしきん），大殿筋（だいでんきん）であり，運動を制限する因子には腸骨大腿靱帯（ちょうこつだいたいじんたい）や股関節内旋筋群（こかんせつないせんきんぐん）の緊張がある．

　ペイス徴候の検査では正しくは股関節を外旋位で外転させる．この動作で殿部や下腿後面に痛みが誘発される場合は「梨状筋症候群」が示唆される．

Ⅷ. 下肢の神経学的検査

1 主要検査 (図3・18)

反射の記録は深部腱反射および病的反射の記録方法に準じて行う．

患者は仰臥位となり，検者は患者の側面に位置し膝蓋腱反射（PTR）→アキレス腱反射（ATR）→バビンスキー反射の順に片側ずつ検査を行った後に，L4～S1の触覚検査を行う．

a．膝蓋腱反射　patellar tendon reflex（PTR）

1）検査方法

患者を仰臥位にし，反対側の膝を立て，検査側の足をのせ，十分に脱力させてから膝蓋腱を打腱器の狭いほうで叩く．座位で行う方法も一般的である．

2）推測方法

反射の減弱・消失は「下位運動ニューロン（L3, L4, 大腿神経）の障害」，「脊柱管狭窄症」を示唆し，亢進では「錐体路障害」を示唆する．

b．アキレス腱反射　Achilles tendon reflex（ATR）

1）検査方法

検者は片方の手で患者の足関節をやや背屈させ，脱力させてアキレス腱を打腱器の広いほうで叩打する．

2）推測方法

反射の減弱では「下位運動ニューロン（S1, 脛骨神経）の障害」，「脊柱管狭窄症」，「坐骨神経痛」を示唆し，亢進では「錐体路障害」を示唆する．

c．バビンスキー反射　Babinski reflex

1）検査方法

患者を仰臥位にし，足の裏の踵の外側から上に向かった後，趾球を小趾から母趾内側に向けて打腱器の柄や平たい物を使用して強くこする．このとき，患者の母趾が背屈し，他の足趾が広がれば陽性とする．また，用いた検査器は使用後に消毒する．

2）推測方法

錐体路からの抑制性インパルス消失によって現れると考えられ，「錐体路障害」を示唆する．

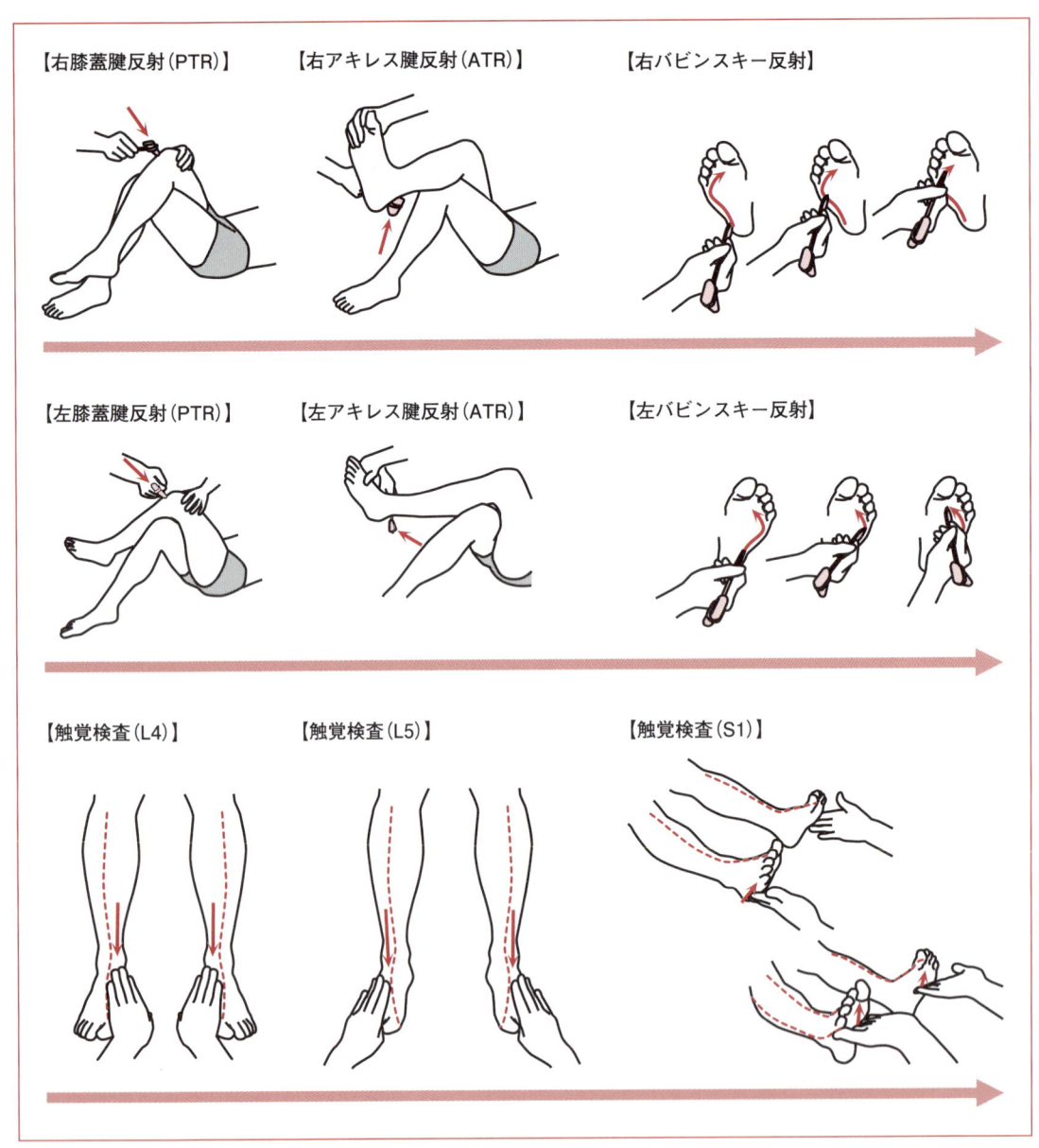

図3・18　下肢の神経学的主要検査

d. 知覚検査

1) 検査方法

患者は仰臥位で閉眼し，検者は下腿内側のL4領域，下腿前外側から足背部のL5領域，下腿外側のS1領域を左右同時に軽く触れ，感覚の鈍麻・過敏・脱出の有無を聴取する．感覚鈍麻があれば，良いほうの感覚を10としたときの鈍いほうの感覚を答えさせる．

2) 記録方法

「鈍麻」,「過敏」,「脱出」を記録し,鈍麻の場合は感覚が良いほうを10として鈍いほうの割合を記録する.

3) 推測方法

片側に感覚減退があれば対応するL4,L5,S1高位の神経根障害を疑う.

2 腰部周辺の代表的な疾患と鍼灸治療

腰部の代表的な疾患には収縮組織の障害である筋・筋膜性腰痛,支持組織の障害である椎間関節性腰痛,変形性腰椎症,脊椎分離すべり症,スプラング・バック(sprung back),骨粗鬆症,神経組織の障害症状を示す腰部椎間板ヘルニアがある.特殊検査は疾患名と結びつけられてはいるが,鍼灸師に診断権はなく,治療のためには構造学的に異常を起こしている組織を探し出すことが重要である.

a．収縮組織障害の代表的な疾患

1) 筋・筋膜性腰痛

急性腰痛の起因疾患と考えられている.筋・筋膜およびそれらを貫通する皮神経の障害が推測される.病態は過伸展や捻転による筋・筋膜の炎症で,脊柱起立筋部に好発するが,殿筋部や棘突起外縁部にも発生する.慢性症では局所の炎症に基づく循環障害が原因となり,疼痛や筋硬結を生じる.圧痛部位や疼痛領域が椎間関節性腰痛と異なり,軽度の圧迫で圧痛が検出される.

b．支持組織障害の代表的な疾患

1) 椎間関節性腰痛

腰痛の原因が椎間関節部に存在するものを椎間関節性腰痛という.急性腰痛は椎間関節捻挫によるものが多く,ぎっくり腰が最も代表的な病態である.椎間関節性腰痛の慢性症は加齢による変性を基盤とした退行性関節症である.

本症の大部分でL4-5椎間関節やL5-S1椎間関節の椎間関節圧迫テストが陽性であり,他動的な回旋運動で疼痛が増強し,前屈によって椎間関節部に疼痛が誘発される.一側性もしくは両側性に腰仙部に痛みを訴え,上殿部に関連痛を引き起こす.

2) 変形性腰椎症

退行性関節症は関節構造の摩耗と増殖が混在して起こり,関節の形態が変化する非炎症性,進行性疾患であり,成人人口の半分以上にみられる.変形性腰椎症は加齢による脊柱およびその周囲組織の変性に起因する腰痛で,椎間板の変性,椎体の変形,椎間関節の関節症性変化,靱帯や傍脊柱筋の緊張,疲労,肥大,脊柱ならびにその周辺の循環障害などが重複して発症する.

中高年以上で徐々に発症して慢性の経過を示し，腰痛，動作開始時痛，運動制限が生じ，同一姿勢で痛みが増悪する特徴がある．

3) 脊椎分離すべり症

腰椎の関節突起間部で椎体と椎弓が分離したものを「脊椎分離症」，分離症が進展して分離した椎体が下位椎体の上を前方にすべるものを「分離すべり症」，椎間板や椎間関節の変性により椎骨全体が前方へすべるものを「無分離すべり症」という．分離症，分離すべり症は第5腰椎，次いで第4腰椎に多く，無分離すべり症は第4腰椎に多い．
漠然とした痛みを腰殿部に訴え，激しい運動や労作後に出現・増悪し，安静や活動を制限することで軽減する．後屈時に鈍痛または鋭い痛みを訴える場合が多い．他覚的には増強した前弯や階段状変形が観察される．

4) スプラング・バック

ぎっくり腰の症状を訴えて来院する者が多い．棘上靱帯や棘間靱帯が下位腰椎付近で過伸展，炎症，部分断裂などを起こしたために発症する．痛みが腰仙部に限局されることが多く，棘突起の叩打痛，L4-5棘突起間やL5-S1棘突起間の圧痛がみられる．

5) 骨粗鬆症

骨量の減少と骨微細構造の変化により骨がもろくなっている病態で，骨の形成と吸収が減少して形成より減少が大きい低回転骨粗鬆症と，骨の形成と吸収が増加し，吸収の増加がより大きい高回転骨粗鬆症に分類される．低回転骨粗鬆症には老人性骨粗鬆症，閉経後骨粗鬆症があり，高回転骨粗鬆症には内分泌性骨粗鬆症（甲状腺機能亢進症，上皮小体機能亢進症），栄養性骨粗鬆症（ビタミンD過剰症）がある．
検査では骨量が減少し，血清カルシウム・リン濃度，アルカリホスファターゼの値は正常である．症状は骨量の減少のみで疼痛はなく，必ずしも骨の変形をきたすものではない．しかし，骨の脆弱化が進むと容易に椎体の圧迫骨折を起こす．圧迫骨折は胸腰椎移行部に好発し，この部の棘突起に叩打痛が認められる．また，弱体化した脊柱を支えるために筋が緊張して背部痛や腰痛を起こしやすい．

6) 姿勢性腰痛

腰椎の前弯が増強した不良姿勢が原因で発症したと考えられる腰痛を姿勢性腰痛という．

c．神経組織障害の代表的な疾患

1) 腰部神経根症

椎間板ヘルニア，変形性腰椎症（関節包の肥厚，骨棘の形成など）が神経根絞扼の原因として考えられ，ラセーグ徴候，腰部後屈・側屈，ケンプ徴候の検査などで誘発される．神経の障害高位に対応する特定部位に知覚障害や自律神経障害（冷え，ほてり）が現れ，筋力の低下，深部腱反射の減弱や消失がみられる．

表3·8 腰部神経根症の高位診断

障害高位 （神経根）	触覚検査		筋力検査	神経伸展検査	反射
L1-3 (L2, 3)	大腿前面		腸腰筋 大腿四頭筋 （股屈曲）	FNS	なし
L3-4 (L4)	下腿内側 足背内側		大腿四頭筋 前脛骨筋 （膝伸展）		PTR
L4-5 (L5)	足背部		前脛骨筋 長母趾伸筋（EHL） 踵立ち	ラセーグ徴候	なし
L5-S1 (S1)	足底部 足背外側		ヒラメ筋 腓腹筋 長母趾屈筋（FHL） つま先立ち		ATR

2) 腰部椎間板ヘルニア

椎間板内部の髄核が膨隆・脱出して神経根や脊髄を圧迫している病態で，神経根が圧迫されると神経伸展検査陽性，深部腱反射減弱，知覚鈍麻，筋力低下などの「神経根症状」が現れ，脊髄が圧迫されると深部腱反射亢進，病的反射出現，知覚障害・運動障害・排尿障害などの「脊髄症状」が現れる．20代男性に好発し，第4，5腰椎間に多い．一般に腰部椎間板ヘルニアでは，脱出高位より1つ下位の椎間孔から出る神経根が圧迫されることが多い（表3·8）．

3) 脊柱管狭窄症

加齢に基づく退行性変化によって脊柱管周辺の骨組織の変形や軟部組織の肥厚などが生じ，それらが神経根や馬尾神経を圧迫して発症する．先天性のものと二次的変化によるものとに大別される．症状は腰痛，下肢痛，しびれ感，脱力感，（馬尾神経性）間欠性跛行などが現れる．馬尾神経性の間欠性跛行は歩行によって徐々に下肢の脱力やしびれが起こり，知覚障害を伴い，腰を前屈させて休むと速やかに回復する．それに対して動脈性の間欠性跛行は阻血性筋痛の強い痛みで，回復に時間がかかり，足背動脈の拍動の欠如あるいは減弱を認めるが，知覚障害はみられない．

神経根の障害では下肢・殿部の疼痛と単根性の他覚所見がみられるのに対し，馬尾神経障害では下肢・殿部・会陰部の異常感覚と多根性の他覚所見がみられる．

4) 梨状筋症候群，坐骨神経絞扼性神経症

第4腰神経〜第3仙骨神経は椎間孔を出た後に仙骨神経叢を形成し，再び合流して坐骨神経となり，下肢に分布する．坐骨神経は骨盤内の閉鎖孔で梨状筋と骨の間を通過しているが，梨状筋の緊張や肥厚によって絞扼され，坐骨神経の走行上に症状を示す．

梨状筋症候群ではラセーグ徴候やKボンネットテスト，ペイス徴候が陽性になる．

d．治療の考え方

1) 痛みがある場合

① 収縮組織・伸展組織（筋・筋膜性腰痛）

前屈・後屈・側屈・回旋動作により痛みが誘発される場合は，痛みの誘発部位に「鎮痛」を目的として刺鍼を行う．また，痛みのある筋への低周波鍼通電療法も有効な選択肢の一つである．

以下はⓐ→ⓓの順に刺激強度が高くなる．

ⓐ 患者は安静位で，検者は触診によって痛みが誘発される部位を確かめて鍼を刺し，置鍼する．鍼による痛みの再現や誘発はなくても良い．

ⓑ 患者は安静位で，検者は触診によって痛みが誘発される部位を確かめて鍼を刺し，触診で誘発された痛みもしくは症状と同じ痛みを患者が感覚したら速やかに抜鍼する．

ⓒ 痛みを誘発する肢位で誘発部位を確認して鍼を刺入し，痛みが再現されたら抜鍼する．

ⓓ 患者は安静位で，検者は触診によって痛みが誘発される部位を確かめて鍼を刺し，筋を収縮もしくは伸展させて雀啄を行い，再び安静位に戻して抜鍼する．

② 支持組織（椎間関節性腰痛，スプラング・バック，変形性関節症）

痛みが椎間関節付近に由来する場合は，椎間関節周囲に対して「鎮痛」を目的に刺鍼を行う．また，痛みが棘上靱帯や棘間靱帯に由来する場合は，棘突起間に1〜2cm刺入する．

ⓐ 患者は安静位で，検者は触診によって痛みが誘発される部位を確かめて鍼を刺し，置鍼する．鍼による痛みの再現や誘発はなくても良い．

ⓑ 患者は安静位で，検者は触診によって痛みが誘発される部位を確かめて鍼を刺し，触診で誘発された痛みもしくは症状と同じ痛みを患者が感覚したら速やかに抜鍼する．

ⓒ 痛みを誘発する肢位で誘発部位を確認して鍼を刺入し，痛みが再現されたら抜鍼する．

③ 神経組織（腰部神経根症）

神経根症状では，神経根の刺激によって起こる筋緊張が椎間孔の狭小化を増強するという悪循環を起こす．そのため鍼治療では，腰部の筋緊張を緩和することで「神経周囲の圧迫を緩和」させることを目的に治療する．その他，神経周囲組織の「緊張緩和」や「循環改善」も治療目的となる．

ⓐ 深部の筋に緊張が観察される場合や牽引によって症状が緩和される場合は筋緊張緩和を目的として周辺組織に刺鍼・施灸を行う．牽引療法を併用すると効果が高い．

ⓑ 各分節神経の支配領域の筋群に対して治療を行う．低周波鍼通電療法が効果的である．

ⓒ 腰部の筋もしくは支持組織の「柔軟性向上」や「神経周囲の圧迫緩和」,「血流改善」などで神経束内圧を軽減させるために,椎間孔付近へ鍼を刺入する.椎間孔付近の神経根への刺鍼は,患者の腹部に枕などを入れて腰椎前弯を減少させた腹臥位で行う.棘突起上部より約4 cm外方から横突起部に直刺で鍼を当てた後に少し引き上げ,刺鍼転向術を行って内下方へ刺入する.神経根へ刺入されると患者は放散痛を訴える.

2) 痛みがなく,運動制限がある場合

① 収縮組織

ⓐ 神経組織の異常がない場合

収縮筋の筋力低下が示唆されるときは筋力維持・増強のための運動療法を行い,鍼灸治療は当該組織の代謝促進や循環改善を目的として補助的に行う.

ⓑ 神経組織の異常がある場合

筋力低下の原因が神経障害にあるときは,神経に対するアプローチを加える.

② 伸展組織

伸展組織の緊張・短縮・拘縮によって動作が制限されている場合は,「緊張緩和」や「組織の柔軟性向上」を目的として,筋や腱に治療を行う.筋の起始と停止を引き離すストレッチ療法が有効である.

③ 支持組織（骨・関節面・靱帯・関節包）

障害と考えられる支持組織付近の「浮腫軽減」や「圧迫緩和」,「柔軟性向上」を目的として,刺鍼する.

ⓐ 動作障害となる椎間関節の高位を確認し,安静位で刺鍼し,置鍼する.

ⓑ 動作障害となる椎間関節の高位を確認し,障害動作時に刺入し,抜鍼する.

e. 施術例

1) 梨状筋・腰方形筋への刺鍼（図3・19（1）A）

上後腸骨棘外下縁と大転子内上縁を結んだ線の中間点とその部位から下方に3〜4 cmまでの領域が梨状筋の上縁から下縁に相当し,坐骨神経の経路にあたる.梨状筋は大殿筋の下にあるため押手を強く押し込んで鍼を刺入する.詳細は第1章Ⅳ節「3. 触診と施術例」の項を参照する.

腰方形筋は脊柱起立筋の下で腰腸肋筋の外縁に位置し,側面からの刺入は腰方形筋の内方にある横突起に向けて行う.詳細は第1章Ⅲ節「3. 触診と施術例」の項を参照する.

2) 椎間関節への刺鍼（図3・19（1）B）

成人であれば腰椎椎間関節は棘突起下端の外方2〜3 cmに位置する.鍼は椎間関節部の上方から約3 cm刺入し,痛みの誘発や症状が再現したら速やかに抜鍼する.

棘突起上端の高さで,棘突起の外方約4 cmに位置する横突起から内下方へ鍼を刺入すると椎間孔付近に届くことも理解して刺入を行う.

◆A．梨状筋・腰方形筋への刺鍼

【梨状筋への刺鍼】

【腰方形筋への刺鍼】

◆B．椎間関節への刺鍼

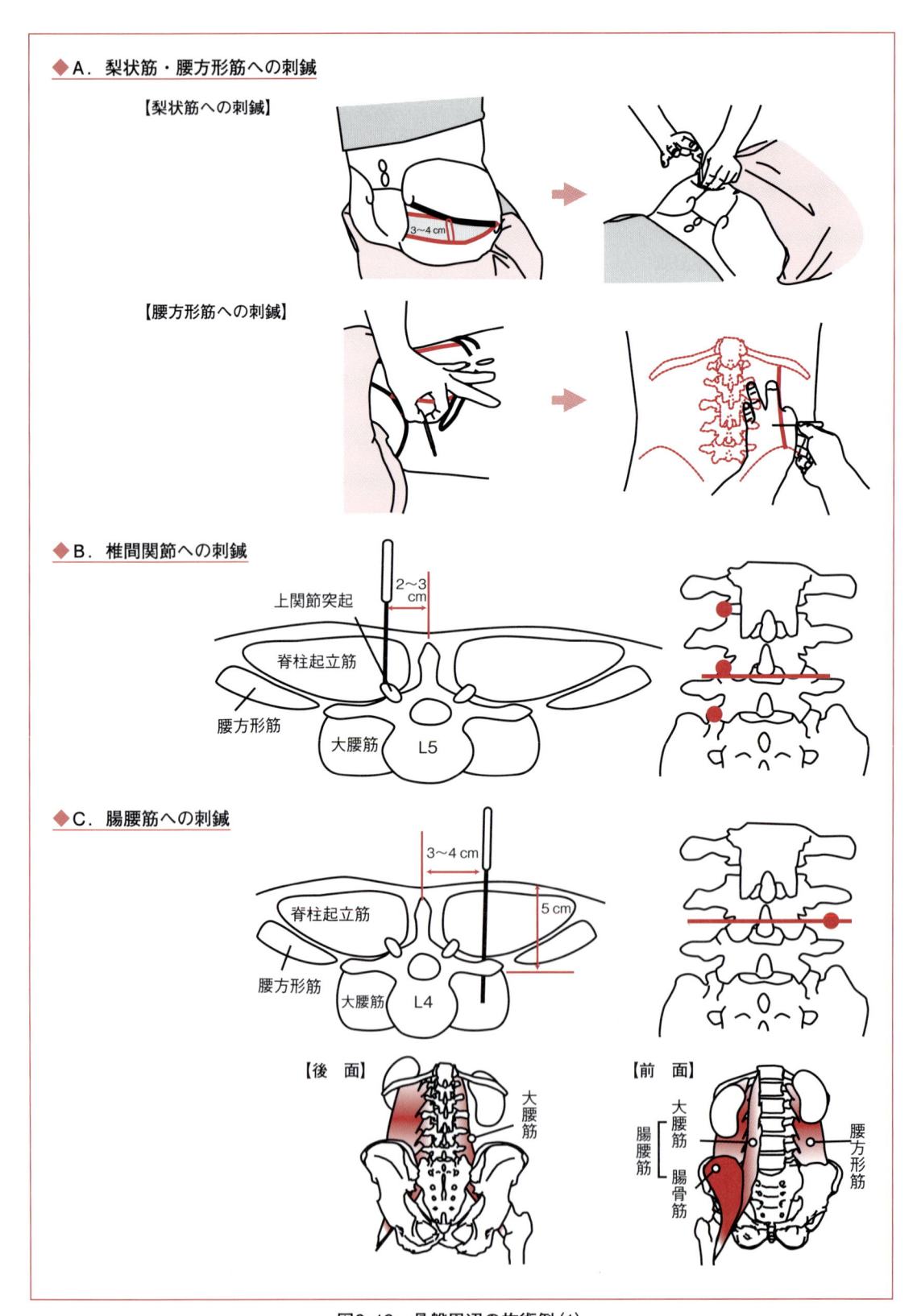

上関節突起
脊柱起立筋
腰方形筋
大腰筋
L5
2～3 cm

◆C．腸腰筋への刺鍼

脊柱起立筋
腰方形筋
大腰筋
L4
3～4 cm
5 cm

【後面】大腰筋
【前面】大腰筋／腸骨筋＝腸腰筋、腰方形筋

図3・19　骨盤周辺の施術例(1)

◆D. 仙腸関節への刺鍼

腸腰靱帯　外側仙骨稜
短後仙腸靱帯
長後仙腸靱帯

◆E. 股関節鼠径部への刺鍼

腸骨大腿靱帯
恥骨大腿靱帯

【触診部位】
内旋　　外旋

◆F. 坐骨神経パルス

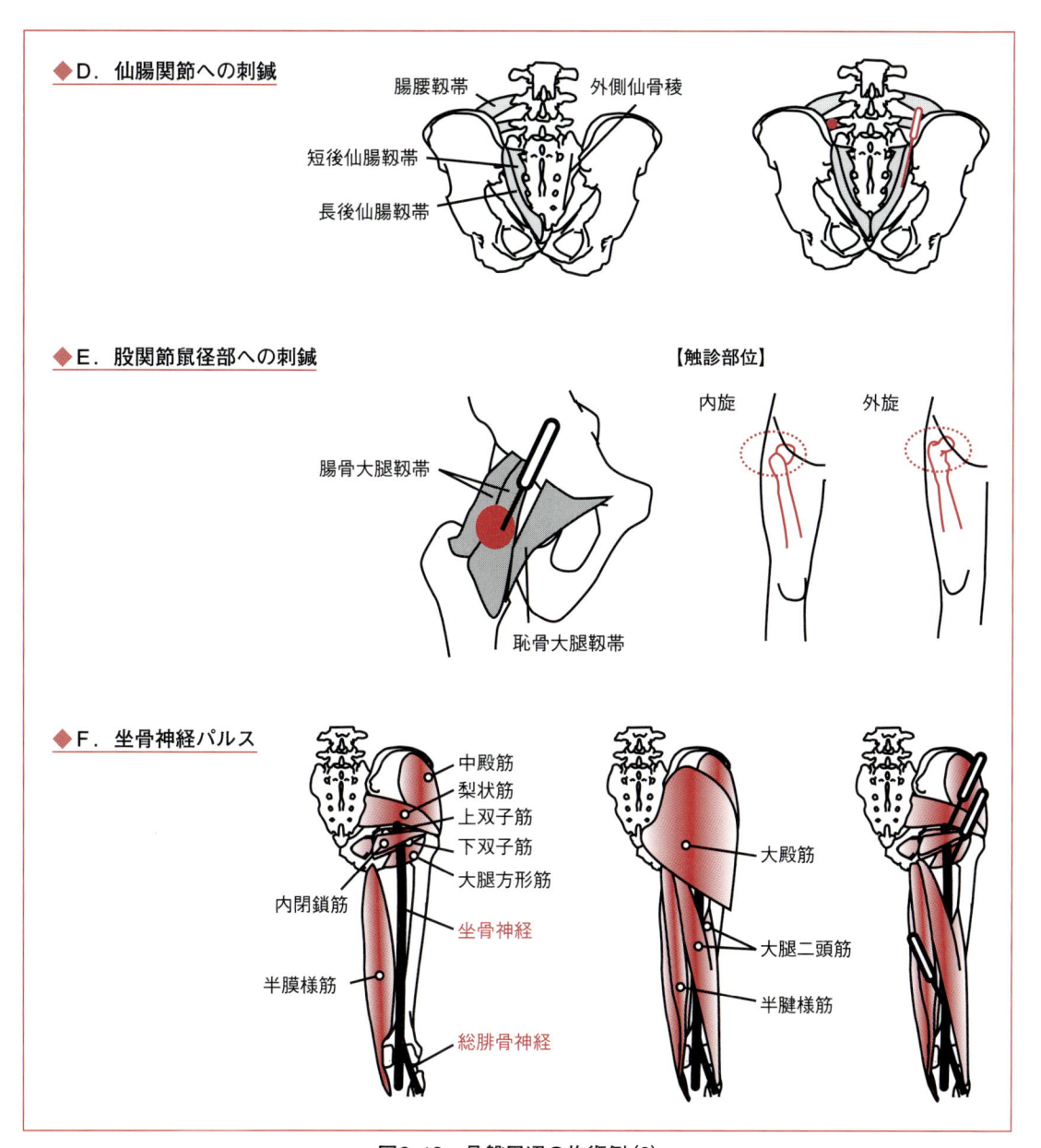

中殿筋
梨状筋
上双子筋
下双子筋
大腿方形筋
内閉鎖筋
坐骨神経
半膜様筋
総腓骨神経

大殿筋
大腿二頭筋
半腱様筋

図3・19　骨盤周辺の施術例(2)

3) 腸腰筋への刺鍼（図3・19（1）C）

　腰椎が後弯している場合は腸腰筋の筋力低下，前弯が増強している場合は腸腰筋の短縮・拘縮が疑われ，これらは腰痛の原因の一つになると考えられている．腸腰筋の短縮や拘縮が疑われる場合には腸腰筋へ刺鍼する．

　腰部側面部から腰椎横突起を確認し，横突起端よりも内側かつ横突起の下で棘突起より外方約3〜4cmの部位から鍼を刺入する．通常の成人では約5cmの刺入で大腰筋に到達する．

上部腰椎で膀胱経2行線は深刺すると腎臓を傷つけるので注意が必要である．

4） 仙腸関節への刺鍼（図3・19（2）D）

仙腸関節は仙骨の耳状面と腸骨の耳状面との間で構成され，関節包は固く可動性は小さいが，仙骨を中心に腸骨がお辞儀をするように回転運動をする．仙骨と腸骨を連結する後仙腸靱帯と腸骨と腰椎を連結する腸腰靱帯で補強され，捻挫や変形性関節症の際に痛みが出現しやすい．

後仙腸靱帯は仙骨粗面の後部および外側仙骨稜から腸骨の仙骨盤面の辺縁近くに達する靱帯である．後仙腸靱帯浅層（長後仙腸靱帯）は，外側仙骨稜に強い圧をかけて指を左右に動かすと触れる線維束で，鍼は仙骨面に沿い，下内方に向けて刺入する．

腸腰靱帯は第4・5肋骨突起から出て外方に向かい腸骨稜内唇の後ろに付着する．やせた人であれば体表から触知できる．鍼は第5腰椎横突起と腸骨稜の間に刺入する．

5） 股関節鼠径部への刺鍼（図3・19（2）E）

股関節前面は腸骨大腿靱帯と恥骨大腿靱帯で固定されている．腸骨大腿靱帯は股関節前面で，下前腸骨棘から起こり，三角形に広がって転子間線に付着する．恥骨大腿靱帯は恥骨および寛骨臼の前下縁から起こり，外下方に走り関節包の前下面を補強している．これらの靱帯を直接触れることはできないため，両靱帯を触診で区別することは難しい．靱帯は大転子の高さの鼠径靱帯下方を触れた状態で，患者の股関節を内外旋させて確認できる大腿骨頭の深部に存在する．鍼はその部位に対して，矢状方向に刺入する．

6） 坐骨神経パルス（図3・19（2）F）

坐骨神経は梨状筋を貫通もしくは梨状筋下孔を通り，骨盤腔から出た後に坐骨結節と大転子との間の内側1/3で内閉鎖筋，大腿方形筋，大内転筋の背側で大腿二頭筋の前を交差しながら下る．大腿屈筋群に分枝した後に，膝窩上角で脛骨神経と総腓骨神経に分枝する．

上後腸骨棘外下縁と大転子内上縁を結んだ線の中間点とその部位から下方3～4 cmもしくは坐骨結節-大転子線の内側1/3の部位に鍼を1本刺入し，大腿中央部で大腿二頭筋長頭下縁にもう1本刺入して通電する．

課題
1） 検査
　両側の腰下肢の主要検査，下肢の神経学的検査を1分30秒で行えるように練習する．
2） 触診と刺鍼
　第1～5腰椎棘突起を描き，第4・5腰椎の椎間関節もしくは第4・5腰椎の高さの腸腰筋へ1分間で鍼を刺入する．鍼は2寸（60 mm）を用い，刺入は送り込み刺入法や旋撚刺入法ではなく基本刺入法で行い，刺手が鍼を持ち直す回数は1回までとする．

IX. 膝の検査①

1 主要検査（図3・20）

　患者に，屈伸することを指示し，立ち上がるときに手を台や膝につくことなく立ち上がれれば大腿四頭筋筋力をMMT5と判断する．台や膝に手をついて立ち上がった場合には，座位で四頭筋の筋力を測定する．次いで，患者を仰臥位にさせ，膝関節の変形の程度を指の幅で測り，膝蓋骨圧迫テスト，膝蓋跳動を行い，大腿周径を測定し，最後に屈曲のROMを測定する．本書で紹介している検査手順の多くが効率を重視して片側ずつ進行しているが，検査は基本的に左右交互に行い，比較するほうが異常を検出しやすい．膝の検査①では，左右交互に測定しても検査の効率が下がることがないため，本来の検査の考え方に則り，左右交互に検査を実施する．

a．膝関節伸展（大腿四頭筋）MMT

1）検査方法

　検査を簡便に行うために，大腿四頭筋-徒手筋力検査の評価基準（表3・9）に基づいて実施する．筋力に左右差があると考えられる場合は，座位もしくは仰臥位で徒手筋力検査を行う．

　座位もしくは仰臥位で徒手筋力検査を行う場合は，患者に下腿を台もしくは椅子から下垂させ，検者は一方の手で患者の大腿を膝関節より上で押さえて固定し，もう一方の手で足関節の上に抵抗を加え，患者に膝関節を伸展させる．

2）記録方法

　簡便な評価では，大腿四頭筋-徒手筋力検査の評価基準の表示法に基づいて記録する．座位もしくは仰臥位で徒手筋力検査を行った場合は，「Ⅰ．検査総論」で述べたMMTの評価に基づいて記録する．

3）推測方法

　筋力低下や萎縮では大腿神経，第2〜4腰神経の障害が疑われる．また，大腿四頭筋の筋力は膝の支持力と関連が深く，膝疾患に対する経過確認や効果判定のための重要な情報となる．

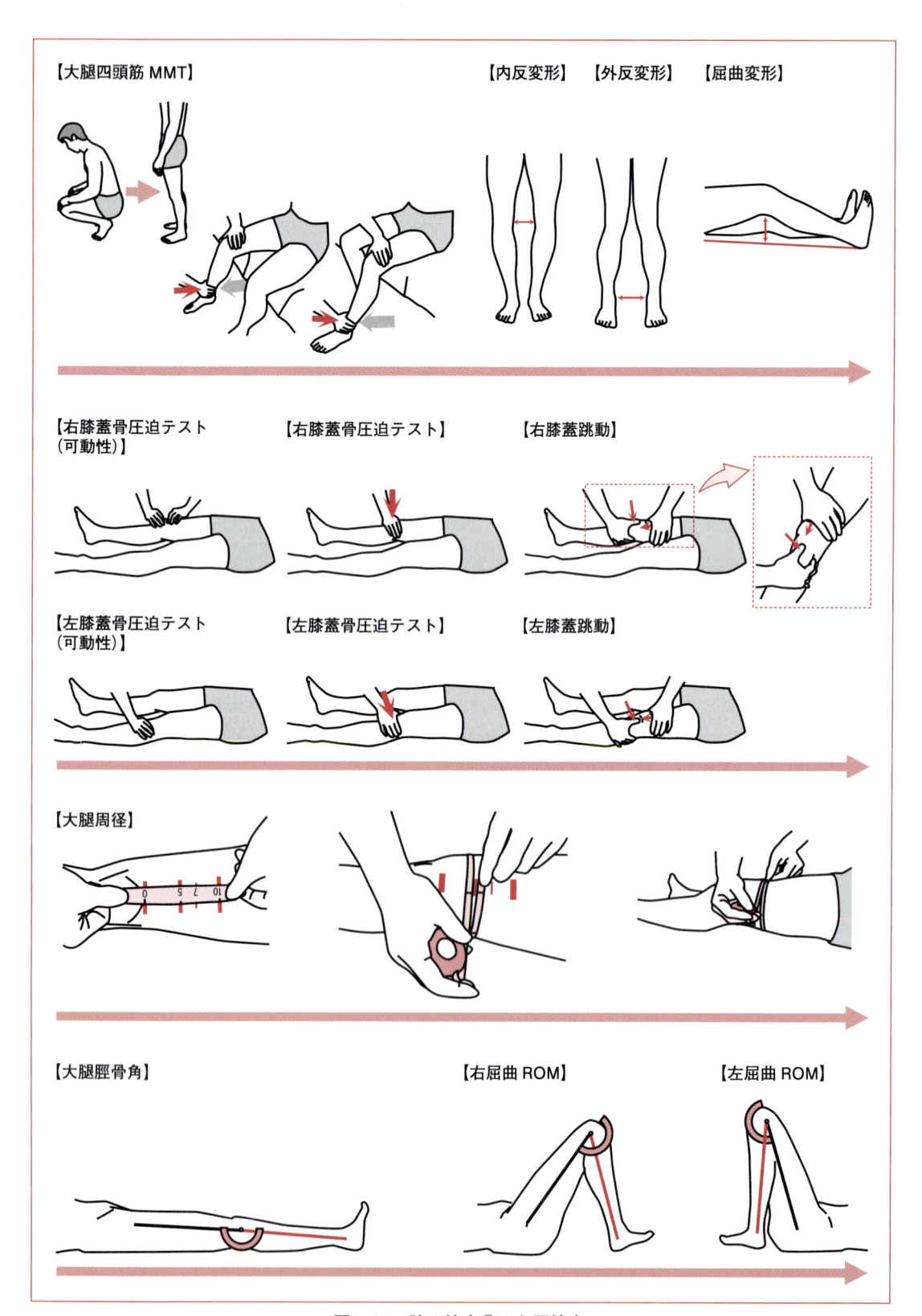

図3・20　膝の検査①の主要検査

表3・9 大腿四頭筋-徒手筋力検査の評価基準

等級	表示法	筋力	評価基準
5	Normal	100%	立位で(自分の体重に抗して)屈伸ができる
4	Good	75%	膝もしくは何かにつかまって屈伸ができる
3	Fair	50%	ベッドなどに体をもたれかければ屈伸ができる 座位で膝の曲げ伸ばしができる
2	Poor	25%	立位の屈伸は不可能 ベッド上で足の曲げ伸ばしができる

b. 変 形

1) 検査方法と記録方法

① 内反変形

患者を仰臥位にし，膝蓋骨を正面に向け，検者は両膝間（大腿骨内側顆間）の距離を指の幅によって1，1.5，2，……（1横指，1横指半，2横指，……）と測定し，1横指以下の場合は0と記録する．

両側の変形の度合いが著しく異なる場合は，大腿骨と脛骨の骨軸がなす大腿脛骨角（femorotibial angle：FTA）を左右それぞれ測定して記録する．

② 外反変形

患者の膝蓋骨を正面に向け，両膝間（大腿骨内側顆間）が接触しているにもかかわらず内果の間が開いているときは，内果間の距離を1，1.5，2，……（1横指，1横指半，2横指，……）と測定し，1横指以下の場合は0と記録する．

両側の変形の程度が著しく異なる場合は，左右の大腿脛骨角を測定して記録する．

③ 屈曲変形

患者は仰臥位で膝関節伸展位になり，検者はベッドと膝窩との間の距離を指の幅によって1，1.5，2，……（1横指，1横指半，2横指，……）と測定し，1横指以下の場合は0と記録する．

屈曲変形があれば治療時には膝の下に足枕もしくは丸めたタオルを入れる．なお，正確な屈曲変形の大腿脛骨角は膝関節屈曲ROMで測定する．

2) 推測方法

「変形性膝関節症」，「関節リウマチ」などによる，関節軟骨の変化を疑う．その他，靱帯損傷，骨折や骨髄炎による骨端軟骨の障害，変形治癒骨折などを示唆し，経過を確認するための所見となる．

c. 膝蓋骨圧迫テスト　patella compression test　（可動性，疼痛，ざらつきの確認）

1) 検査方法

患者は仰臥位で膝関節を伸展して下肢の力を抜き，検者は両手の母指と示指で膝蓋骨

の周囲をつかみ，上下左右に動かして可動性を調べる．その後，膝蓋骨を手掌で圧迫しながら動かして疼痛の誘発や膝蓋大腿関節部のざらつきの有無をみる．可動性の減少，疼痛の誘発，関節面のざらつきがあれば陽性とする．

2) 記録方法

陽性であれば「陽性」もしくは「＋（プラス）」と書き，陽性要件の「可動性減少」，「疼痛」，「ざらつき」を付記する．可動性・疼痛・ざらつきがないときは「陰性」もしくは「－（マイナス）」と記録する．

3) 推測方法

膝蓋骨関節面と大腿骨滑車切痕に副運動検査の圧迫負荷を行う検査である．また，離開検査を強く行うとフェアバンクテスト（アプリヘンジョンテスト）を同時に評価できる．

可動性が減少していれば大腿四頭筋の緊張・萎縮・短縮を疑う．疼痛，ざらつきがあれば膝蓋大腿関節における軟骨や骨質の変性・軟化が示唆され，「膝蓋軟骨軟化症」，「変形性膝関節症」が疑われる．陽性の場合はゾーレンテストを行い，確認する．

d．膝蓋跳動　floating sign of patella

1) 検査方法

患者は仰臥位で下肢を伸ばし，検者は一方の手掌を膝蓋骨の上方に押し当て，押したまま膝蓋骨付近まで滑らせて膝蓋上包に貯留した滲出液を膝蓋骨の裏に押し込む．その状態を維持して，他方の手指で膝蓋骨を前面から大腿骨方向へ押したときに膝蓋骨と大腿骨顆部が当たる音がコツコツとする，もしくは押圧を取り除いたときに膝蓋骨が浮かび上がる挙動をすれば陽性とする．

2) 記録方法

陰性であれば「陰性」もしくは「－（マイナス）」，陽性であれば「陽性」もしくは「＋（プラス）」と記録する．

3) 推測方法

膝蓋骨と大腿骨顆部は正常の場合は接触している．そのため正常では膝蓋骨を前方から押してもコツコツとぶつかる音はしない．貯留した滲出液が両骨の間に入り膝蓋骨と大腿骨の距離が生じることで，骨が触れる音がコツコツと聴取される．したがって，陽性では「膝蓋上包の関節水腫」を疑う．

e．大腿周径

1) 検査方法

患者の体型と必要とする情報に基づいて膝蓋骨の直上，上方5，7，10 cmを選択し，印をつけ，メジャーを使用して周径を計測する．

2）記録方法

　　　膝蓋骨からの距離（0，5，7，10）と周径の測定結果を記録する．

　　3）推測方法

　　　膝蓋骨直上や5 cmの周径は関節水腫に関する情報であり，7 cmや10 cmは大腿四頭筋筋萎縮にかかわる情報となる．水腫の状態や萎縮の状態は周径によって客観的に表すことができ，効果の判定や経過観察の所見となる．

f．膝関節屈曲ROM

　　1）検査方法

　　　基本軸は大腿骨，移動軸は腓骨頭と外果を結ぶ線とする．ただし，屈曲前は大腿骨と脛骨の骨軸の角度（大腿脛骨角）を測り，屈曲変形のための情報とする．患者は仰臥位もしくは腹臥位となり，検者は患者の腰を固定し，側面から他動的に屈曲した角度を測定する．

　　2）記録方法

　　　ROMの記録方法に準じる．

　　3）推測方法

　　　参考可動域角度は130°であり，運動を制限する因子には膝関節伸展筋の緊張，ふくらはぎと大腿後面とのぶつかりがあり，股関節伸展位では大腿直筋の緊張がある．正常な膝関節では，踵を殿部につくまで屈曲しても痛みを感じない．両側で比較し，最終可動域の前に大腿前面の牽引痛ではない膝関節の痛みを片側のみで訴えたときは，膝関節の炎症や関節水腫を示唆する．

2　参考検査（図3・21）

a．フェアバンクテスト（アプリヘンジョンテスト）　Fairbank test（apprehension test）

　　1）検査方法

　　　習慣性膝蓋骨脱臼が疑われる場合に実施する．患者は両下肢を伸展した仰臥位となり，検者は膝蓋骨を外側に押す．このときに，患者が疼痛や不安感を訴えれば陽性とする．

　　2）記録方法

　　　陰性であれば「陰性」もしくは「－（マイナス）」，陽性であれば「陽性」もしくは「＋（プラス）」と記録する．

　　3）推測方法

　　　膝蓋骨の外側脱臼をみる検査で，「習慣性膝蓋骨脱臼」や「亜脱臼症候群」を示唆する．

【フェアバンクテスト　　　　【ゾーレンテスト】　　　　【下腿周径】
（アプリヘンジョンテスト）】

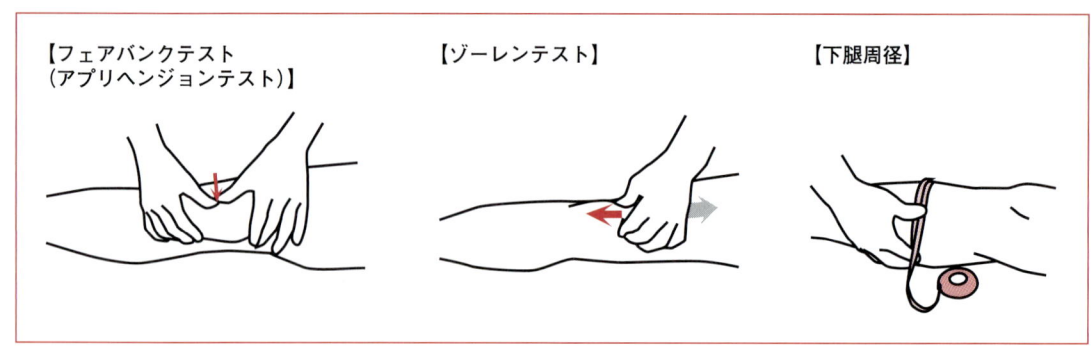

図3・21　膝の検査①の参考検査

b．ゾーレンテスト　Zholen Test

1）検査方法

患者は仰臥位で両下肢を伸展し，検者は膝蓋骨上縁を指で挟み遠位に向かって押さえ，患者に膝関節を伸展させるように大腿四頭筋に力を入れさせる．そのときに患者が疼痛を訴えた場合や軋轢音が聴取された場合を陽性とする．

2）記録方法

陰性であれば「陰性」もしくは「－（マイナス）」，陽性であれば「陽性」もしくは「＋（プラス）」と記録する．

3）推測方法

膝蓋骨の関節軟骨に器質的な病変がある場合は，膝関節が近位に牽引され大腿骨顆部の関節軟骨を滑ることで痛みや軋轢音が起こる．陽性では「膝蓋軟骨軟化症」を示唆する．

c．下腿周径

1）検査方法

患者は仰臥位で下肢を伸展し，検者は下腿の最も高いところに印をつけて，メジャーを巻き測定する．

2）記録方法

両側の周径を記録する．

3）記録方法

腓腹筋とヒラメ筋の萎縮を評価する所見となる．

X．膝の検査②

1　主要検査（図3・22）

　膝の検査①に引き続いて検査を行うが，膝に症状を訴える患者すべてに毎回行う必要はない．膝の検査②で陽性所見がみられる場合は，整形外科への受診を勧める．
　患者を仰臥位にさせ，検査は内反動揺テスト，外反動揺テスト，前方引き出しテスト，後方引き出しテスト，マクマレーテストの順に片側ずつ行う．反対側の検査を行う場合に，検者は立ち位置を移動せずに，同じ側から行う．

a．膝関節内反動揺・外反動揺テスト

1）検査方法

　患者は仰臥位となり，検者は一方の手で患者の下肢を下腿下部を持って台から持ち上げ，膝関節伸展位もしくは軽度屈曲位（20～30°）にし，もう一方の手を膝関節内側に当て外方に押し，同時に下腿の手を内方に動かすことで内反を強制する．内側に痛みがある場合や外側の関節裂隙が広がれば内反動揺テスト陽性とする．
　外反動揺テストでは左右の手を入れ替えて一方の手を関節外側に当て内方に押し，もう一方の手で下腿下部を持ち外方に動かすことで外反を強制する．外側に痛みがある場合や内側の関節裂隙が広がれば陽性とする．

2）記録方法

　陰性であれば「陰性」もしくは「－（マイナス）」，陽性であれば「陽性」もしくは「＋（プラス）」と書き，疼痛部位を記録する．

3）推測方法

　この検査はベーラーテスト（Böhler test）とも呼ばれ，膝関節に対して関節副運動検査の離開と圧迫を行う検査である．内反強制では足底が内側に向くように，外反強制では足底が外側に向くように操作する．鍼灸臨床で靱帯が完全に断裂した患者がくることは稀であり，靱帯が不安定なレベルでの来院者が多い．そのため膝関節は20～30°屈曲して，障害の検出力を上げて検査を実施する．20～30°屈曲では靱帯単独の損傷，0°でも不安定であれば他の合併損傷が疑われる．
　内反動揺テストで外側に痛みがあれば外側側副靱帯の損傷，内側に痛みがあれば内側半月板の損傷を疑う．外反動揺テストで内側に痛みがあれば内側側副靱帯，外側に痛みがあれば外側半月板の損傷を疑う．

164　第3章　特殊検査と鍼灸治療

【右内反動揺テスト】　【右外反動揺テスト】　【右前方引き出しテスト】　【右後方引き出しテスト】

【右内旋マクマレーテスト（方法1）】

【右外旋マクマレーテスト（方法1）】

【左内反動揺テスト】　【左外反動揺テスト】　【左前方引き出しテスト】　【左後方引き出しテスト】

【左内旋マクマレーテスト（方法1）】

【左外旋マクマレーテスト（方法1）】

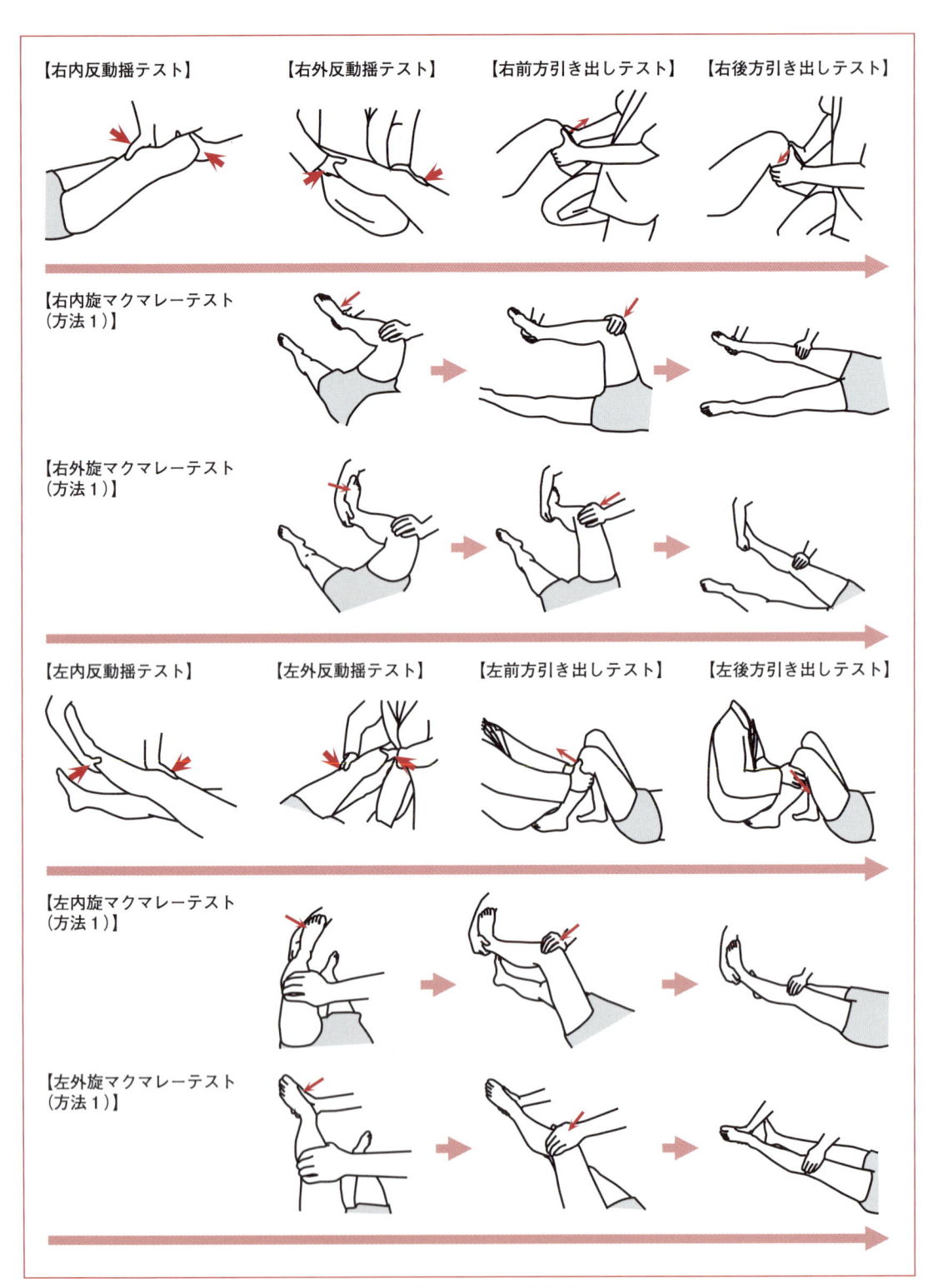

図3・22　膝の検査②の主要検査

b．前方・後方引き出しテスト　Drawer test

1）検査方法

患者は仰臥位で膝を立て90°屈曲した状態となり，検者は患者の足部が動かないように，患者の足背に自分の大腿をのせて固定し，脛骨近位を両手でつかんで後方から前方へ引っ張ったときに脛骨が前方へ突出すれば前方引き出しテスト陽性とする．同様に，前方から後方へ押し込んだときに脛骨が後方へ陥凹すれば後方引き出しテスト陽性とする．

2）記録方法

陰性であれば「陰性」もしくは「－（マイナス）」，陽性であれば「陽性」もしくは「＋（プラス）」と記録する．

3）推測方法

前方引き出しテスト陽性では「前十字靱帯損傷」，後方引き出しテスト陽性では「後十字靱帯損傷」を示唆する．

c．マクマレーテスト　McMurray test

1）検査方法

① 方法1

患者は仰臥位で右下肢を伸ばし，検者は一方の手で膝関節関節裂隙部を挟むようにつかみ，他方の手で足関節上部もしくは踵を保持し，患者の膝関節および股関節を最大屈曲させる．次いで，検者は患者の下腿を内旋して伸展させ，伸展させるまでに疼痛の訴えや弾発現象があれば陽性とする．

再度，患者の右の膝関節および股関節を最大屈曲させ，外旋してから伸展させる．検者は患者の踵を内側から手を回してつかみ，前腕掌側近位部に患者の母指内側を接触させ，テコの原理を使用して外旋させる．

同様に左側の膝関節に対して，内旋マクマレーテストと外旋マクマレーテストを行う．

② 方法2

患者は仰臥位で右下肢を伸ばし，検者は一方の手で膝関節関節裂隙部を挟むようにつかみ，他方の手で足関節下部もしくは踵を保持し，患者の膝関節および股関節を最大屈曲させる．次いで，膝関節を外側から内側へ押して外反かつ外旋した状態で，股関節を内旋させながら膝関節を伸展させ，内側関節裂隙後方に疼痛・弾発現象・軋轢音があれば陽性とする．再度，膝関節と股関節を最大屈曲させた後，膝関節を内側から外側へ押して内反かつ内旋した状態で，股関節を外旋させながら膝関節を伸展させ，外側関節裂隙で疼痛・弾発現象・軋轢音があれば陽性とする．同様にして，左側の膝関節に対して検査を実施する．

2) 記録方法

陰性であれば「陰性」もしくは「−（マイナス）」，陽性であれば「陽性」もしくは「＋（プラス）」と書き，外旋・内旋の別を記録する．

3) 推測方法

半月板には可動性があり，脛骨上関節面を移動する．伸展位では脛骨前方に移動し，屈曲位では後退する．また，回旋では大腿顆部の移動の適格に従うため，下腿外旋では外側半月板は脛骨上関節面を前進，内側半月板は後退し，内旋では外側半月板は後退，内側半月板は前進する．

屈曲位から外旋させて伸展する場合は，外側半月板が軸となり，大腿骨内側上顆は内側半月板の中節・後節の上を滑り，内旋させて伸展させる場合は内側半月板が軸となり，大腿骨外側上顆は外側半月板の中節・後節の上を滑る．大腿骨が滑るときに，半月板の中節・後節に障害があると疼痛・弾発現象・軋轢音が起こる．そのため本検査が陽性の場合は「半月板中節・後節の障害」が示唆される．

2 参考検査（図3・23）

a．アプレイの押し下げテスト　Appley compression test

1) 検査方法

患者は腹臥位で膝関節を90°屈曲させ，検者は患者の踵の上から大腿脛骨関節の半月板を強く圧迫しながら下腿を回旋させる．このとき患者が疼痛を訴えれば陽性とする．

2) 記録方法

陰性であれば「陰性」もしくは「−（マイナス）」，陽性であれば「陽性」もしくは「＋（プラス）」と書き，外側・内側の別を記録する．

3) 推測方法

膝関節に対する副運動検査の圧迫負荷である．疼痛が外側なら外側半月板の損傷，内側なら内側半月板の損傷を示唆する．

b．アプレイの引き上げテスト　Appley distraction test

1) 検査方法

患者は腹臥位で膝関節を90°屈曲させた状態で，検者は膝を患者の大腿の後面に軽くのせ大腿を固定し，患者の足関節部を持って引き上げながら回旋する．このとき患者が疼痛を訴えれば陽性とする．

2) 記録方法

陰性であれば「陰性」もしくは「−（マイナス）」，陽性であれば「陽性」もしくは「＋（プラス）」と書き，外側・内側の別を記録する．

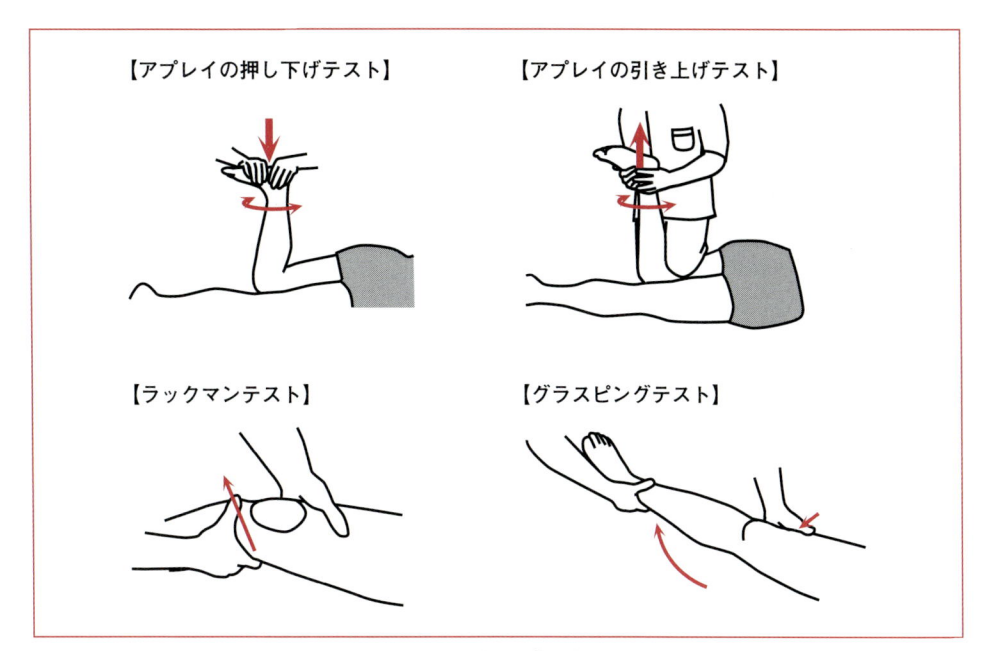

図3・23　膝の検査②の参考検査

3) 推測方法

　膝関節に対する副運動検査の離開負荷である．陽性では「関節包の障害」，「側副靱帯の障害」，「十字靱帯の障害」を示唆する．

c．ラックマンテスト　Lackman test

1) 検査方法

　患者は仰臥位で膝関節は20〜30°程度屈曲し，検者は一方の手で大腿部を固定し，他方の手を脛骨近位に置いて脛骨を後方より前方に引き出す．前方引き出しの程度が左右で異なれば移動の大きい側を陽性とする．もしくは，正常な膝関節を前方に引き出したときに認められる停止する感じ（エンドポイント）を触知できなければ陽性とする．

　この検査は前方引き出しテストよりも有用性が高いといわれている．

2) 推測方法

　前十字靱帯に対する離開検査である．「前十字靱帯断裂」がある場合は大腿骨に対し脛骨が前方に亜脱臼してくる．

d．グラスピングテスト　grasping test

1) 検査方法

　患者は座位もしくは仰臥位で膝関節を屈曲し，検者は患者の大腿骨外側上顆より2〜3cm近位の腸脛靱帯に圧迫を加え，患者に膝関節を伸展させ，痛みを訴えたら陽性とする．

2) 推測方法

腸脛靱帯に圧迫負荷をかける検査で，陽性では「腸脛靱帯炎」を示唆する．

3 膝の代表的な疾患と鍼灸治療

膝の疾患には変形性膝関節症，膝蓋軟骨軟化症，膝蓋靱帯炎，オスグット・シュラター病などがあり，人体を支える関節であることから支持組織の障害として症状を現す．

a．代表的な疾患

1) 変形性膝関節症　osteoarthritis of the knee

膝痛患者のほとんどが変形性膝関節症であるといわれている．特に50歳以上から急増し，男性よりも女性の罹患が多い．症状は動作開始時痛，立ち上がり痛，階段昇降時痛，正座痛，歩行痛などがある．

関節軟骨の退行性変化を基盤とする軟骨・骨の増殖性変化，半月板の変性・摩耗・断裂，靱帯の過緊張・変性・弛緩，関節包の肥厚や滑膜の炎症，大腿四頭筋の萎縮などによって，関節およびその周辺組織の変形や機能障害をきたす．そのため変形性膝関節症は軟骨・骨の検査，半月板の検査，靱帯の検査，関節包・滑膜・滑液包の検査，大腿四頭筋の検査を行い総合的に病態を把握する．

2) 膝蓋軟骨軟化症

ジャンプ動作やランニングなどを繰り返し行い，大腿膝蓋関節に負荷がかかることで膝蓋軟骨が軟化もしくは亀裂をきたし，膝蓋骨の圧迫痛，膝の不安定感，疼痛などの症状を示す．女性の発症率が高い．

3) 膝蓋靱帯炎（ジャンパー膝　jumper knee）

ジャンプ動作など膝関節の曲げ伸ばしを繰り返し行うことで，大腿四頭筋・膝蓋靱帯に負担がかかり，膝蓋骨周囲に痛みをきたす．

4) オスグット・シュラター病　Osgood-Schlatter disease

骨の成長期に，筋肉や腱の成長が追いつかず骨が剥がれて生じる．ジャンプ動作やランニングなどで腱に牽引力が働き，付着部が剥がれ，痛みを自覚する．

b．治療の考え方

1) 痛みがある場合

① 収縮組織・伸展組織，支持組織（骨・関節面・靱帯・関節包）

膝関節の動作（屈曲，伸展，内旋，外旋）により痛みが誘発される場合は，収縮組織，伸展組織を確認し，痛みの部位に「鎮痛」を目的として刺鍼を行う．痛みが膝関節の支持組織に由来する場合は，関節内への刺入は行わず，組織周囲に対して鎮痛を目的に刺鍼を行う．滑液包に由来すると考えられる場合は，直接滑液包内へ刺入せず，「局所の

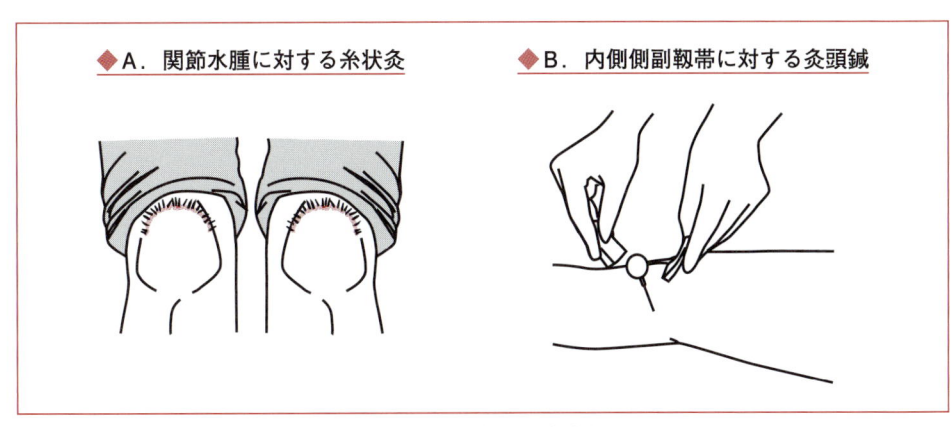

◆A．関節水腫に対する糸状灸　　◆B．内側側副靱帯に対する灸頭鍼

図3・24　膝疾患の施術例

代謝改善」などを目的として周囲に刺鍼もしくは施灸を行う．水腫は灸の効果が高く，糸状灸などの手技を有効に活用して治療する（**図3・24A**）．以下ⓐ→ⓓの順に刺激強度が高くなる．

　ⓐ 患者は安静位で，検者は触診によって痛みが誘発される部位を確かめて鍼を刺し，置鍼する．鍼による痛みの再現や誘発はなくても良い．

　ⓑ 患者は安静位で，検者は触診によって痛みが誘発される部位を確かめて鍼を刺し，触診で誘発された痛みもしくは症状と同じ痛みを患者が感覚したら速やかに抜鍼する．

　ⓒ 痛みの誘発する肢位で誘発部位を確認して鍼を刺入し，痛みが再現されたら抜鍼する．

　ⓓ 患者は安静位で，検者は触診によって痛みが誘発される部位を確かめて鍼を刺し，筋を収縮もしくは伸展させて雀啄を行い，再び安静位に戻して抜鍼する．

2）痛みがなく，運動制限がある場合

① 収縮組織

ⓐ 神経組織の異常がない場合

収縮筋の筋力低下が示唆されるときは筋力の維持・増強を図るために運動療法を行い，鍼灸治療は当該組織の代謝促進や循環改善を目的として補助的に行う．

ⓑ 神経組織の異常がある場合

筋力低下の原因が神経障害にあるときは，神経に対するアプローチを加える．

② 伸展組織

伸展組織の緊張・短縮・拘縮によって動作が制限されている場合は，「緊張緩和」や「組織の柔軟性向上」を目的として，筋や腱に治療を行う．また，ストレッチ療法が有効である．

③ 支持組織（骨・関節面・靱帯・関節包）

障害と考えられる支持組織付近の「浮腫軽減」や「圧迫緩和」，「柔軟性向上」を目的として，刺鍼する．温めることによって症状が軽減することが多いことから，灸頭鍼など

表3・10 筋収縮の種類と効果の特徴

	コンセントリック （短縮性筋収縮）		アイソメトリック （等尺性筋収縮）	エキセントリック （伸張性筋収縮）
	初動負荷	終動負荷		
運動の形態	負荷をかけながら筋肉を縮める		負荷をかけながら状態を維持する	負荷をかけながら筋肉を伸ばす
	動作の最初に最も大きな力を出して，その後は惰性で流す	動作の最初から最後まで，常にほぼ同じ速度，同じ負荷を維持する		
鍛えられる個所	遅筋→速筋		神経系機能	速筋
筋肥大	△	◎	△	◎
最大筋力	上がる		上がる	上がる
エネルギー消費	大	小	小	小
筋肉痛	なりにくい		なりにくい	なりやすい（筋破壊が起こる，回復に時間を要する）
運動能力	◎上がる	△	△	○
瞬発力	◎上がる	△	△	△
選択的負荷	低	中	高	中
関節負荷	高	中	低	中
怪我の危険性	高	低	低	中

の温熱療法の併用が効果的である（図3・24B）．

c．運動療法について

　筋収縮にはコンセントリック（短縮性筋収縮，求心性収縮），アイソメトリック（等尺性筋収縮，静止性収縮），エキセントリック（伸張性筋収縮，遠心性収縮）がある（表3・10）．コンセントリックは自動運動によって筋を短縮させながら収縮させる運動形態である．アイソメトリックは伸展組織を伸展させず，支持組織にかかる負荷を最小にして，収縮組織の筋の長さが変わらない状態で，筋を収縮させる運動形態である．エキセントリックは筋収縮を起こした状態で筋を伸張させる運動形態である．

　ダンベルを持って肘関節を屈曲させる上腕二頭筋を例にすると，ダンベルを持ち上げる動作が短縮性筋収縮，ダンベルを持ち上げた状態で保持するのが等尺性筋収縮，ダンベルを下ろしていく動作が伸張性筋収縮である．

　障害に対する運動療法は，怪我の危険性が低い運動形態を選択する．危険性が低い運動はアイソメトリックおよびコンセントリックの動作開始から終了までほぼ同じ速度で同じ負荷をかける終動負荷である．アイソメトリックとコンセントリック終動負荷には，怪我の危険性が低いだけでなく，エネルギー消費量が少なく，筋肉痛になりにくい利点がある．特にアイソメトリックは神経系機能障害に有効な運動療法として用いられ

◆ A．パテラセッティング訓練

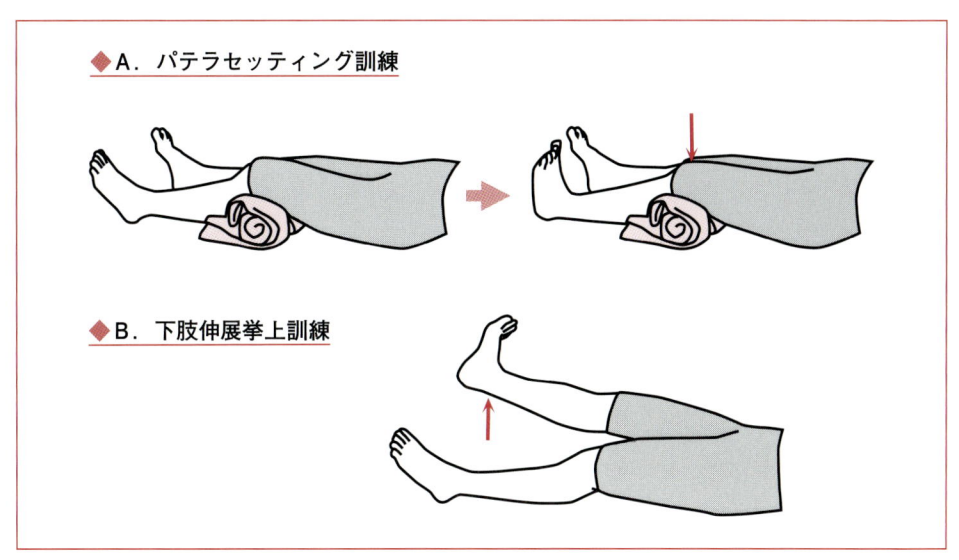

◆ B．下肢伸展挙上訓練

図3・25　膝の運動療法

ている．

　膝関節疾患が長期化した患者では大腿四頭筋の萎縮や筋力低下は必発症状であり，これらは病変が進行するにつれて顕著となるが，四頭筋の筋力を増強することによって愁訴は改善される傾向が強い．四頭筋の筋力増強のための運動療法はアイソメトリックで行う．代表的な方法にはパテラセッティング訓練（patella setting exercise）や下肢伸展挙上訓練（straight leg raising exercise）がある（図3・25）．

　パテラセッティング訓練は，仰臥位で枕もしくはタオルを丸めて膝の下に入れ，足首を手前に曲げて，膝の下に入れた枕もしくはタオルを膝の力でつぶした状態を5〜10秒間保持する．10回1セットとして1日3セット程度行う．下肢伸展挙上訓練は，仰臥位で下肢を伸展したまま10〜30°挙上し，5〜10秒間保持する．10回を1セットとして1日3セット程度行う．

　他の関節において，アイソメトリックによる運動療法を実施する場合は，徒手筋力検査がそのままアイソメトリックによる運動療法の手法となる．

課題

1) 検　査
　片側の腰の鑑別検査，膝の検査①，膝の検査②を1分30秒で行えるように練習する．
2) 運動療法
　第4章の各項についてコンセントリック，アイソメトリック，エキセントリックの負荷方法を写真もしくは図によって説明する資料を作成する．写真を用いる場合の被験者は自分とし，代償運動（トリックモーション）が起こらないように主動作筋の収縮を意識する．
　コンセントリックは終動負荷で行い，他者が負荷をかけ，開始時と終了時の図を作成する．アイソメトリックは自分で負荷をかけている構図とする．エキセントリックは自分で負荷をかけ，開始時と終了時の図を作成する．

第4章 骨運動検査のための知識

1 頸部前屈

◆主動作筋

筋, 支配神経	起始	停止
胸鎖乳突筋 　副神経 　頸神経叢（C2,3）	胸骨頭：胸骨柄の前面上縁 鎖骨頭：鎖骨内側1/3の前面上縁	乳様突起先端から上端の外側面 後頭骨上項線の外側半分

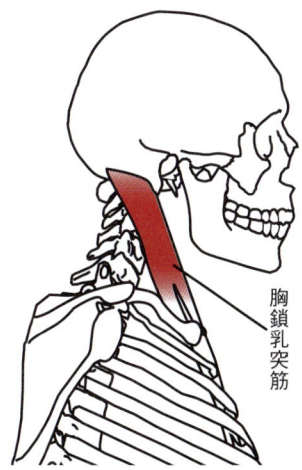

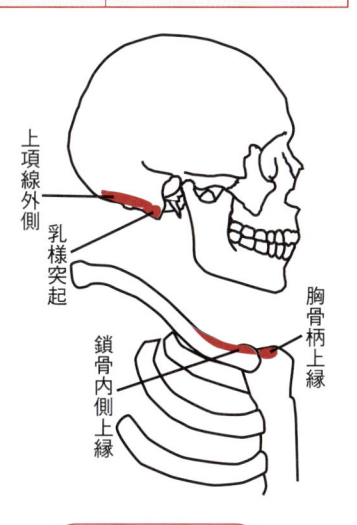

◆関節可動域

参考可動域	60°
基本軸	肩峰を通る床への垂直線
移動軸	外耳孔と頭頂を結ぶ線
測定肢位	仰臥位，座位

MMT（Fair）
〈移動前〉
〈自動運動＋重力負荷〉
60°

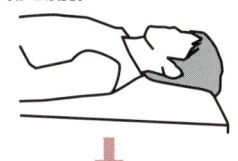

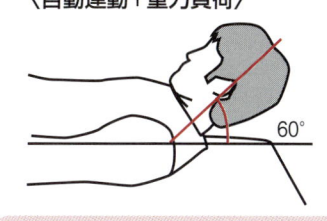

MMT（Normal）
仰臥位で，胸郭下部を押さえ，額に抵抗を加え，前屈させる．

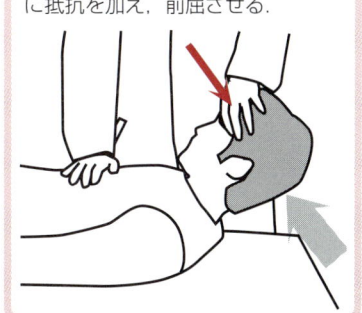

（図中ラベル：上項線外側，乳様突起，鎖骨内側上縁，胸骨柄上縁，胸鎖乳突筋）

補助筋

- 頭頂筋
- 頸長筋
- 前斜角筋
- 中斜角筋
- 前頭直筋（環椎後頭関節のみ）
- 舌骨下筋群

運動を制限する因子

- 頸部後方筋群の緊張
- 項靱帯・後縦靱帯・黄色靱帯・棘間靱帯・棘上靱帯の緊張
- 椎体前下縁とその下の椎体表面とが前方で衝突
- 椎間板が前方で圧縮

固定

- 前方腹直筋の収縮
- 胸郭および上肢の重み

2 頸部後屈

◆主動作筋

筋，支配神経	起　始	停　止
僧帽筋上部線維 　副神経 　頸神経叢（C3,4）	外後頭隆起 上項線内側1/3 項靱帯	鎖骨外側1/3の後縁 肩峰 肩甲棘
頭板状筋 　C3～5後枝	項靱帯下半分 C7～T3棘突起	後頭骨の上項線外側1/3 側頭骨乳様突起
頸板状筋 　C6～8後枝	T3～6棘突起 項靱帯	C1～4横突起
頭棘筋・頭半棘筋 　脊髄神経後枝	C4～7関節突起 T1～7横突起	後頭骨の上項線と下項線の間
頸腸肋筋 　脊髄神経後枝	第3～6肋骨の肋骨角	C4～6横突起の後結節
頭最長筋 　脊髄神経後枝	C4～7関節突起 T1～5横突起	乳様突起後縁
頸最長筋 　脊髄神経後枝	T1～5横突起	C2～6横突起の後結節
頸棘筋 　C2～8後枝	項靱帯下部 C7棘突起 T1,2棘突起	環椎棘突起 C2,3棘突起
頸半棘筋 　C2～8後枝	T1～6横突起	C2～5棘突起

（補助筋）

多裂筋
上・下頭斜筋
大・小後頭直筋
肩甲挙筋
胸鎖乳突筋

（運動を制限する因子）

頸部前方筋群の緊張
前縦靱帯の緊張
棘突起同士の衝突

（固　定）

胸郭にある脊柱伸展筋群の収縮と肩甲骨・鎖骨下制筋群の収縮
体幹と上肢の重み
前縦靱帯
前部線維輪

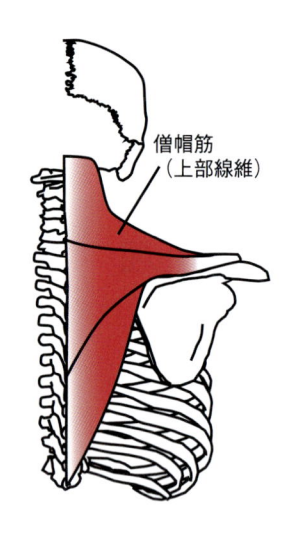

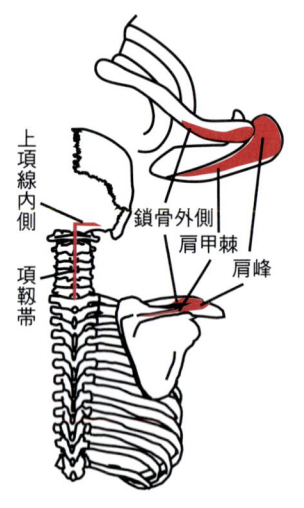

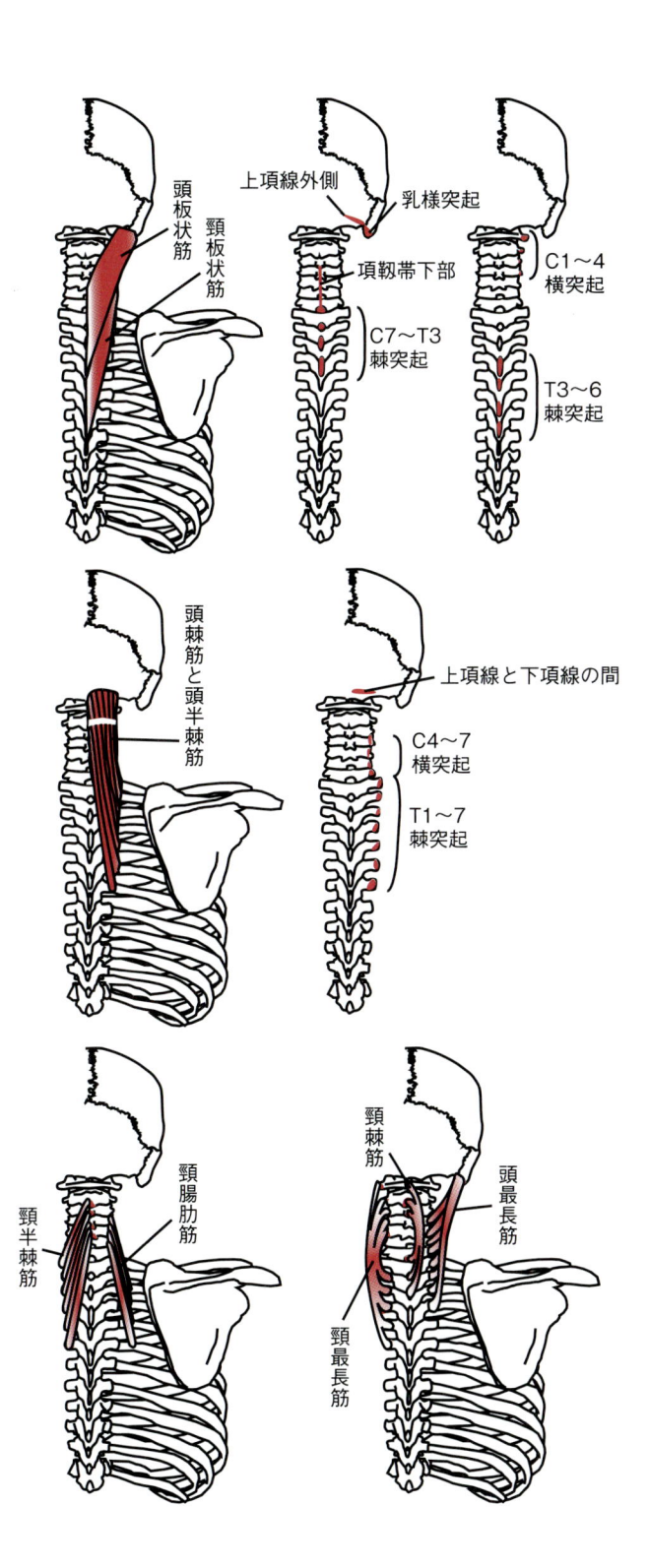

2. 頸部後屈　**175**

頭板状筋
頸板状筋

上項線外側
乳様突起
項靱帯下部
C1〜4 横突起
C7〜T3 棘突起
T3〜6 棘突起

頭棘筋と頭半棘筋

上項線と下項線の間
C4〜7 横突起
T1〜7 棘突起

頸半棘筋
頸腸肋筋
頸棘筋
頭最長筋
頸最長筋

◆関節可動域

参考可動域	50°
基本軸	肩峰を通る床への垂直線
移動軸	外耳孔と頭頂を結ぶ線
測定肢位	腹臥位，座位

MMT（Fair）
〈移動前〉

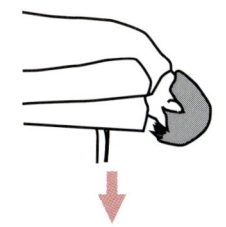

〈自動運動＋重力負荷〉
50°

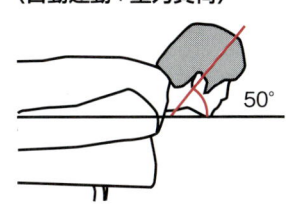

MMT（Normal）
　腹臥位で頸を前に曲げて垂れた肢位で，上部胸郭と肩甲骨を押さえた状態から，患者の後頭部に抵抗を加え，頸椎の全運動範囲にわたって後方に伸展させる．
　片側の伸筋を検査する場合は，頭部を片側に回旋した状態で伸展させる．

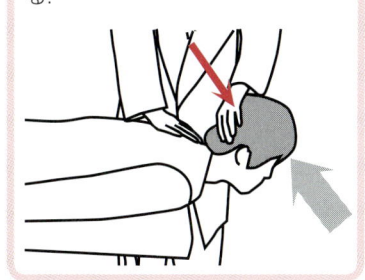

3 肩関節90°屈曲（前方挙上）

◆ 主動作筋

筋，支配神経	起　始	停　止
三角筋前部線維 腋窩神経（C5,6）	鎖骨外側1/3前縁	上腕骨骨幹中央部近くの外側にある三角筋粗面
烏口腕筋 筋皮神経（C6,7）	烏口突起尖端	三角筋粗面と反対側の上腕骨内側

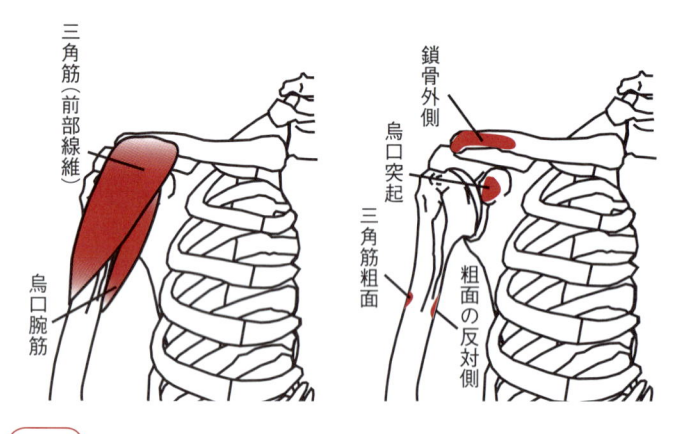

◆ 関節可動域

参考可動域	180°
基本軸	肩峰を通る床への垂直線（座位・立位）
移動軸	上腕骨
測定肢位	前腕は中間位

補助筋
三角筋中部線維
大胸筋鎖骨部線維
上腕二頭筋短頭

運動を制限する因子
運動が90°までのため制限因子はない
最終可動域では大円筋，広背筋の緊張

固　定
僧帽筋上部線維と前鋸筋の収縮
（肩甲骨を上方に回旋し固定する助けをしている）

MMT（Fair）
〈移動前〉

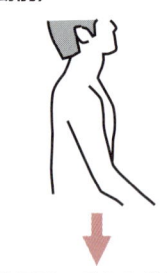

〈自動運動＋重力負荷〉

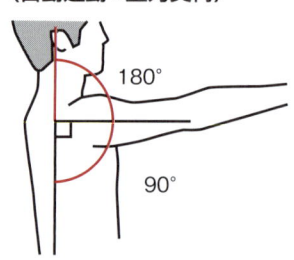

MMT（Normal）
　患者は上肢を体の横に垂らし，肘関節を軽く屈曲して座る．検者は一方の手で肩甲骨をつかんで固定し，患者に手掌を反対側に向けさせた状態で，肘関節の上に抵抗を加えて，上肢を90°まで前方挙上させる．

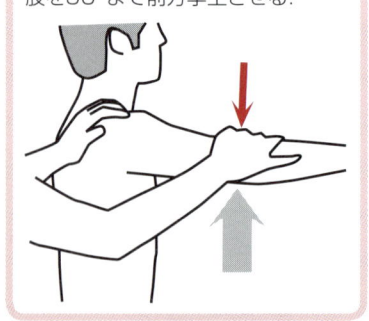

4 肩関節伸展(後方挙上)

◆主動作筋

筋，支配神経	起　始	停　止
広背筋 　胸背神経（C6〜8）	腸骨稜上縁 T7〜S5棘突起 第9〜12肋骨 肩甲骨下角 胸腰筋膜	上腕骨前面の小結節稜
大円筋 　肩甲下神経（C5〜7）	肩甲骨下角外側面	広背筋の後方で上腕骨小結節稜
三角筋後部線維 　腋窩神経（C5,6）	肩甲棘後縁の下唇	上腕骨骨幹中央部の外側にある三角筋粗面

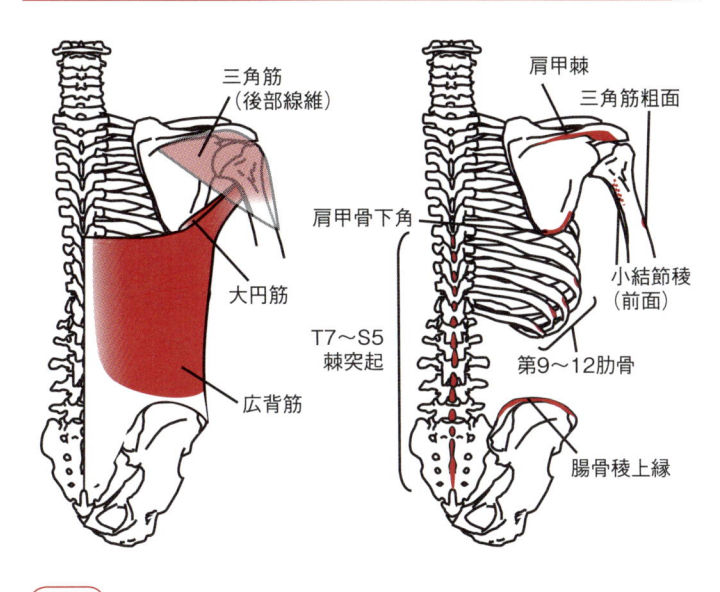

◆関節可動域

参考可動域	50°
基本軸	肩峰を通る床への垂直線 （座位・立位）
移動軸	上腕骨
測定肢位	前腕は中間位

MMT（Fair）
〈移動前〉

〈自動運動＋重力負荷〉
50°

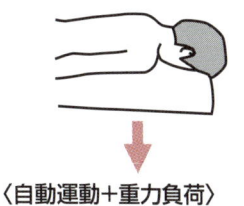

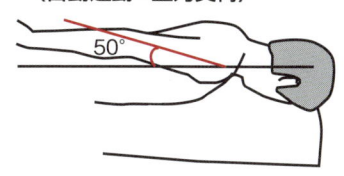

MMT（Normal）
患者は腹臥位で肩関節を内旋させ，手掌を上向きにし，検者は肩甲骨をつかんで固定する．肘関節の上に抵抗を加え，上肢を後方挙上させる．

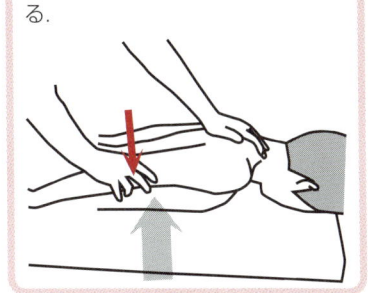

補助筋
小円筋
上腕三頭筋長頭

運動を制限する因子
肩関節屈曲（前方挙上）筋群の緊張
上腕骨大結節と肩峰の衝突

固定
菱形筋と僧帽筋の収縮
体幹の重み

5 肩関節90°外転（側方挙上）

◆主動作筋

筋，支配神経	起始	停止
三角筋中部線維 腋窩神経（C5,6）	肩峰外側縁	上腕骨骨幹中央近くの外側にある三角筋粗面
棘上筋 肩甲上神経（C4,5）	棘上窩内側2/3	上腕骨大結節上の3つの凹みの最も上

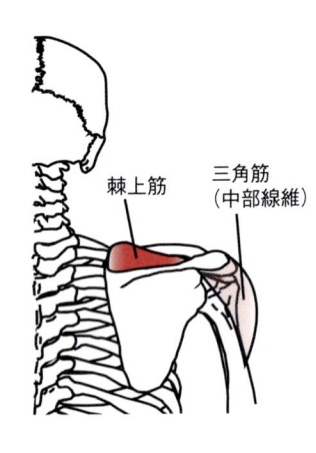

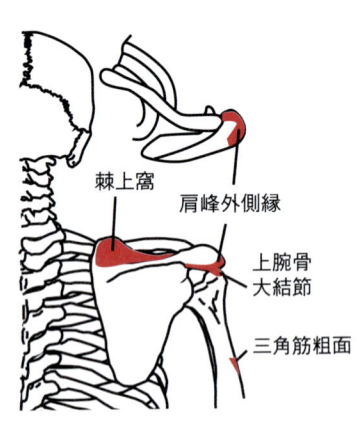

◆関節可動域

参考可動域	180°
基本軸	肩峰を通る床への垂直線（座位・立位）
移動軸	上腕骨
測定肢位	90°以上で前腕回旋

補助筋
三角筋前部・後部線維
前鋸筋（肩甲骨への直接作用）
上腕二頭筋長頭
上腕三頭筋長頭

運動を制限する因子
関節上腕靱帯の緊張

固　定
僧帽筋上部線維と前鋸筋の収縮
（肩甲骨を固定するとともに上方に回旋する助けをしている）

MMT（Fair）
〈移動前〉
〈自動運動＋重力負荷〉

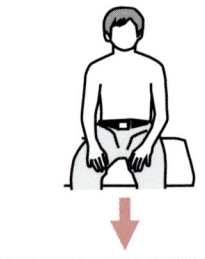

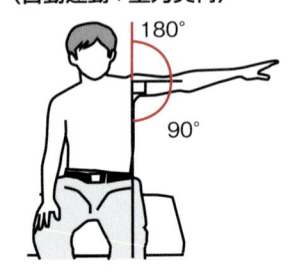

MMT（Normal）
　患者は前腕中間位で上肢を垂れた座位をとり，肘関節はやや屈曲し，検者は肩甲骨を押さえて固定し，肘関節の近位に抵抗を加え，患者に手掌を下に向けたまま，肩関節で外旋することなく，上肢を90°まで外転（側方挙上）させる．

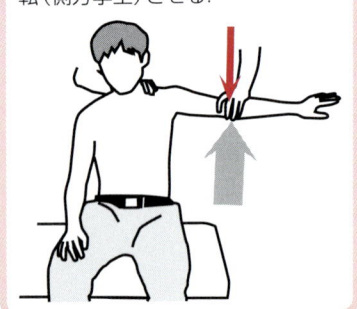

6 肩関節水平伸展(外分回し)

◆主動作筋

筋, 支配神経	起始	停止
三角筋後部線維 腋窩神経(C5,6)	肩甲棘後縁の下唇	上腕骨骨幹中央部の外側にある三角筋粗面

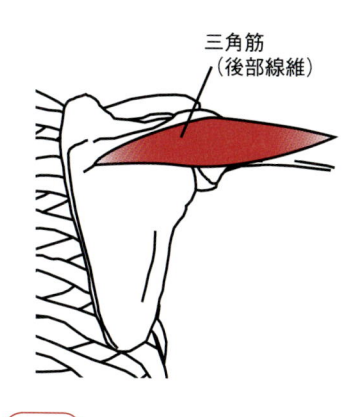

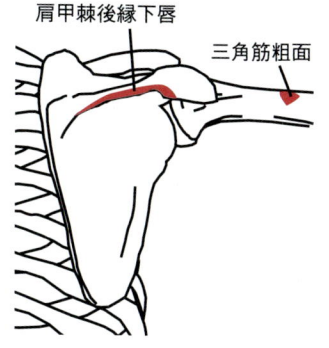

◆関節可動域

参考可動域	30°
基本軸	肩峰を通る矢状面への垂直線
移動軸	上腕骨
測定肢位	肩外転位90°

補助筋

棘下筋
小円筋
三角筋中部線維
広背筋
大円筋

運動を制限する因子

大胸筋と三角筋前部線維の緊張
中・下関節上腕靱帯の緊張

固 定

大・小菱形筋と僧帽筋(主に中部・下部線維)の収縮

MMT(Fair)
〈移動前〉

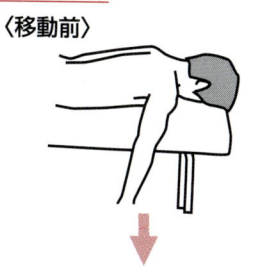

〈自動運動+重力負荷〉

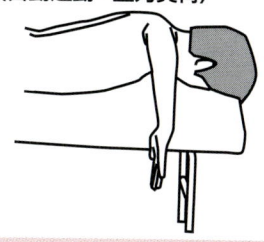

MMT(Normal)
　患者は腹臥位で肩関節を90°外転(側方挙上)して前腕を台の縁から出して垂直に垂らす．検者は患者の肩甲骨を押さえて固定し，肘関節に抵抗を加え，患者に肘を後ろに引くように水平伸展をさせる．
　この運動は肩甲骨上腕関節間で起こるものであるため，胸郭と肩甲骨の間での運動が加わらないように注意する．

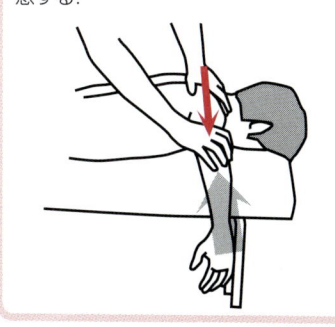

7 肩関節水平屈曲（内分回し）

◆主動作筋

筋，支配神経	起　始	停　止
大胸筋 　内側・外側胸筋神経（C5〜T1）	鎖骨内側半分の前面 第1〜6肋骨肋軟骨と胸骨前面	上腕骨大結節稜

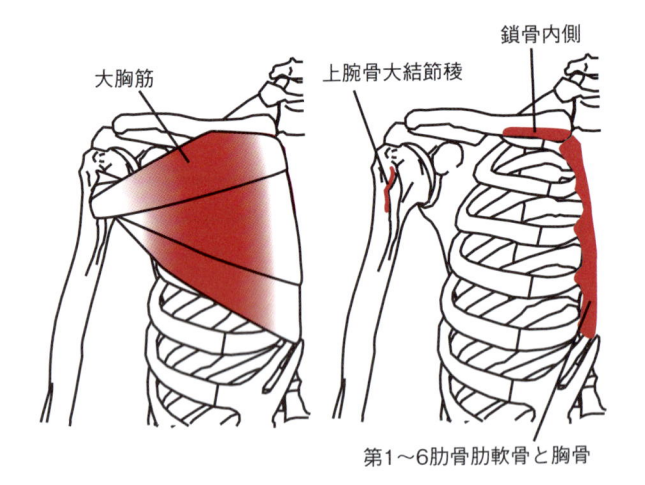

◆関節可動域

参考可動域	135°
基本軸	肩峰を通る矢状面への垂直線
移動軸	上腕骨
測定肢位	肩関節90°外転位

MMT（Fair）
〈移動前〉

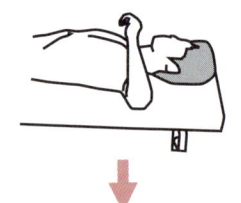

〈自動運動＋重力負荷〉

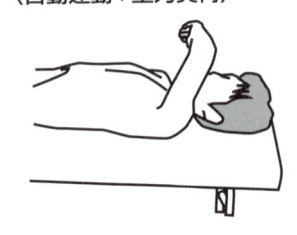

補助筋
三角筋前部線維
烏口腕筋
肩甲下筋

運動を制限する因子
肩関節伸展（後方挙上）筋群の緊張
上腕と体幹のぶつかり

固　定
極度に水平屈曲（内分回し）したときには同側の外腹斜筋の収縮が起こる

MMT（Normal）
　患者は仰臥位で上肢を90°外転（側方挙上）し，検者は肘関節よりやや上部に抵抗を加え，患者に水平屈曲（内分回し）をさせる．

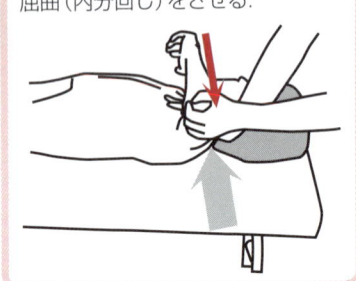

8 肩関節外旋

◆主動作筋

筋, 支配神経	起　始	停　止
棘下筋 　肩甲骨上神経 　（C4～6）	棘下窩の内側2/3	上腕骨大結節上の中央の凹み
小円筋 　腋窩神経(C5,6)	肩甲骨外側縁	上腕骨大結節上にある3個の凹みのうちの最も下の部分

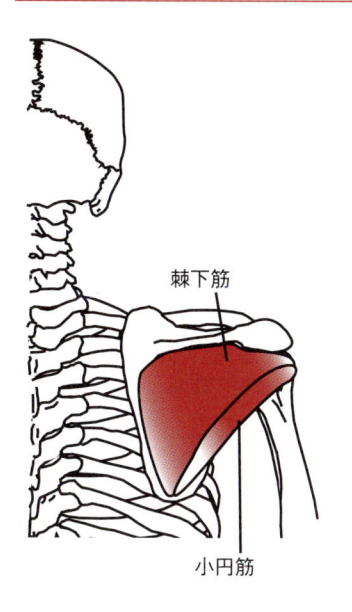

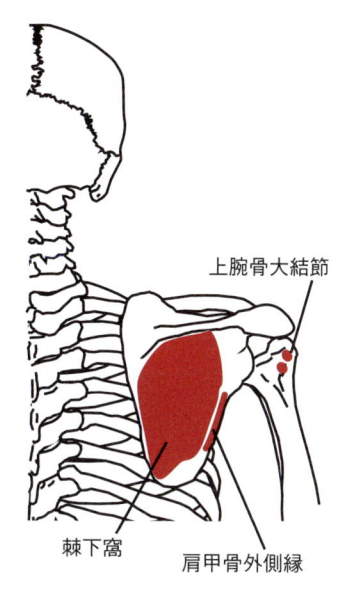

◆関節可動域

参考可動域	80°
基本軸	肘を通る前額面への垂直線
移動軸	尺骨
測定肢位	前腕中間位・肘関節90° （＋肩外転90°）

MMT（Fair）
〈移動前〉

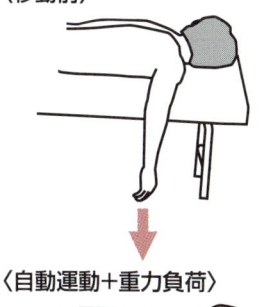

〈自動運動＋重力負荷〉

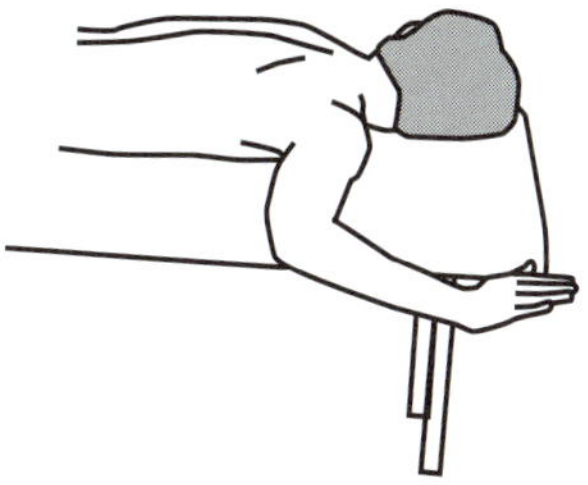

MMT（Normal）
患者は腹臥位で肩関節を90°外転（側方挙上）し，前腕は台の縁から垂らす．検者は上腕を回旋運動ができる程度に押さえて固定して，手関節の上に抵抗を加え，患者に前腕を前方に持ち上げさせる．

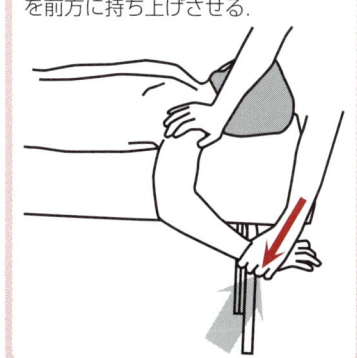

（補助筋）

三角筋後部線維

（運動を制限する因子）

肩関節内旋筋群の緊張
中関節上腕靱帯・下関節上腕靱帯前束と烏口上腕靱帯の緊張

（固　定）

僧帽筋と大・小菱形筋の収縮によって肩甲骨を固定する

9 肩関節内旋

◆主動作筋

筋，支配神経	起 始	停 止
肩甲下筋 　肩甲下神経（C5〜7）	肩甲骨前面の内側2/3 肩甲骨腋窩縁上の溝の下部2/3	上腕骨小結節
大胸筋 　内側・外側胸筋神経 　（C5〜T1）	鎖骨内側半分の前面 第1〜6肋骨肋軟骨と胸骨前面	上腕骨大結節稜
広背筋 　胸背神経（C6〜8）	腸骨稜上縁 T7〜S5棘突起 第9〜12肋骨 肩甲骨下角 胸腰筋膜	上腕骨前面の小結節稜
大円筋 　肩甲下神経（C5〜7）	肩甲骨下角外側面	広背筋の後方で上腕骨小結節稜

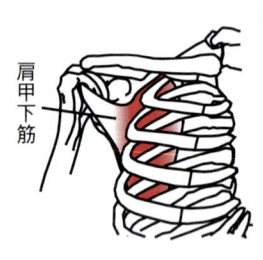

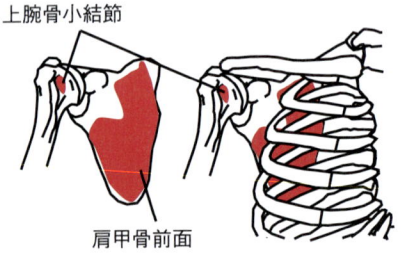

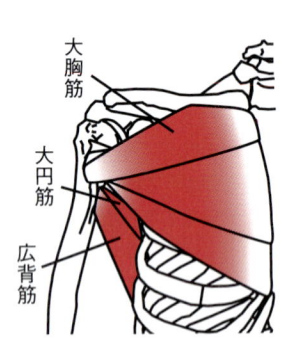

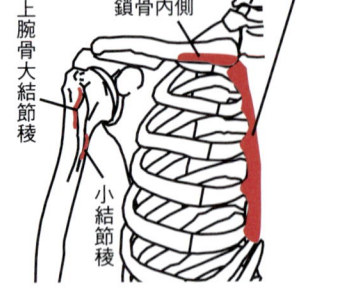

◆関節可動域

参考可動域	80°
基本軸	肘を通る前額面への垂直線
移動軸	尺骨
測定肢位	前腕中間位・肘関節90°（＋肩外転90°）

MMT（Fair）
〈移動前〉 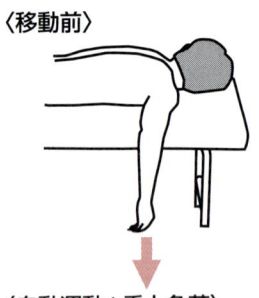
〈自動運動＋重力負荷〉

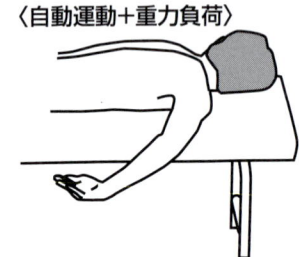

MMT（Normal）
患者は腹臥位で，関節は90°外転（側方挙上）し，上腕は台の上に置き，前腕は台の縁から垂直に垂れ下げる．検者は上腕を回旋できる程度に押さえて固定し，前腕の手関節部の上に抵抗を加え，患者に前腕を後上方に持ち上げさせて肩関節を内旋させる．

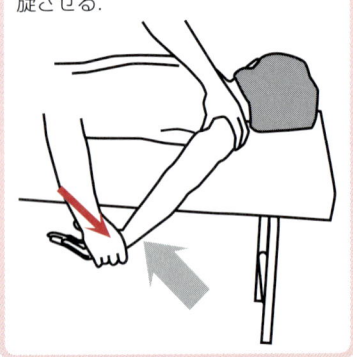

補助筋
三角筋前部線維

運動を制限する因子
肩関節外旋筋群の緊張
下関節上腕靱帯後束の緊張

固定
体幹の重み
僧帽筋と大・小菱形筋の収縮による肩甲骨の固定

10 肩甲骨外転・上方回旋

◆主動作筋

筋，支配神経	起　始	停　止
前鋸筋 長胸神経（C5～7）	第1～8肋骨前部外側	肩甲骨内側縁の前面

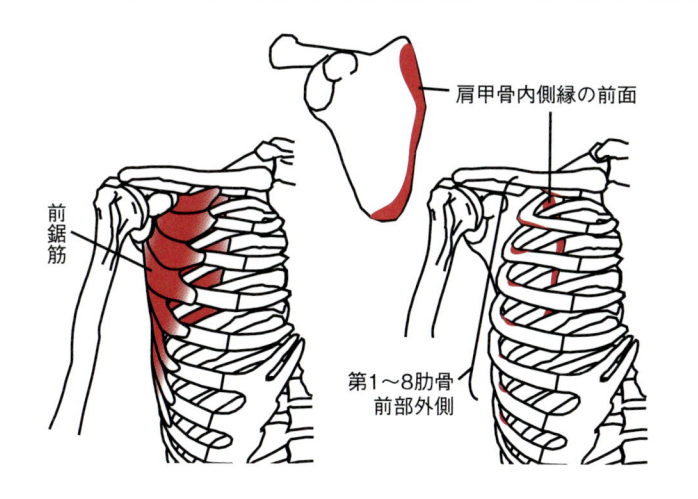

肩甲骨内側縁の前面

前鋸筋

第1～8肋骨前部外側

補助筋
大胸筋
小胸筋

運動を制限する因子
僧帽筋と大・小菱形筋の緊張
菱形靱帯（烏口鎖骨靱帯の一部）の緊張
（肩甲骨が鎖骨を越えて前方回旋するのを制限）

固　定
肩甲骨過外転時は同側外腹斜筋の牽引が加わり固定効果を起こす
胸郭の重み

MMT（Fair）
〈移動前〉

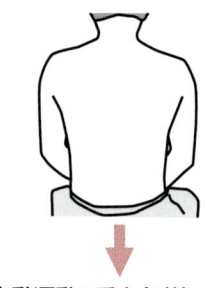

〈自動運動＋重力負荷〉

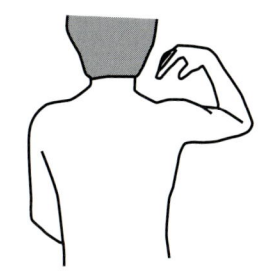

MMT（Normal）
患者は座位で腕を前方90°に上げて肘関節を屈曲させ，検者は患者の側面に立ち，一方の手で背部から患者の胸郭を押さえて固定し，もう一方の手で患者の肘をつかみ腕を後方に押す抵抗を加え，患者は腕を前方につき出し肩甲骨を外転する．その際，肩甲骨内側縁が胸郭から浮き出る翼状（winging）の有無も観察する．

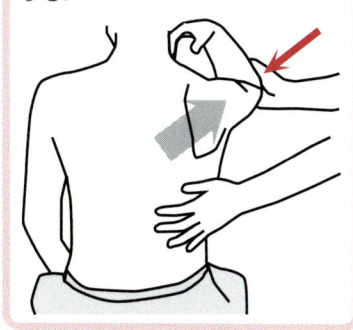

11 肩甲骨挙上

◆主動作筋

筋，支配神経	起 始	停 止
僧帽筋上部線維 　副神経 　頸神経叢（C3,4）	外後頭隆起 上項線内側1/3 項靱帯	鎖骨外側1/3後縁 肩峰 肩甲棘
肩甲挙筋 　頸神経（C3,4） 　肩甲背神経（C5）	C1〜4横突起後部の結節	肩甲骨内側縁で肩甲棘 と上角の間

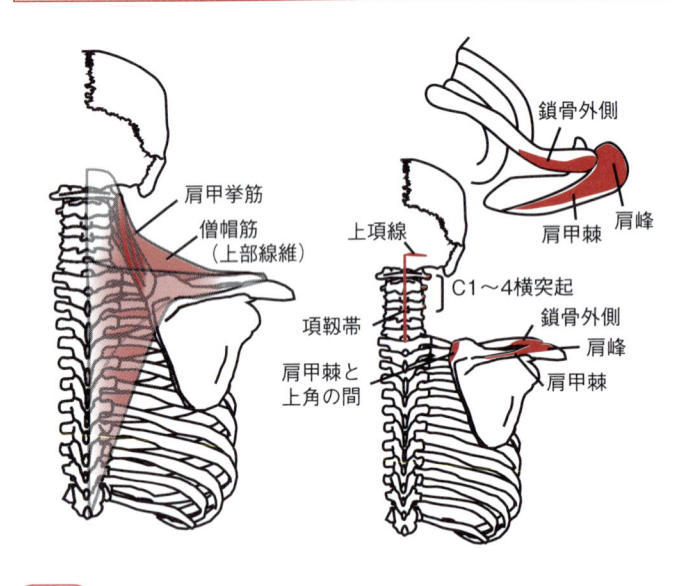

MMT（Fair）
〈移動前〉

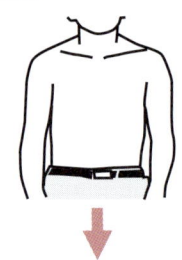

⬇

〈自動運動＋重力負荷〉

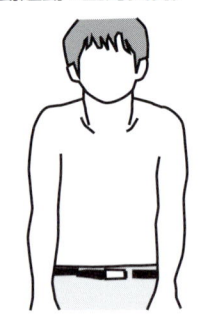

肩甲挙筋
僧帽筋（上部線維）
上項線
項靱帯
肩甲棘と上角の間
C1〜4横突起
鎖骨外側
肩峰
肩甲棘

補助筋

大・小菱形筋

運動を制限する因子

鎖骨下筋と僧帽筋下部線維の緊張
肋鎖靱帯の緊張

固 定

頸椎屈筋の収縮（座位で検査するとき）
頭部の重み（腹臥位で検査するとき）

MMT（Normal）
患者は両腕を体側に垂れて座り，検者は患者の肩の上に，下に押し下げるように抵抗を加え，患者に肩を挙上させる．

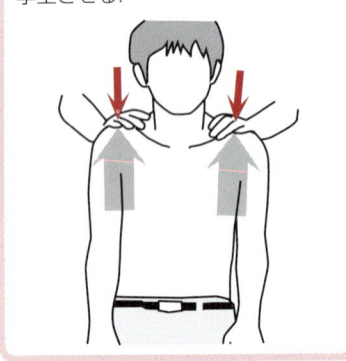

12 肩甲骨内転

◆ 主動作筋

筋，支配神経	起 始	停 止
大・小菱形筋 　肩甲背神経（C4,5）	C7～T5棘突起	肩甲骨内側縁で肩甲棘の基部と下角との間
僧帽筋中部線維 　副神経 　頸神経叢（C3,4）	C7～T6棘突起	鎖骨 肩峰 肩甲棘

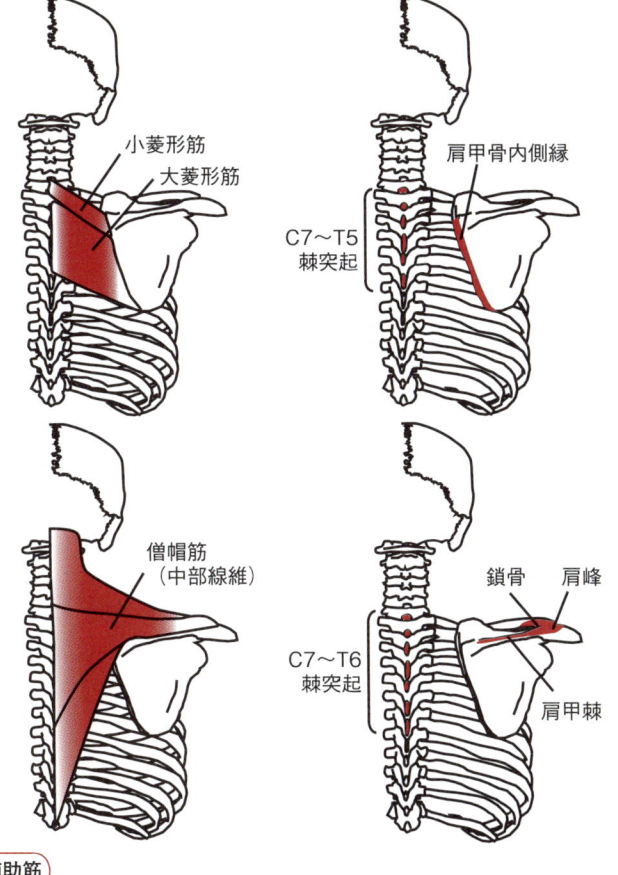

小菱形筋
大菱形筋

肩甲骨内側縁
C7～T5棘突起

僧帽筋（中部線維）

鎖骨　肩峰
C7～T6棘突起
肩甲棘

補助筋
　僧帽筋上部・下部線維

運動を制限する因子
　大・小胸筋と前鋸筋の緊張
　円錐靱帯（烏口鎖骨靱帯の一部）の緊張
　（肩甲骨が鎖骨を越えて後方回旋するのを制限）
　肩甲骨内側縁と傍背柱筋群との接触

固　定
　体幹の重み

MMT（Fair）
〈移動前〉

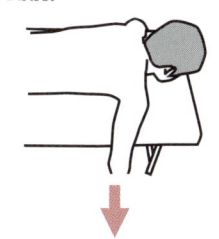

〈自動運動＋重力負荷〉

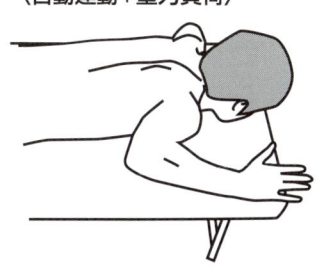

MMT（Normal）
患者は腹臥位で肩関節を90°外転，外旋位で肘関節を90°屈曲し，検者は胸郭を押さえて固定して運動が肩関節でなく主に肩甲骨と胸郭との間で行われるようにさせながら，上肢を水平外転させる．僧帽筋中部の力が肩甲骨を内転し固定しているため，検者は患者の肩甲骨外側角の上に抵抗を加える．

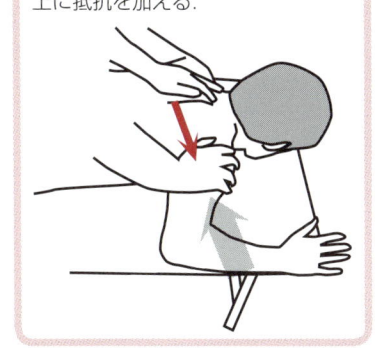

13 肩甲骨引き下げ・内転

◆主動作筋

筋，支配神経	起　始	停　止
僧帽筋下部線維	T7～12棘突起	鎖骨
副神経		肩峰
頸神経叢（C3,4）		肩甲棘

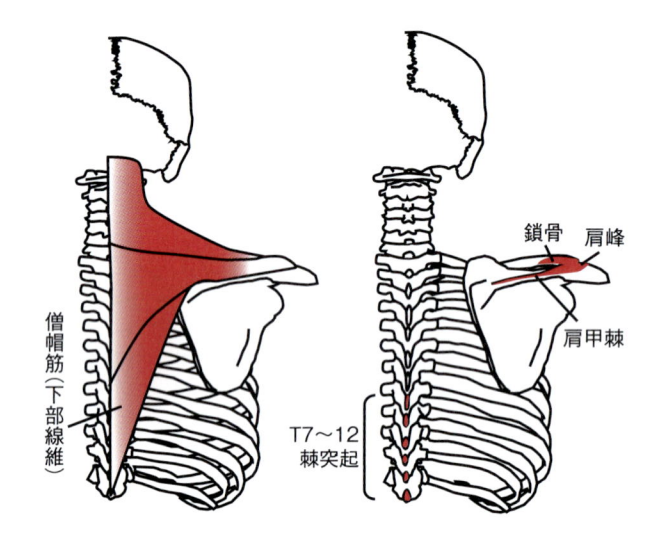

補助筋
僧帽筋中部線維
鎖骨下筋
小胸筋

運動を制限する因子
僧帽筋上部線維，肩甲挙筋および胸鎖乳突筋（鎖骨頭）の緊張
鎖骨間靱帯と胸鎖関節円板の緊張

固　定
脊柱伸展筋群の収縮
体幹の重み

MMT（Fair）
〈移動前〉

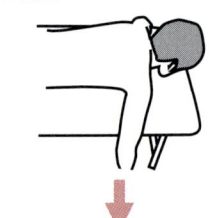

〈自動運動＋重力負荷〉

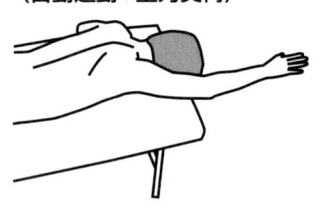

MMT（Normal）
　患者は腹臥位で額を台の上につけ，検査する側の上肢を頭上に伸ばし，検者は肩甲骨外側角の上から上外方に向けて抵抗を加えて，患者に上肢を挙上して台から離すように指示する．

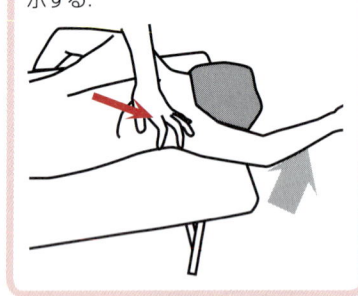

14 肩甲骨内転・下方回旋

◆ 主動作筋

筋，支配神経	起始	停止
大菱形筋 　肩甲背神経（C4,5）	T2〜5棘突起	肩甲棘の基部から下角に及ぶ内側縁に腱のアーチを作って付着
小菱形筋 　肩甲背神経（C4,5）	C7〜T1棘突起	肩甲棘基部の肩甲骨内側縁

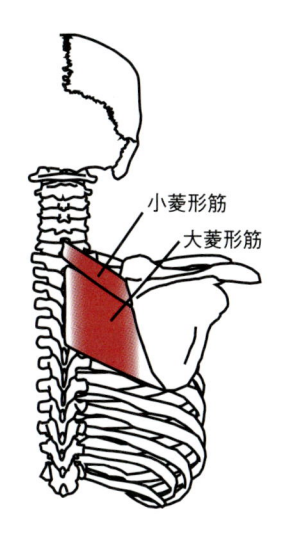

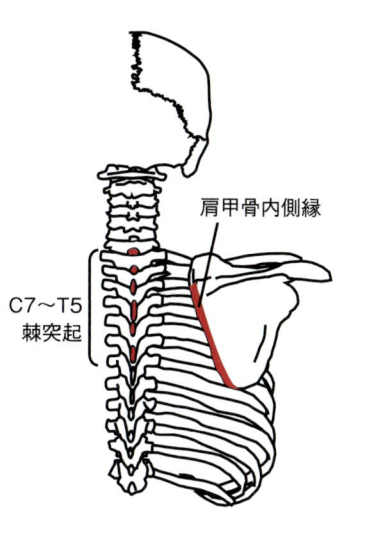

MMT（Fair）

〈移動前〉

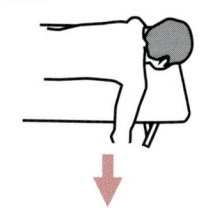

〈自動運動＋重力負荷〉

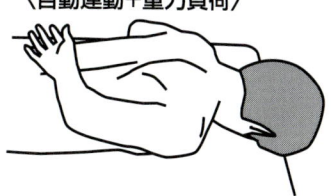

MMT（Normal）

　患者は腹臥位で検査側の腕を背の上にのせ，検者は肩甲骨内縁上で外方かつやや下方に向かって抵抗を加え，患者に肩の力を抜かせ腕を後方に上げさせる（背から離させる）．

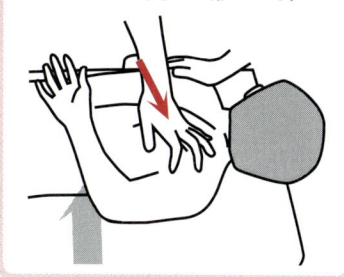

補助筋

　僧帽筋
　肩甲挙筋
　小胸筋

運動を制限する因子

　大・小胸筋と前鋸筋の緊張
　円錐靱帯（烏口鎖骨靱帯の一部）の緊張
　肩甲骨内側縁と傍脊柱筋群との接触

固定

　体幹の重み

15 肘関節屈曲

◆主動作筋

筋，支配神経	起　始	停　止
上腕二頭筋 筋皮神経（C5,6）	短頭：肩甲骨烏口突起尖端 長頭：肩甲骨関節上結節	結節間溝を下り分岐し ・橈骨粗面後部 ・二頭筋腱膜は前腕筋膜上内側
上腕筋 筋皮神経（C5,6） 外側は橈骨神経（C7）	上腕骨掌側面遠位1/2	尺骨粗面 鉤状突起の前面
腕橈骨筋 橈骨神経（C6,7）	上腕骨外側上顆上方の外縁部と外側上腕筋間中隔	橈骨茎状突起上方外側

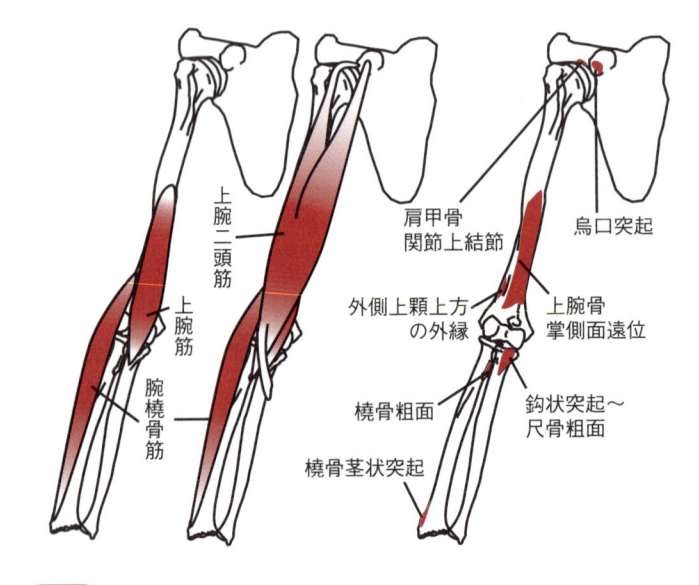

◆関節可動域

参考可動域	145°
基本軸	上腕骨
移動軸	橈骨
測定肢位	前腕は回外位

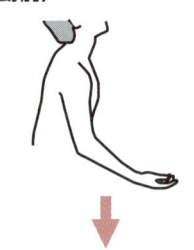

MMT（Fair）
〈移動前〉
〈自動運動＋重力負荷〉
145°

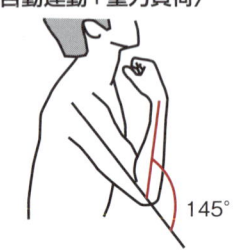

MMT（Normal）
患者は上肢を体側に垂れ，前腕を回外して座り，検者は片手で上腕をつかんで固定し，他方の手で手関節の近位に抵抗を加え，屈曲させる．

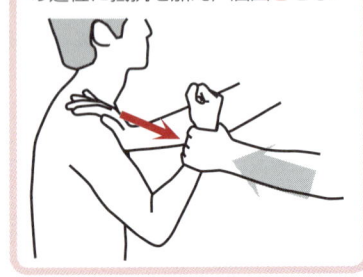

補助筋
円回内筋
手関節屈筋群

運動を制限する因子
上腕と前腕の掌側面での筋腹同士の接触
肘関節の内側側副靱帯前部・後部線維の緊張
肘関節の外側（尺骨）側副靱帯の緊張
鉤状突起と鉤突窩の衝突

固定
上肢の重み
肩甲骨固定筋群の収縮

16 肘関節伸展

◆主動作筋

筋，支配神経	起　始	停　止
上腕三頭筋 　橈骨神経（C6〜8）	長頭：肩甲骨関節下結節 外側頭：上腕骨橈骨神経溝より上部の骨幹後面 内側頭：上腕骨橈骨神経溝より下部の骨幹後面	肘頭上面の後面 線維性延長部は前腕の深部筋膜にまで続いている

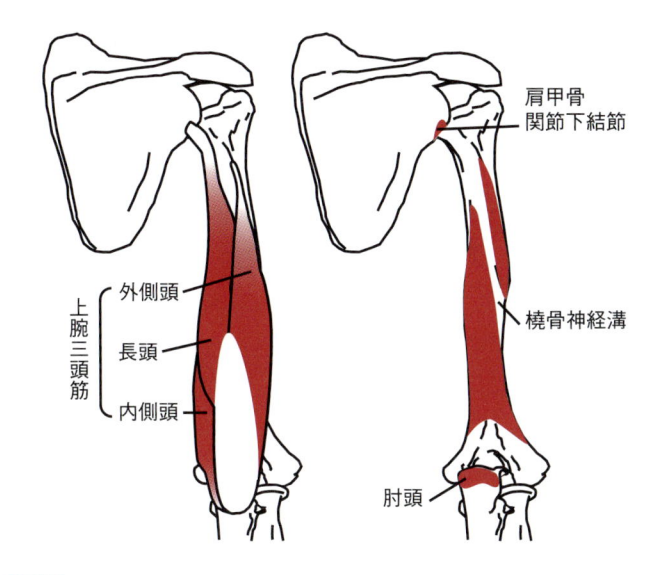

◆関節可動域

参考可動域	5°
基本軸	上腕骨
移動軸	橈骨
測定肢位	前腕は回外位

MMT（Fair）
〈移動前〉

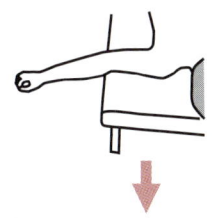

〈自動運動＋重力負荷〉

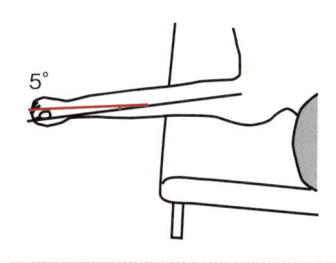

5°

MMT（Normal）
患者は腹臥位で，肩関節を90°外転（側方挙上）し，前腕は台の縁から垂直に垂れて下げる．検者は上腕をつかんで固定し，手関節部の上部で前腕に抵抗を加え，肘を伸展させる．

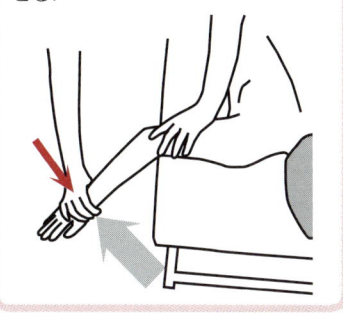

上腕三頭筋
- 外側頭
- 長頭
- 内側頭

肩甲骨関節下結節
橈骨神経溝
肘頭

補助筋
肘筋
手関節伸筋群

運動を制限する因子
肘関節屈筋群の緊張
肘関節の内側側副靱帯前部線維の緊張
肘関節の外側（橈骨）側副靱帯の緊張
肘頭と上腕骨後面の肘頭窩との衝突

固　定
上肢の重み
肩甲骨固定筋群の収縮

17 前腕回外

◆主動作筋

筋, 支配神経	起 始	停 止
上腕二頭筋 筋皮神経（C5,6）	短頭：肩甲骨烏口突起尖端 長頭：肩甲骨関節上結節	結節間溝を下り分岐し ・橈骨粗面後部 ・二頭筋腱膜は前腕筋膜上内側
回外筋 橈骨神経深枝（後骨間神経）（C5〜7）	上腕骨外側上顆 橈骨輪状靱帯と外側側副靱帯 尺骨回外筋稜	（橈骨をぐるりと回って） 橈骨骨幹上部の後外側面
腕橈骨筋 橈骨神経（C6,7）	上腕骨外側上顆上方の外縁部と外側上腕筋間中隔	橈骨茎状突起上方外側

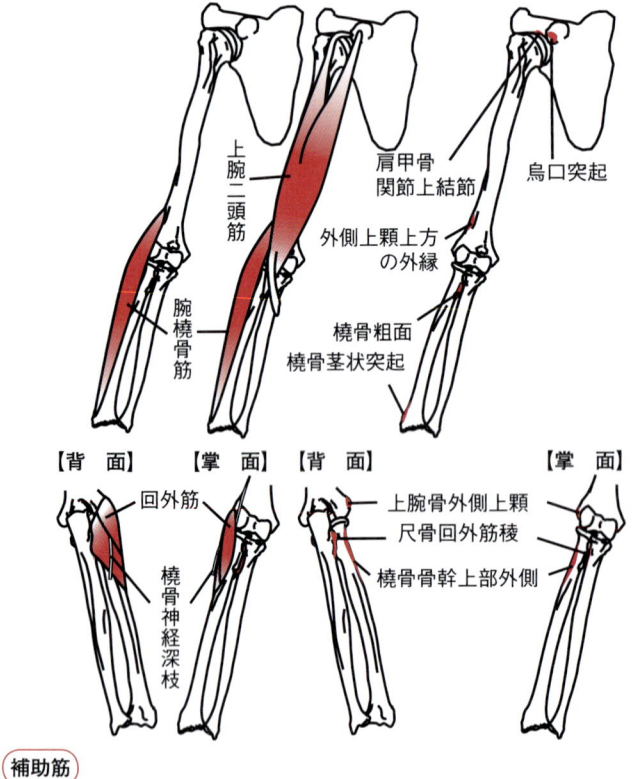

◆関節可動域

参考可動域	90°
基本軸	上腕骨
移動軸	手指を伸展した手掌面
測定肢位	肘関節90° （肩を回旋させない）

MMT（Fair）

〈移動前〉

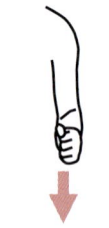

〈自動運動＋重力負荷〉

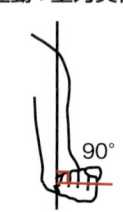

90°

MMT（Normal）
　患者は上肢を体側に垂れ肘関節を90°屈曲し，前腕を回内位にして座り，手指の筋は弛緩させておく．検者は上腕をつかんで固定し，橈骨末端背側面と尺骨掌側面に抵抗を加え，前腕を完全に回外させる．

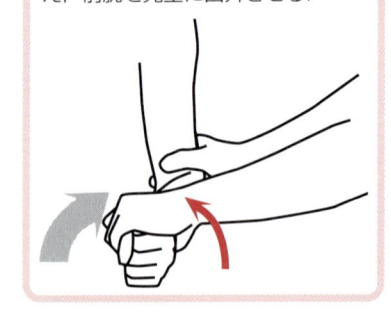

◆補助筋
長母指外転筋

◆運動を制限する因子
円回内筋と方形回内筋の緊張
手関節の掌側橈尺靱帯と尺側側副靱帯の緊張
前腕骨間膜の斜索および最下部線維の緊張

◆固　定
上肢の重み

18 前腕回内

◆主動作筋

筋，支配神経	起　始	停　止
円回内筋 　正中神経（C6,7）	上腕頭：上腕骨内側上顆とその上 尺骨頭：尺骨鈎状突起内側	橈骨骨幹中央部外側面
方形回内筋 　正中神経（C7〜T1）	尺骨遠位1/4部の掌側	橈骨遠位1/4部の掌側面

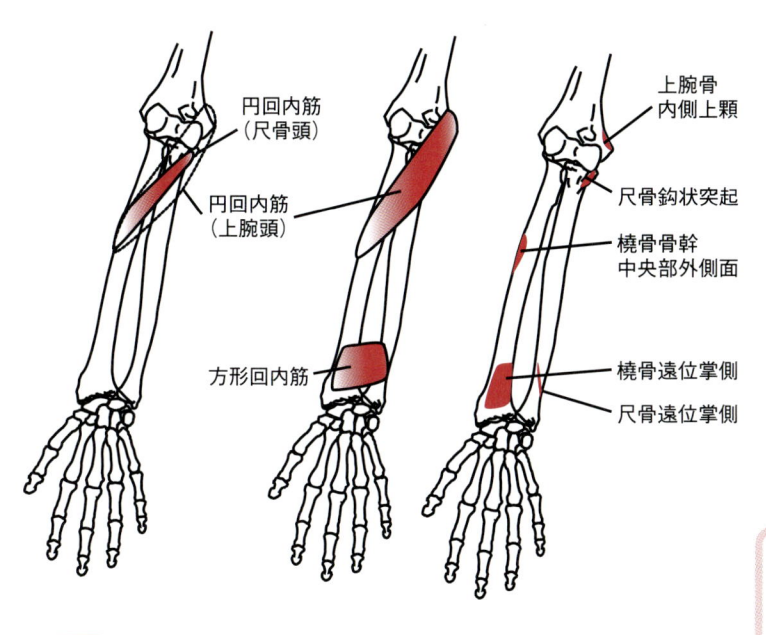

◆関節可動域

参考可動域	90°
基本軸	上腕骨
移動軸	手指を伸展した手掌面
測定肢位	肘関節90° （肩を回旋させない）

MMT（Fair）
〈移動前〉

〈自動運動＋重力負荷〉

90°

円回内筋（尺骨頭）
円回内筋（上腕頭）
方形回内筋

上腕骨内側上顆
尺骨鈎状突起
橈骨骨幹中央部外側面
橈骨遠位掌側
尺骨遠位掌側

補助筋
- 橈側手根屈筋
- 腕橈骨筋
- 肘筋

運動を制限する因子
- 上腕二頭筋，回外筋の緊張
- 背側橈尺靱帯・尺側側副靱帯と背側橈骨手根靱帯の緊張
- 前腕骨間膜最下部線維の緊張

固　定
- 体幹の重み

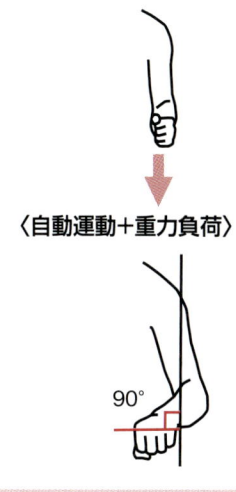

MMT（Normal）
患者は上肢を体側に垂れて座り，肘関節は90°屈曲し，前腕は回外しておく．検者は上肢をつかんで固定し，橈骨末端掌側面と尺骨背側面に抵抗を加え，患者は手指の筋は弛緩させて前腕を回内させる．

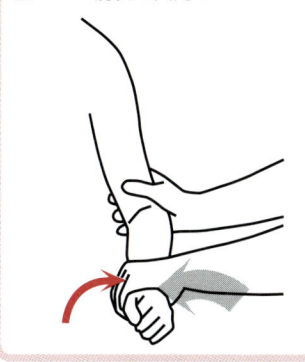

19 手関節屈曲（掌屈）

◆主動作筋

筋，支配神経	起　始	停　止
橈側手根屈筋 　正中神経（C6,7）	共同腱となって上腕骨内側上顆	第2中手骨底掌面
尺側手根屈筋 　尺骨神経（C7〜T1）	上腕頭：共同腱となって上腕骨内側上顆 尺骨頭：肘頭内側縁と尺骨背側縁近位2/3	豆状骨 腱延長部は有鈎骨と第5中手骨底へ及ぶ

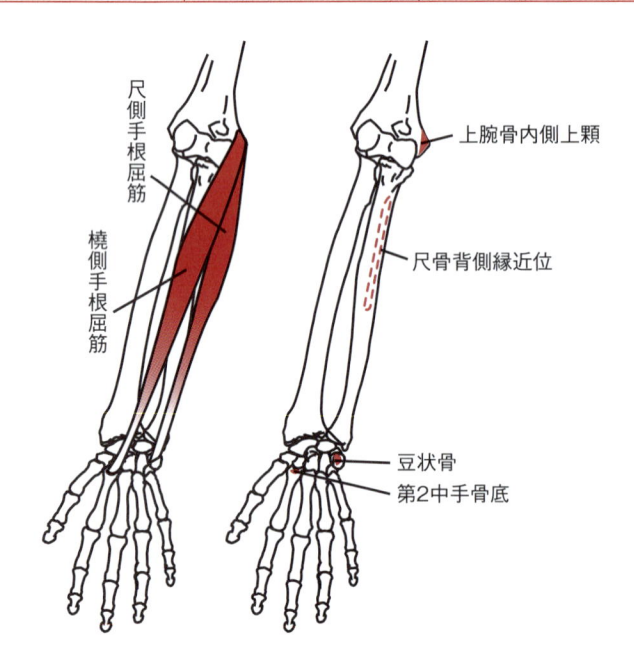

◆関節可動域

参考可動域	90°
基本軸	橈骨
移動軸	第2中手骨
測定肢位	前腕は中間位

MMT（Fair）
〈移動前〉

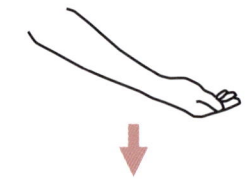

〈自動運動＋重力負荷〉
90°

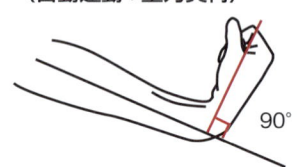

MMT（Normal）
　患者は前腕を台の上に置いて座り，手指の筋は力を抜いて弛緩させ，検者は前腕をつかんで固定し，患者に手関節屈曲を行わせる．
　橈側手根屈筋に対する検者の抵抗は，第2中手骨底の部分に手関節を背屈かつ尺側に傾ける方向に加える．
　尺側手根屈筋に対する検者の抵抗は，尺側骨底の部分に手関節を背側かつ橈側に傾ける方向に加える．

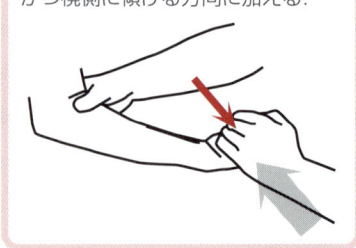

補助筋
長掌筋
浅指屈筋
深指屈筋
長母指屈筋
長母指外転筋

運動を制限する因子
背側橈骨手根靱帯の緊張

固　定
上肢の重み

20 手関節伸展（背屈）

◆主動作筋

筋，支配神経	起　始	停　止
長橈側手根伸筋 　橈骨神経（C6,7）	上腕骨外側上顆上部外縁 上腕骨外側上顆の共同伸筋腱	第2中手骨底の背面橈側
短橈側手根伸筋 　橈骨神経深枝（後骨間神経）（C6,7）	共同腱となって上腕骨外側上顆 肘関節の橈側側副靱帯	第3中手骨底の背面橈側
尺側手根伸筋 　橈骨神経深枝（後骨間神経）（C6〜8）	上腕頭：共同腱となって上腕骨外側上顆 尺骨頭：尺骨背側縁上部	第5中手骨底の尺側の突起

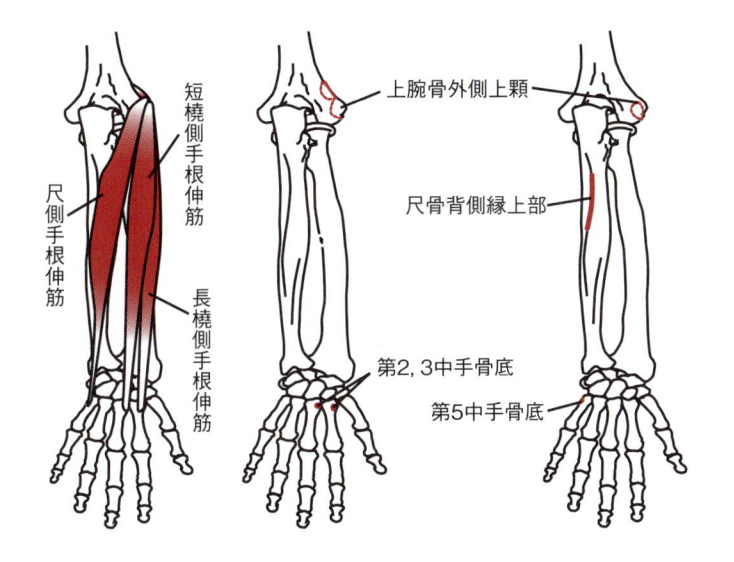

補助筋

総指伸筋
示指伸筋
小指伸筋
長母指伸筋

運動を制限する因子

掌側橈骨手根靱帯の緊張

固　定

上肢の重み

◆関節可動域

参考可動域	70°
基本軸	橈骨
移動軸	第2中手骨
測定肢位	前腕は中間位

MMT（Fair）

〈移動前〉

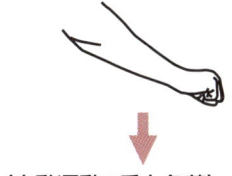

〈自動運動＋重力負荷〉

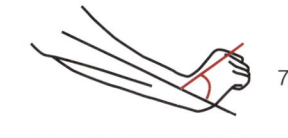

70°

MMT（Normal）

患者は前腕を台の上に置いて座り，他の指の力は抜いておく．検者は前腕をつかんで固定し，患者に手関節を背屈させる．

長・短橈側手根伸筋に対する検者の抵抗は，第2・3中手骨の背面に手関節が掌屈かつ尺側に傾くような方向に加える．

尺側手根伸筋に対する検者の抵抗は，第5中手骨の背面に手関節が掌側かつ橈側に傾ける方向に加える．

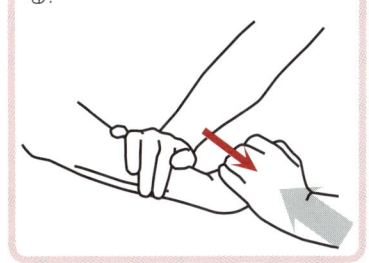

21 中手指節（MCP）関節屈曲

◆主動作筋

筋，支配神経	起始	停止
掌側骨間筋 尺骨神経（C8,T1）	第2,4,5中手骨掌側	各指の基節骨底側面： 第1は示指尺側 第2は薬指橈側 第3は小指橈側
背側骨間筋 尺骨神経（C8,T1）	隣り合う中手骨側面の2頭をもって起こる	各指の基節骨底： 第1,2は示・中指橈側 第3,4は中・薬指尺側
虫様筋 正中神経（内側2筋） （C8,T1） 尺骨神経（外側2筋） （C8,T1）	深指屈筋腱 第1,2：示・中指への腱の橈側・掌側面 第3：中・薬指への腱の隣接し合う側 第4：薬・小指への腱の隣接し合う側	それぞれの指の橈側に向かって走り，各中手指節関節のそばを通って総指伸筋腱延長部に合流し各指の背面を覆う

◆関節可動域

参考可動域	90°
基本軸	第2〜5中手骨
移動軸	第2〜5基節骨

MMT（Fair）
〈移動前〉 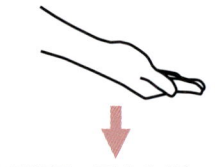
〈自動運動＋重力負荷〉
90°

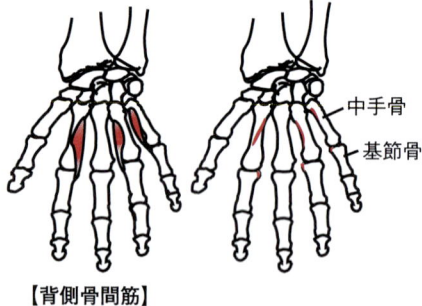

【掌側骨間筋】　【虫様筋（掌側）】
中手骨
基節骨

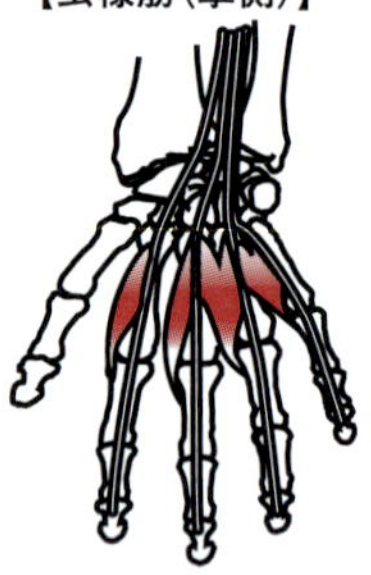

【背側骨間筋】　【虫様筋（背側）】
中手骨
基節骨

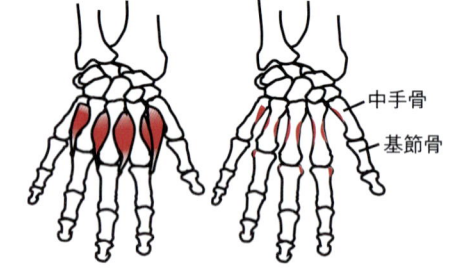

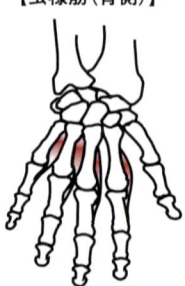

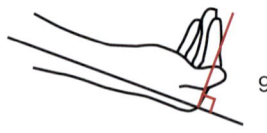

MMT（Normal）
　患者は手の甲を下にし，台の上に置いて座り，検者は指の基節骨列掌面に抵抗を加え，指節間関節は曲げたままで指を中手指節関節で曲げさせる．
　虫様筋の力が不揃いのときには各指毎に抵抗を加えて検査しても良い．

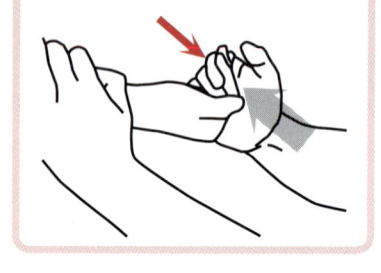

補助筋
短小指屈筋
浅指屈筋
深指屈筋
長母指屈筋
短母指屈筋

運動を制限する因子
指の伸筋群の腱延長部での緊張

固　定
上肢の重み

22 手指近位指節間（PIP）関節，遠位指節間（DIP）関節屈曲

◆主動作筋

筋，支配神経	起　始	停　止
浅指屈筋 　正中神経（C7〜T1）	上腕頭：共同腱となって上腕骨内側上顆 尺骨頭：尺骨鉤状突起内側 橈骨頭：橈骨前面の二頭筋粗面から円回内筋の付着部に及ぶ斜線	腱は分岐し， 浅部は第3・4指へ 深部は第2・5指へ 付着は中節骨の両側
深指屈筋 　尺骨神経（内側2筋）（C7〜T1） 　正中神経（外側2筋）（C7〜T1）	尺骨掌側・内側上部3/4 尺骨背側上部3/4 鉤状突起の内側面	第2〜5末節骨底 （各腱は各浅指屈筋腱間を通り抜ける）

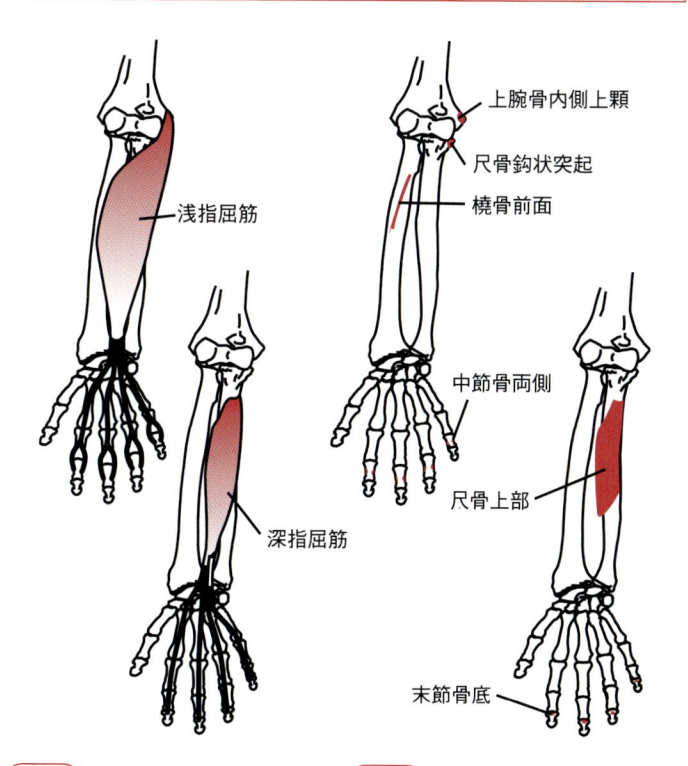

◆関節可動域

参考可動域	100°（PIP） 80°（DIP）
基本軸	第2〜5基節骨（PIP） 第2〜5中節骨（DIP）
移動軸	第2〜5中節骨（PIP） 第2〜5基節骨（DIP）

MMT（Fair）
〈移動前〉

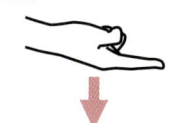

〈自動運動＋重力負荷〉

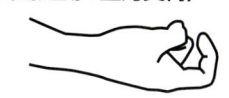

MMT（Normal）
・近位指節間関節屈曲
　患者は手背を下に，掌面を上にして台の上に置いて座り，指を伸ばしておく．検者が指の基節骨をつかんで固定し，患者の中節骨の掌面上に抵抗を加え，近位指節間関節を屈曲させる．

・遠位指節間関節屈曲
　検者は中節骨をつかんで固定し，基節骨掌面に抵抗を加え，患者に遠位指節間関節を屈曲させる．

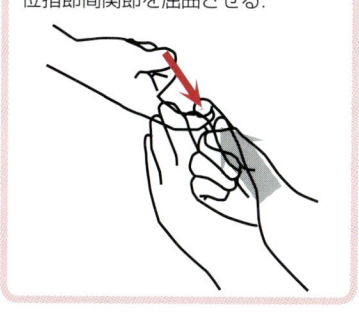

浅指屈筋

深指屈筋

上腕骨内側上顆
尺骨鉤状突起
橈骨前面
中節骨両側
尺骨上部
末節骨底

（補助筋）
長母指屈筋

（運動を制限する因子）
総指伸筋腱延長部の緊張（支靱帯）

（固　定）
上肢の重み
手関節伸筋（背屈筋）群の共同作用で手関節の掌屈が起こるのを抑制

23 中手指節関節伸展（背屈）

◆主動作筋

筋，支配神経	起 始	停 止
総指伸筋 橈骨神経深枝（後骨間神経）（C6〜8）	共同腱となって上腕骨外側上顆	4指の腱に分かれ，各指中節骨と末節骨底
小指伸筋 橈骨神経深枝（後骨間神経）（C6〜8）	上腕骨外側上顆から起こる共同伸筋腱	小指基節骨背面で総指伸筋腱の延長部と合流する
示指伸筋 橈骨神経深枝（後骨間神経）（C6〜8）	長母指伸筋の起始部以遠の尺骨骨幹面と前腕骨間膜	示指にいく総指伸筋腱の尺側で，総指伸筋腱に合流し，伸筋腱延長部に終わる

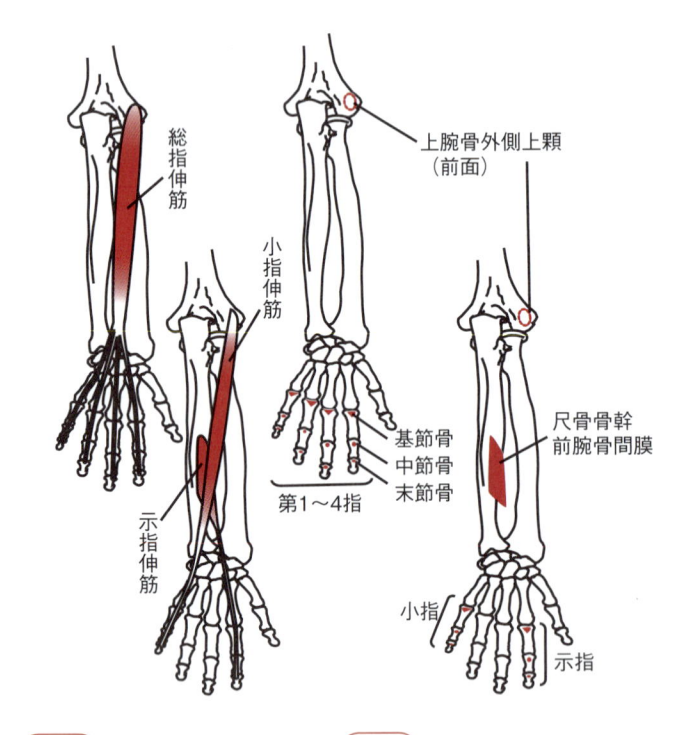

◆関節可動域

参考可動域	45°
基本軸	第2〜5中手骨
移動軸	第2〜5基節骨

MMT（Fair）
〈移動前〉

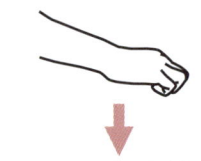

〈自動運動＋重力負荷〉
45°

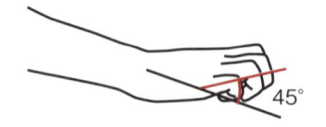

MMT（Normal）
　患者は上肢を台上に置き，手関節は掌・背屈中間位とし，指は屈曲して検者の手掌にのせる．検者は中手骨をつかんで固定し，抵抗を指の基節骨列の背面に加え，患者は指節間関節をやや屈曲したままで基節骨列を伸展（背屈）する．

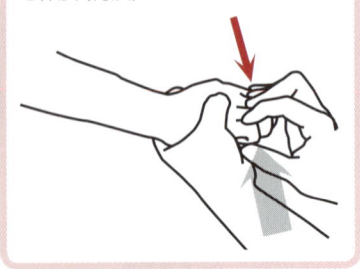

補助筋
短母指伸筋
長母指伸筋

固 定
上肢の重み
手関節屈筋群の共同作用で手関節の背屈が起こるのを抑制

運動を制限する因子
各指の屈筋の緊張
掌側と側副靱帯の緊張

24 手指外転

◆**主動作筋**

筋，支配神経	起　始	停　止
小指外転筋 　尺骨神経（C8,T1）	豆状骨 尺側手根屈筋腱	腱は分岐し， 小指基節骨底の尺側 小指伸筋腱膜の尺側縁
背側骨間筋 　尺骨神経（C8,T1）	隣り合う中手骨側面の 2頭をもって起こる	各指の基節骨底： 　第1,2は示・中指橈側 　第3,4は中・薬指尺側

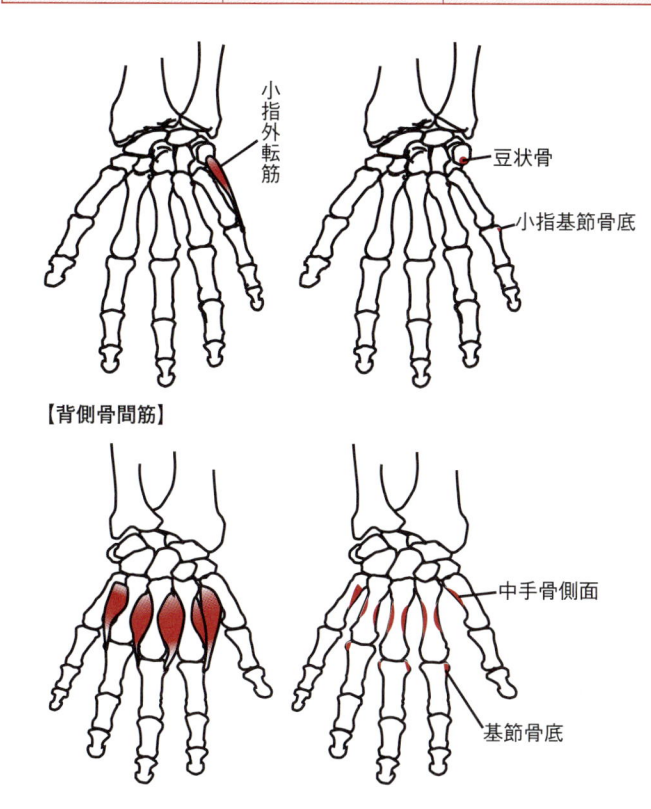

◆**関節可動域**

参考可動域	なし
基本軸	第3中手骨延長線
移動軸	第2・4・5指軸
測定肢位	中指の運動は橈側外転， 尺側外転とする

MMT（Fair）
〈移動前〉
〈自動運動＋重力負荷〉

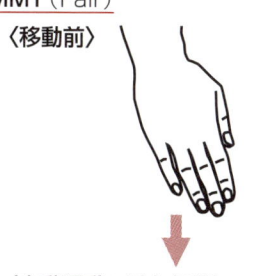

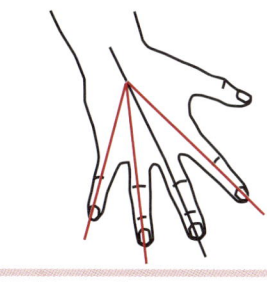

MMT（Normal）
・第1・3背側骨間筋
　患者は座位で掌面を下にして手を台の上に置き，指はあらかじめ内転させ，検者は中手骨を押さえて固定し，示指橈側ならびに中指尺側に抵抗を加え，指を開かせる．

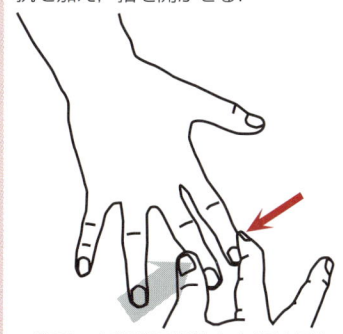

・第2・4背側骨間筋と小指外転筋
　薬・小指尺側，中指橈側に抵抗を加え，指を開かせる．

【背側骨間筋】

- 小指外転筋
- 豆状骨
- 小指基節骨底
- 中手骨側面
- 基節骨底

運動を制限する因子
各指間の筋膜と皮膚の緊張

固　定
尺側手根屈筋の収縮
手の重み

25 手指内転

◆ 主動作筋

筋, 支配神経	起 始	停 止
掌側骨間筋 尺骨神経（C8,T1）	第2,4,5中手骨掌側	各指の基節骨底側面： 第1は示指尺側 第2は薬指橈側 第3は小指橈側

◆ 関節可動域

参考可動域	なし
基本軸	第3中手骨延長線
移動軸	第2・4・5指軸
測定肢位	中指の運動は橈側外転，尺側外転とする

【掌側骨間筋】

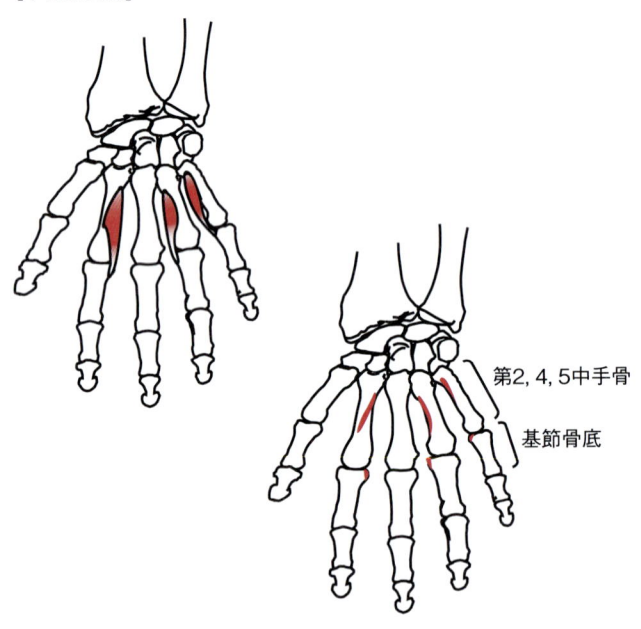

第2, 4, 5中手骨

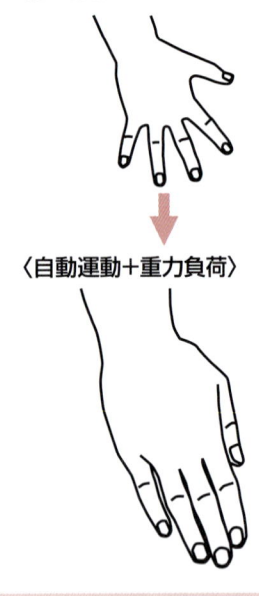

基節骨底

運動を制限する因子
　各指同士のぶつかり

固　定
　手の重み

MMT（Fair）
〈移動前〉

〈自動運動＋重力負荷〉

MMT（Normal）
　患者は座位で，掌面を下にして手を台の上に置き，指は外転しておく．検者は示指に橈側へ，薬・小指に尺側へ抵抗を加え，指を閉じさせる．

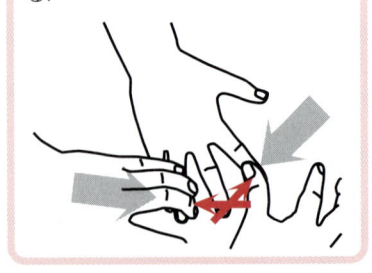

26 母指中手指節関節，指節間（IP）関節屈曲

◆主動作筋

筋，支配神経	起始	停止
長母指屈筋 　正中神経（C6〜T1）	橈骨の前面中央部1/2 前腕骨間膜	母指末節骨底掌側面
短母指屈筋 　外側：正中神経（C6,7） 　内側：尺骨神経（C8, T1）	浅頭：屈筋支帯 深頭：大・小菱形骨， 　　　第2中手骨底	種子骨を介して 母指基節骨底橈側 （母指内転筋とともに） 母指基節骨底尺側

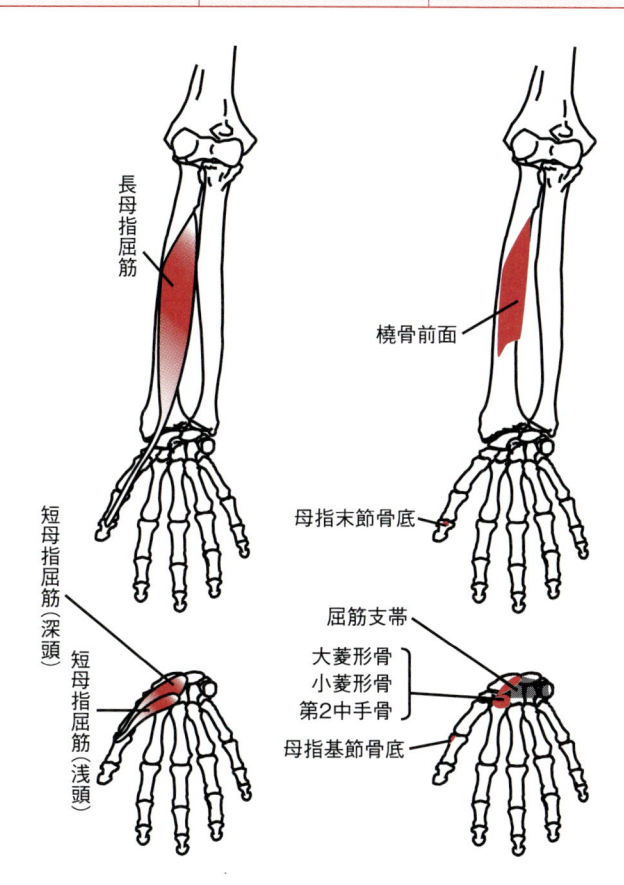

◆関節可動域

参考可動域	60°（MCP） 80°（IP）
基本軸	第1中手骨（MCP） 第1基節骨（IP）
移動軸	第1基節骨（MCP） 第1末節骨（IP）

MMT（Fair）
〈移動前〉
〈自動運動＋重力負荷〉

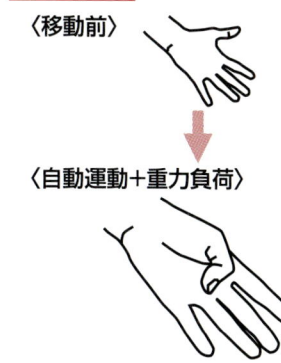

MMT（Normal）
・母指中手指節関節屈曲
　患者は掌面を上向きにし，検者は第1中手骨を固定し，基節骨掌面に抵抗を加え，患者に末節を脱力させ母指中手指節関節のみを屈曲させる．

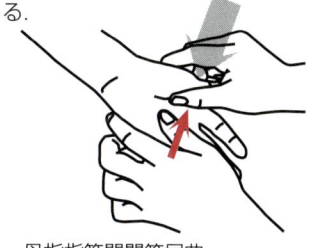

・母指指節間関節屈曲
　患者は掌面を上向きにし，検者は母指基節骨を固定して患者に母指指節間関節を屈曲させる．

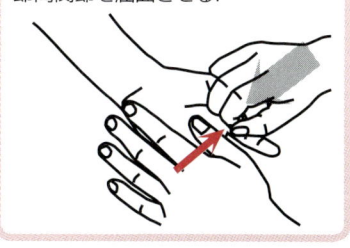

長母指屈筋
橈骨前面
母指末節骨底
短母指屈筋（深頭）
短母指屈筋（浅頭）
屈筋支帯
大菱形骨
小菱形骨
第2中手骨
母指基節骨底

補助筋
母指内転筋

運動を制限する因子
母指伸筋腱群の緊張

固定
前腕と手の重み

27 母指中手指節関節，指節間関節伸展

◆主動作筋

筋，支配神経	起　始	停　止
長母指伸筋 　橈骨神経深枝 　（後骨間神経） 　（C6〜8）	（長母指外転筋より下で） 尺骨背側縁中央1/3外側部 前腕骨間膜	（橈側遠位部背面の骨稜を通って） 母指末節骨底背面
短母指伸筋 　橈骨神経深枝 　（後骨間神経） 　（C6〜8）	（長母指外転筋より下で） 橈骨骨幹の背側面 前腕骨間膜	母指基節骨底背面

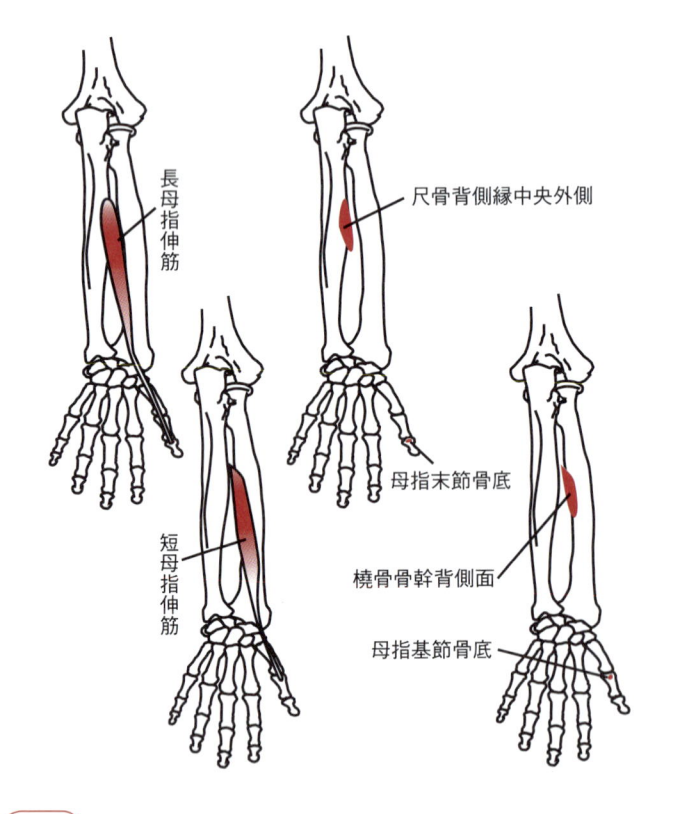

◆関節可動域

参考可動域	10°（MCP），10°（IP）
基本軸	第1中手骨（MCP） 第1基節骨（IP）
移動軸	第1基節骨（MCP） 第1末節骨（IP）

MMT（Fair）
〈移動前〉

〈自動運動＋重力負荷〉

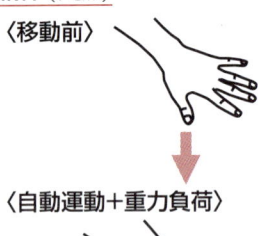

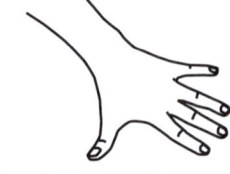

MMT（Normal）
・母指中手指節関節伸展
患者は手を台の上に置き，検者は第1中手骨を固定して基節骨背面の上に抵抗を加え，患者に母指中手指節関節を伸展させる．

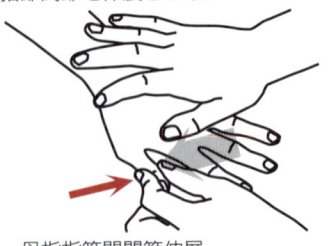

・母指指節間関節伸展
患者は手の尺骨側を下にし，検者は母指基節骨を固定して母指末節骨背面上に抵抗を加え，患者に母指指節間関節を伸展させる．

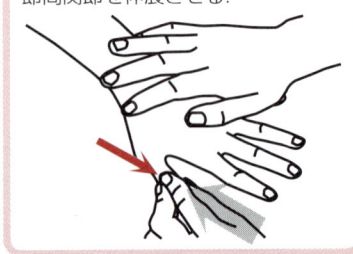

（図中ラベル）
長母指伸筋
短母指伸筋
尺骨背側縁中央外側
母指末節骨底
橈骨骨幹背側面
母指基節骨底

補助筋
　長母指外転筋

運動を制限する因子
　母指の掌側と側副靱帯の緊張

固　定
　前腕と手の重み
　手関節内転筋の共同作用で手関節の外転が起こるのを抑制

28 母指外転

◆**主動作筋**

筋，支配神経	起　始	停　止
長母指外転筋 　橈骨神経深枝（後骨間神経）（C6〜8）	尺骨後面回外筋稜の下方 橈側背面・前腕骨間膜の中央	大菱形骨と第1中手骨底の橈側かつ掌側面
短母指外転筋 　正中神経（C6〜T1）	舟状骨結節 大菱形骨縁 屈筋支帯の橈側端	（橈側種子骨を介して）母指基節骨底橈側

◆**関節可動域**

参考可動域	60°
基本軸	示指（橈骨の延長上）
移動軸	母指

MMT（Fair）
〈移動前〉

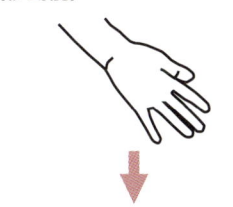

〈自動運動＋重力負荷〉
60°

【背側】
尺骨後面回外筋稜下方
橈骨背面
前腕骨間膜
長母指外転筋
大菱形骨（前面）

【掌側】
短母指外転筋
舟状骨
母指基節骨底

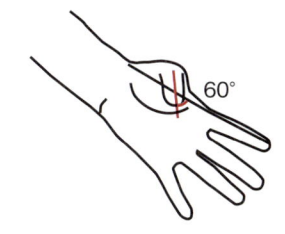

MMT（Normal）
　患者は座位で，検者は患者の手を支え，第2〜5中手骨を固定し，母指基節骨外側縁に抵抗を加え，母指を外転させる．
　長母指外転筋のほうが短母指外転筋より強ければ母指は橈側のほうへ傾き，短母指外転筋のほうが強ければ尺側のほうへ傾く．

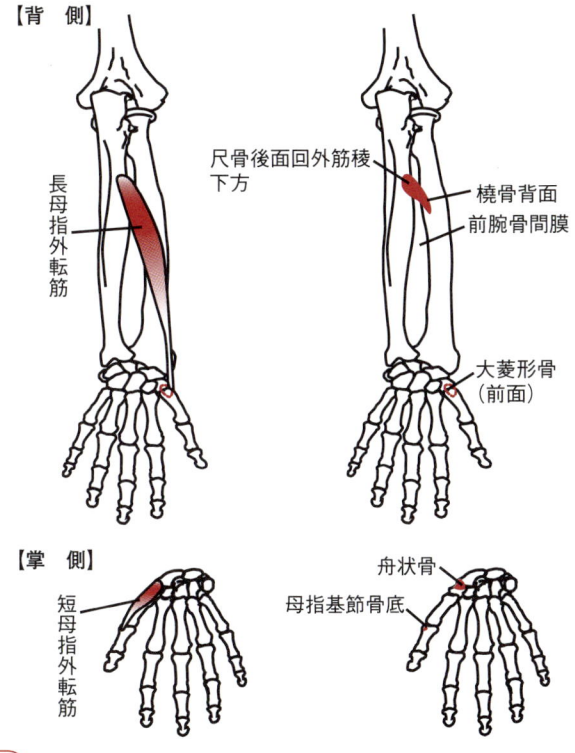

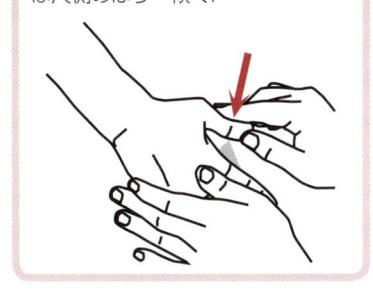

（補助筋）
長掌筋
短母指伸筋

（運動を制限する因子）
第1背側骨間筋の緊張
母指と示指の間の皮膚の緊張

（固　定）
前腕と手の重み
手関節内転（尺側屈曲）筋群の共同作用で手関節の外転（橈側屈曲）が起こるのを抑制

29 母指内転

◆主動作筋

筋, 支配神経	起 始	停 止
母指内転筋 尺骨神経(C8,T1)	斜頭:有頭骨 　　　第2,3中手骨底 　　　掌側面 　　　手根管靱帯 横頭:第3中手骨掌面 　　　下部2/3	尺側種子骨を介して母指基節骨底の尺側

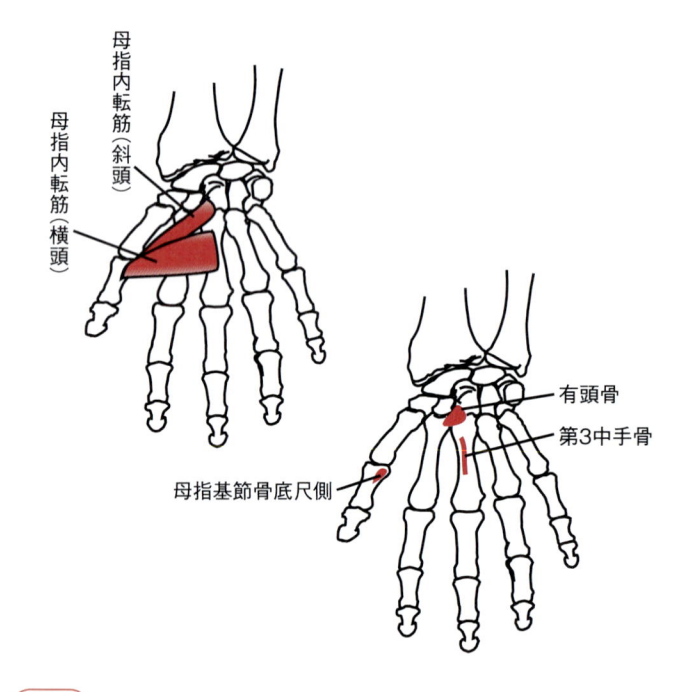

◆関節可動域

参考可動域	0°
基本軸	示指(橈骨の延長上)
移動軸	母指

MMT (Fair)
〈移動前〉

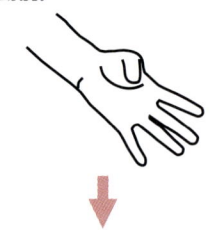

〈自動運動+重力負荷〉

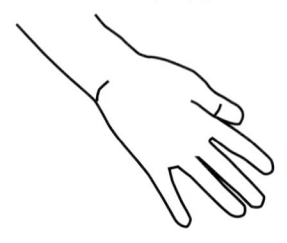

MMT (Normal)
　患者は座位で，検者は患者の手を支え，第2〜5指の中手骨をつかんで固定し，母指基節骨内側縁に抵抗を加え，患者に母指を内転させる。

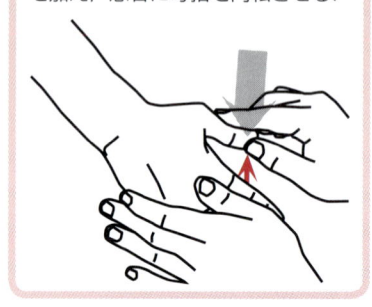

母指内転筋(斜頭)
母指内転筋(横頭)

有頭骨
第3中手骨
母指基節骨底尺側

補助筋
　短母指屈筋
　長母指屈筋
　長母指伸筋

運動を制限する因子
　母指と第2中手骨のぶつかり

固 定
　手の重み

30 母指・小指対向運動

◆**主動作筋**

筋，支配神経	起始	停止
母指対立筋 　正中神経（C6～T1）	大菱形骨縁 屈筋支帯	第1中手骨橈側
小指対立筋 　尺骨神経（C7～T1）	有鈎骨の鈎 屈筋支帯	第5中手骨尺側

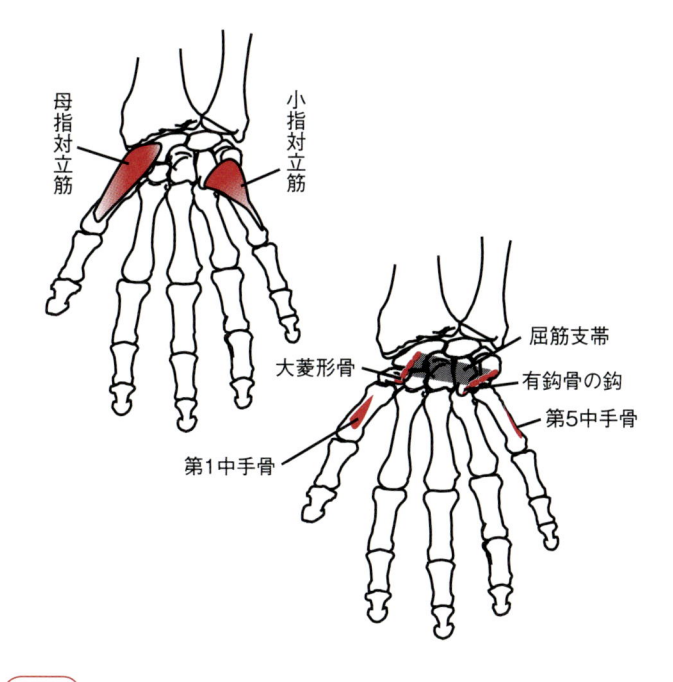

MMT（Fair）

〈移動前〉

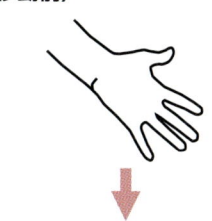

〈自動運動＋重力負荷〉

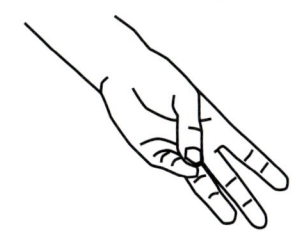

MMT（Normal）

患者は手の掌面を上に向け台の上に置いて座り，検者は第1・5中手骨末端の掌面に抵抗を加え，患者に母指・小指の末節骨の掌面を互いにくっつけさせる．

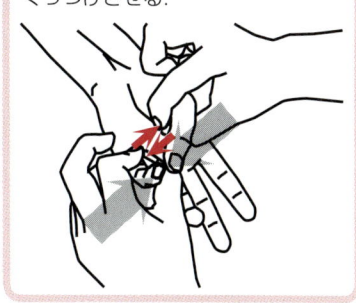

(補助筋)

長・短母指外転筋

(運動を制限する因子)

背側手根間靱帯の緊張
母指と小指の伸筋腱の緊張

(固　定)

前腕と手の重み

31 体幹前屈

◆主動作筋

筋，支配神経	起　始	停　止
腹直筋 　肋間神経（T6～12）	恥骨稜 恥骨結合前面の靱帯	第5～7肋骨肋軟骨部 剣状突起前側面

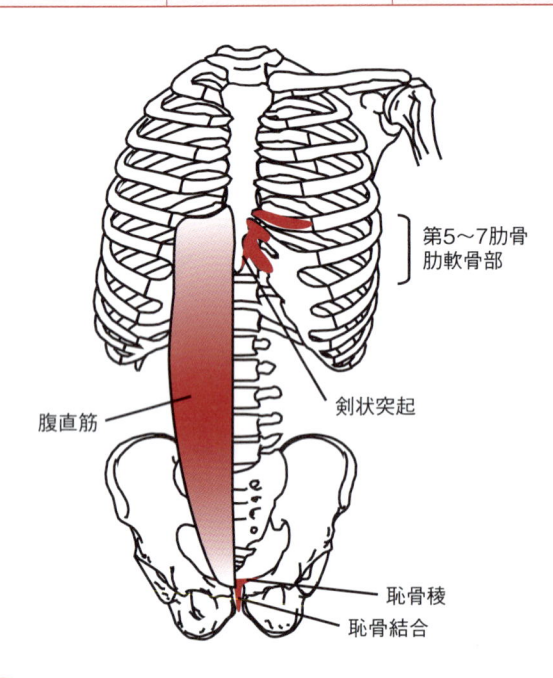

◆関節可動域

参考可動域	45°
基本軸	仙骨後面
移動軸	第1胸椎棘突起・第5腰椎棘突起を結ぶ線
測定肢位	仰臥位，立位，座位

MMT（Fair）

〈移動前〉

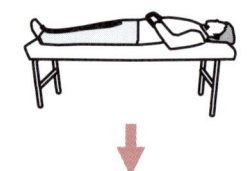

〈自動運動＋重力負荷〉

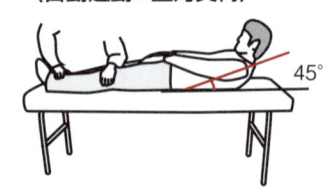

MMT（Normal）

患者は仰臥位で両手を頭の後ろで組むか腹部に置き，検者は両下肢を押さえて固定し，患者に上体を上げさせ胸郭が骨盤に近寄るように前屈させる．

股関節屈筋群が弱いときは，骨盤を押さえて固定し，前屈は両肩甲骨が台から持ち上がり離れるところまでで良い．

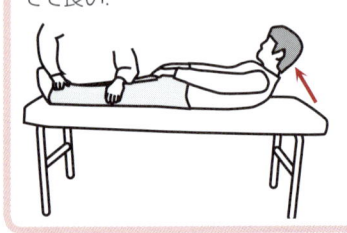

（図中ラベル：第5～7肋骨肋軟骨部，剣状突起，腹直筋，恥骨稜，恥骨結合）

補助筋

内腹斜筋
大腰筋
外腹斜筋（反作用）

運動を制限する因子

背柱後方伸展筋の緊張
後縦靱帯・黄色靱帯・棘間靱帯の緊張
椎体前下縁前方と下部椎体表面との衝突
椎間板の前方での圧縮
下部肋骨と腹部とのぶつかり

固　定

股関節屈筋群の反作用
下肢と骨盤の重み

32 体幹回旋

◆主動作筋

筋, 支配神経	起　始	停　止
外腹斜筋 　肋間神経 　（T5〜12） 　腸骨下腹神経 　（T5〜L1）	第5〜8肋骨前面下部 第9〜12肋骨外下縁	腸骨稜の前半分 恥骨結節〜筋線への腱膜 反対側の筋の腱膜と交錯してできる剣状突起から恥骨結合に及ぶ白線
内腹斜筋 　肋間神経 　（T5〜12） 　腸骨下腹神経 　（T7〜L1） 　腸骨鼠径神経 　（L3）	鼠径靱帯上面外半分 腸骨稜前2/3 胸腰筋膜 腰背筋膜の浅葉	恥骨稜と恥骨筋線の内側 白線 第7〜9肋骨肋軟骨部 第10〜12肋骨肋軟骨下縁

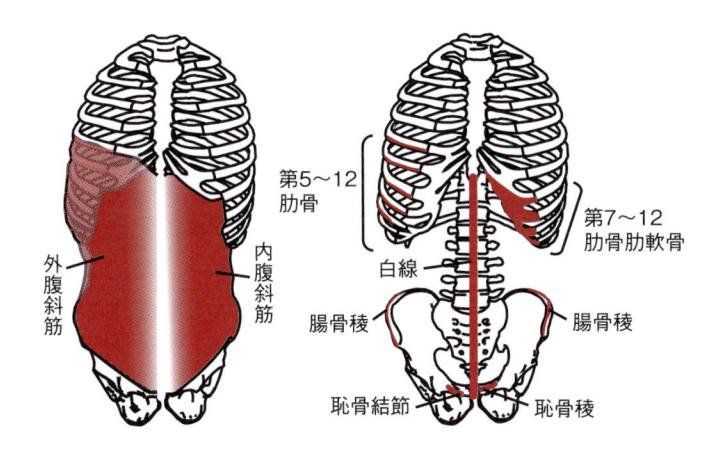

◆関節可動域

参考可動域	40°
基本軸	両側の上後腸骨棘を結ぶ線
移動軸	両側の肩峰を結ぶ線
測定肢位	座位では骨盤を固定

MMT（Fair）
〈移動前〉

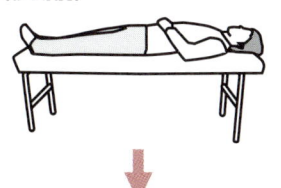

〈自動運動＋重力負荷〉

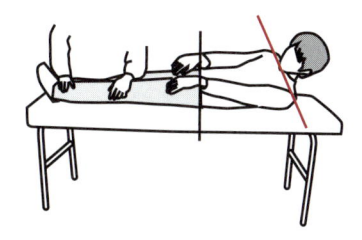

MMT（Normal）
患者は仰臥位で両手を頸の後ろで組むか腹部に置いた状態で，胸郭を一側に回旋かつ屈曲して持ち上げる．

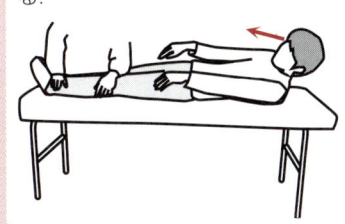

第5〜12肋骨
第7〜12肋骨肋軟骨
白線
腸骨稜
恥骨結節　恥骨稜
外腹斜筋　内腹斜筋

補助筋

広背筋
回旋筋
半棘筋
腹直筋
僧帽筋
最長筋
腸肋筋
横突間筋
多裂筋
（体幹の回旋・屈曲の両作用）

運動を制限する因子

検査側と反対側の腹斜筋の緊張
胸椎部では肋椎靱帯の緊張
椎体間の線維輪の緊張
腰椎では関節同士のかみ合い

固　定

股関節屈筋の反作用

33 体幹後屈

◆主動作筋

筋, 支配神経	起 始	停 止
腰腸肋筋 脊髄神経後枝	T11～12, L1～5棘突起と棘上靱帯 正中仙骨稜, 外側仙骨稜 腸骨稜内唇後部	第7～12肋骨角下縁
胸最長筋 脊髄神経後枝	腸骨稜内側 L1～5肋骨突起・副突起 胸腰筋膜	T1～12横突起 第3～12肋骨の肋骨角と肋骨結節の間
胸棘筋 脊髄神経後枝	T11～12, L1～2棘突起	T4～8棘突起
胸腸肋筋 脊髄神経後枝	第7～12肋骨角上縁	C7横突起 第1～6肋骨角上縁
腰方形筋 腰神経叢 （T12～L4）	腸腰靱帯 腸骨稜	第12肋骨下縁の内側半分 T12横突起 L1～4横突起先端

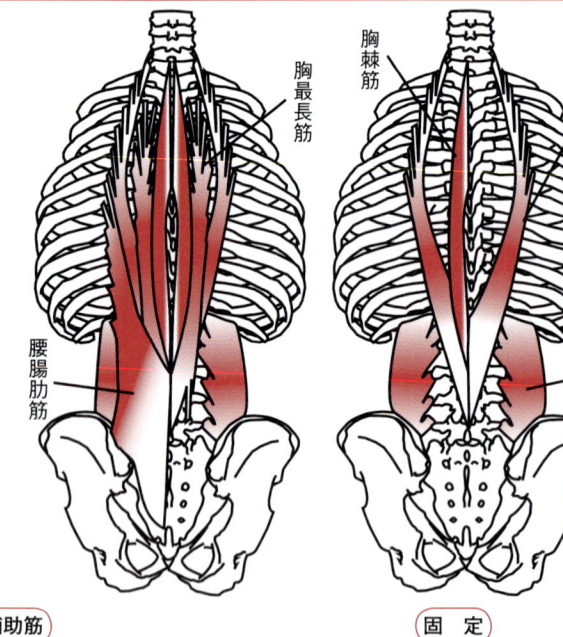

◆関節可動域

参考可動域	30°
基本軸	仙骨後面
移動軸	第1胸椎棘突起・第5腰椎棘突起を結ぶ線
測定肢位	腹臥位, 立位, 座位

MMT（Fair）
〈移動前〉

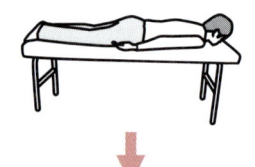

〈自動運動＋重力負荷〉
30°

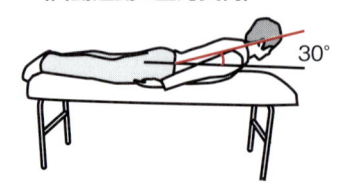

MMT（Normal）
患者は腹臥位で, 検者は患者の骨盤と背部を押さえ, 患者に胸郭下部が台から離れるまで, 腰椎を後方に反らせる.

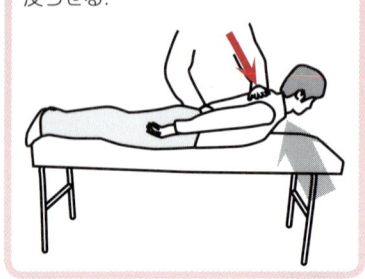

補助筋
僧帽筋, 腰方形筋, 大腰筋, 半棘筋, 回旋筋, 多裂筋

固 定
大殿筋と膝屈曲筋群の収縮
骨盤と下肢の重み

運動を制限する因子
前縦靱帯の緊張
前方腹筋の緊張
棘突起相互の衝突
下関節突起端と椎弓との衝突

34 骨盤引き上げ

◆ 主動作筋

筋, 支配神経	起 始	停 止
腰方形筋 　腰神経叢 　（T12～L4）	腸腰靱帯 腸骨稜	第12肋骨下縁の内側半分 T12横突起 L1～4横突起先端
腰腸肋筋 　脊髄神経後枝	T11～12, L1～5棘突起 と棘上靱帯 正中仙骨稜, 外側仙骨稜 腸骨稜内唇後部	第7～12肋骨角下縁

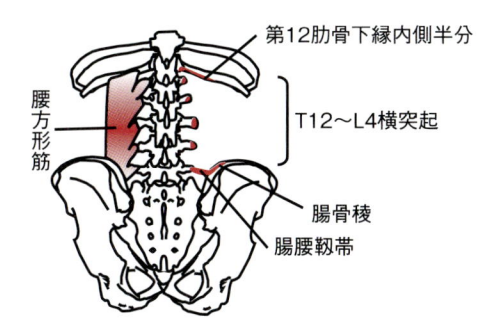

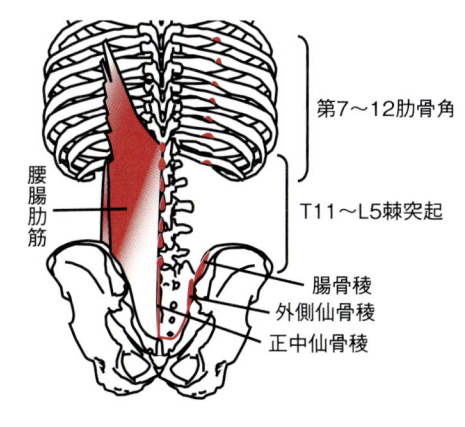

MMT (Fair)
〈移動前〉

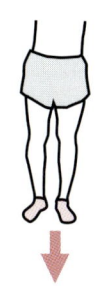

〈自動運動＋重力負荷〉

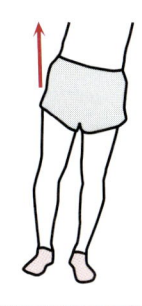

腰方形筋
　第12肋骨下縁内側半分
　T12～L4横突起
　腸骨稜
　腸腰靱帯

腰腸肋筋
　第7～12肋骨角
　T11～L5棘突起
　腸骨稜
　外側仙骨稜
　正中仙骨稜

MMT (Normal)
患者は仰臥位もしくは腹臥位で腰椎部を適度に伸展させ，台の縁をつかみ，上体を固定して，一側の骨盤を胸郭のほうへ引き寄せる．検者は，足関節部を握り，下肢を下方に引き下げる抵抗を加える．

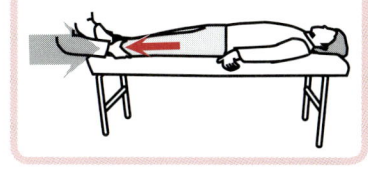

補助筋
外腹斜筋
内腹斜筋
広背筋
股関節外転筋

固 定
脊柱伸展筋の収縮による胸郭の固定

運動を制限する因子
反対側棘靱帯の緊張
腸骨稜と胸郭とのぶつかり

35 股関節屈曲

◆主動作筋

筋，支配神経	起始	停止
大腰筋	L1～5横突起	大腿骨小転子
腰神経叢（L1～4）	L1～5椎体外側面と椎間板	
腸骨筋	腸骨窩の上2/3	大腰筋腱の外側部
大腿神経	腸骨稜の内唇	大腿骨小転子
腰神経叢（L1～3）		小転子直下の骨幹

◆関節可動域

参考可動域	125°
基本軸	体幹と平行な線
移動軸	大腿骨（大転子と大腿骨外顆の中心を結ぶ線）
測定肢位	仰臥位，膝屈曲位

大腰筋
腸骨筋
L1～5横突起
L1～5椎体外側面
腸骨窩
大腰筋腱の外側
大腿骨小転子

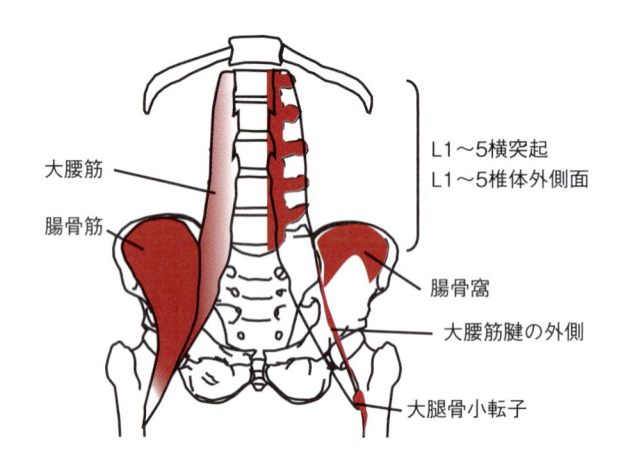

補助筋

大腿直筋
恥骨筋
縫工筋
短内転筋
大腿筋膜張筋
長内転筋
大内転筋
薄筋
中殿筋
小殿筋前部線維

運動を制限する因子

膝を伸展して行う場合は，ハムストリング筋（膝屈筋）群の緊張
膝を屈曲して行う場合は，大腿と腹部のぶつかり

固定

前方腹筋の収縮による腰椎と骨盤の固定
体幹の重み

MMT（Fair）

〈移動前〉

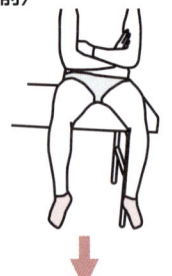

〈自動運動＋重力負荷〉

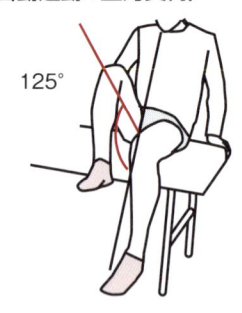

125°

MMT（Normal）

患者は台の縁から下腿を垂れて座り，検者は骨盤を固定して膝の上に抵抗を加え，患者に股関節を屈曲させる．

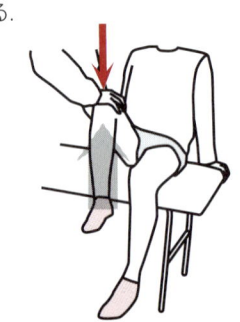

36 股関節伸展

◆主動作筋

筋, 支配神経	起　始	停　止
大殿筋 下殿神経（L4〜S2）	腸骨稜後部 上後腸骨棘 後殿筋線 仙骨と尾骨の背面 仙結節靭帯後面	大腿筋膜張筋の腸脛靭帯 大腿骨大転子と大腿骨粗面の間の殿筋粗面
半膜様筋 脛骨神経（L4〜S1）	坐骨結節	脛骨内側顆後内側面 膝窩筋筋膜 斜膝窩靭帯
大腿二頭筋（長頭） 脛骨神経（L5〜S2）	坐骨結節下内側凹痕部	腓骨頭の前外側面
半腱様筋 脛骨神経（L4〜S2）	坐骨結節	脛骨上部内側面

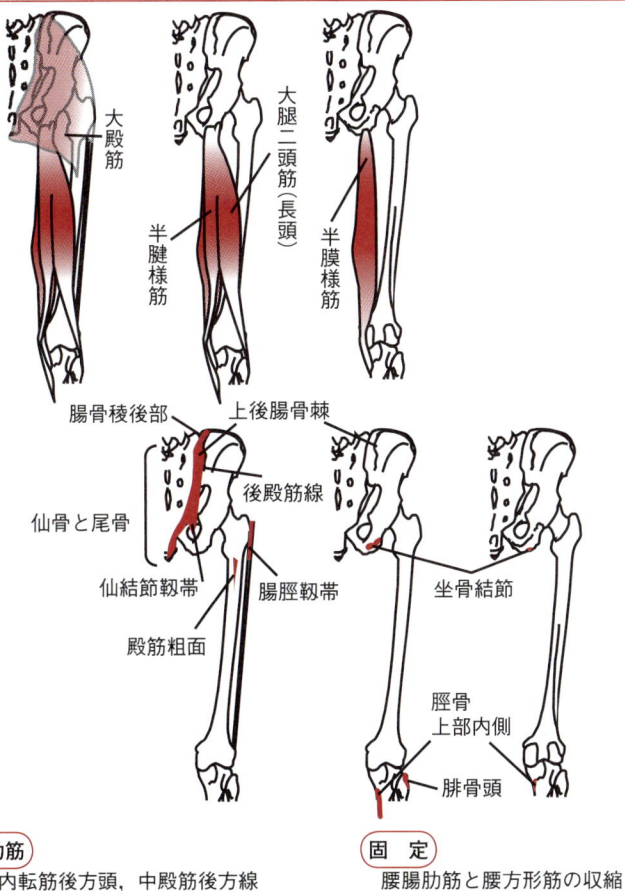

◆関節可動域

参考可動域	15°
基本軸	体幹と平行な線
移動軸	大腿骨 （大転子と大腿骨外顆の中心を結ぶ線）
測定肢位	腹臥位, 膝伸展位

MMT（Fair）
〈移動前〉

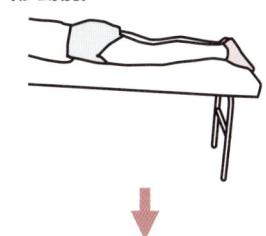

〈自動運動＋重力負荷〉 15°

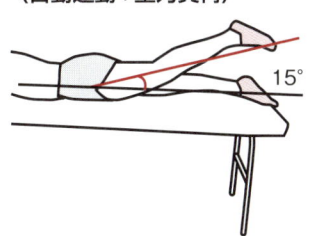

MMT（Normal）
患者は腹臥位で, 検者は患者の骨盤を押さえて固定し, 大腿骨遠位端に下方に抵抗を加え, 患者に伸展させる.

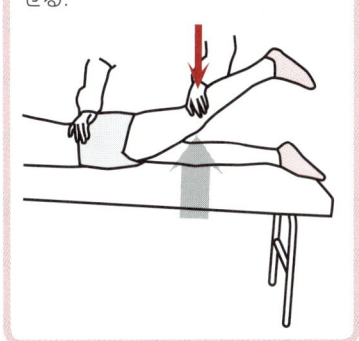

補助筋
大内転筋後方頭, 中殿筋後方線維, 小殿筋

運動を制限する因子
股関節屈筋の緊張
腸骨大腿靭帯, 恥骨大腿靭帯, 坐骨大腿靭帯の緊張

固　定
腰腸肋筋と腰方形筋の収縮
体幹の重み

37 股関節外転

◆主動作筋

筋，支配神経	起 始	停 止
中殿筋 　上殿神経（L4～S1）	腸骨稜 前殿筋線と後殿筋線の間	大腿骨大転子の外側面

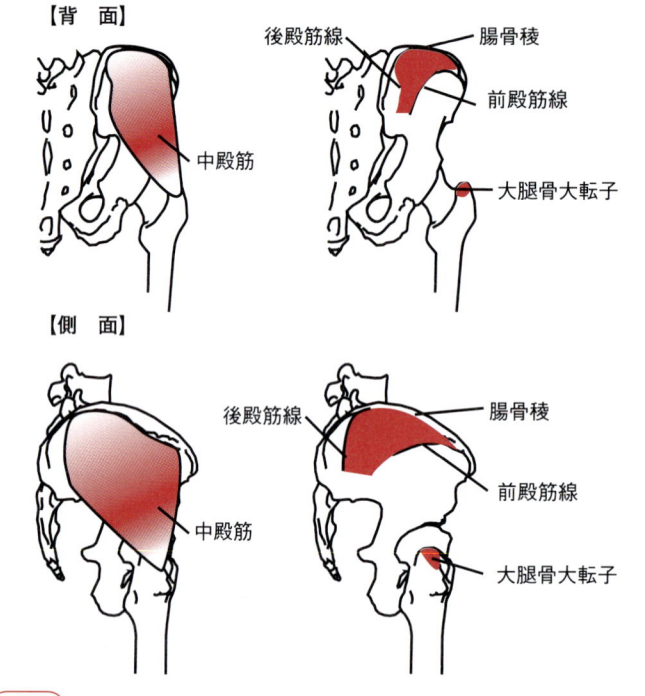

◆関節可動域

参考可動域	45°
基本軸	両側の上前腸骨棘を結ぶ線への垂直線
移動軸	大腿中央線 （上前腸骨棘より膝蓋骨中心を結ぶ線）
測定肢位	側臥位もしくは仰臥位，骨盤固定

【背 面】

【側 面】

MMT（Fair）
〈移動前〉 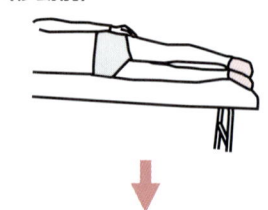
〈自動運動＋重力負荷〉 45°

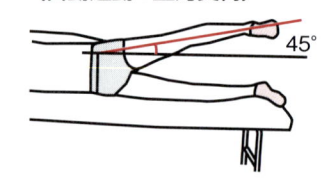

◆補助筋

　小殿筋
　大腿筋膜張筋
　大殿筋上部線維
　大腿直筋
　縫工筋
　梨状筋
　中殿筋

◆運動を制限する因子

　股関節内転筋の緊張
　腸骨大腿靱帯の内側束と恥骨大腿靱帯の緊張
　坐骨大腿靱帯の緊張

◆固 定

　側腹筋と広背筋の収縮
　体幹の重み

MMT（Normal）
　患者は検査する側の下肢を上にし，股関節をやや過伸展位にして体が転がらないようにバランスをとるために下側の脚は膝をやや曲げた状態の側臥位をとり，検者は骨盤を固定し膝関節の上に抵抗を加えて，患者に外転させる．

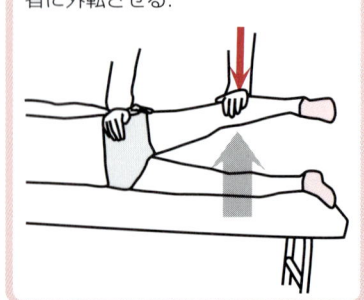

38 股関節内転

◆主動作筋

筋，支配神経	起 始	停 止
大内転筋 閉鎖神経（L2～4）	坐骨結節 坐骨下枝 恥骨下枝の前面	大腿骨粗線の全長と内側大腿顆上線 内転筋結節
短内転筋 閉鎖神経（L2～4）	恥骨下枝外側上部	小転子から大腿骨粗線に至る線の遠位2/3と大腿骨粗線の上部
長内転筋 閉鎖神経（L2～4）	恥骨稜が恥骨結合と交わる角状部の前面	大腿骨粗線の内側唇の2/4
恥骨筋 大腿神経（L2,3）	腸恥骨隆起と恥骨結節の間	大腿骨後面の恥骨筋線（小転子と粗線の間）
薄筋 閉鎖神経（L2～4）	恥骨結合下半分 恥骨弓上半分	脛骨上部の内側面

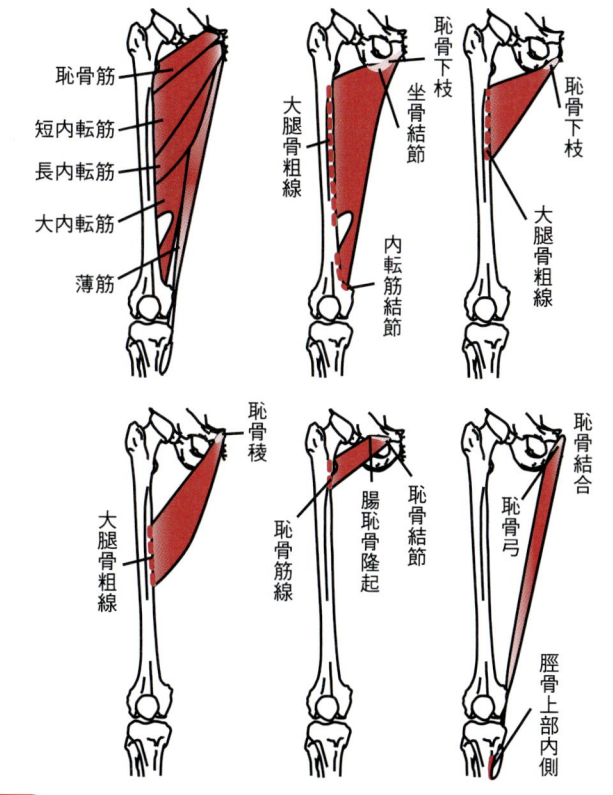

◆関節可動域

参考可動域	20°
基本軸	両側の上前腸骨棘を結ぶ線への垂直線
移動軸	大腿中央線 （上前腸骨棘より膝蓋骨中心を結ぶ線）
測定肢位	仰臥位，反対側下肢を屈曲挙上してその下を通過させる

MMT（Fair）
〈移動前〉

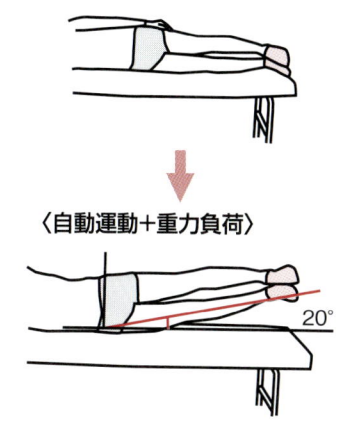

〈自動運動＋重力負荷〉
20°

MMT（Normal）
患者は側臥位で検査する側の脚を台上に横たえ，検者は上側の脚を25°外転位に持ち上げて支え，患者に下側の脚を内転させて上側の脚にくっつくところまで持ち上げさせる．このとき，膝関節の上に抵抗を加える．

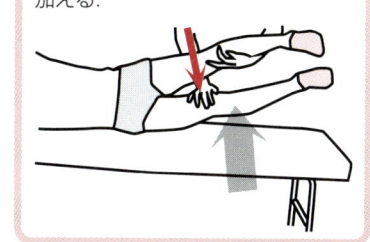

(補助筋) 大腿二頭筋長頭，大腿方形筋，大殿筋下部線維

(運動を制限する因子) 腸骨大腿靱帯の緊張，大腿骨頭靱帯の緊張，反対側の下肢とのぶつかり

(固 定) 体幹の重み

39 股関節外旋

◆主動作筋

筋，支配神経	起　始	停　止
外閉鎖筋 　閉鎖神経（L3,4）	閉鎖孔骨縁 閉鎖膜外面	大腿骨転子窩
内閉鎖筋 　仙骨神経叢（L5～S3）	閉鎖孔内縁 閉鎖膜内側面 大坐骨孔下方	小坐骨孔を通り，大転子内側面前部
上双子筋 　仙骨神経叢（L4～S1）	坐骨棘の前面	大転子の内側面 内閉鎖筋腱下縁
下双子筋 　仙骨神経叢（L4～S1）	坐骨結節の上部	
梨状筋 　仙骨神経叢（S1,2）	第1前仙骨孔から第4仙骨孔にわたる仙骨前面 大坐骨孔の上縁と仙結節靱帯の前面	大転子の上縁
大腿方形筋 　坐骨神経叢（L5～S1）	坐骨結節外縁の上部	大腿骨方形筋結節
大殿筋 　下殿神経（L4～S2）	腸骨稜後部 上後腸骨棘 後殿筋線 仙骨と尾骨の背面 仙結節靱帯後面	大腿筋膜張筋の腸脛靱帯 大転子と大腿骨粗面の間の殿筋粗面

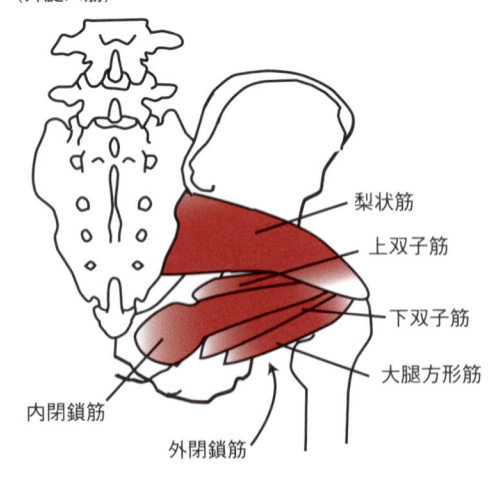

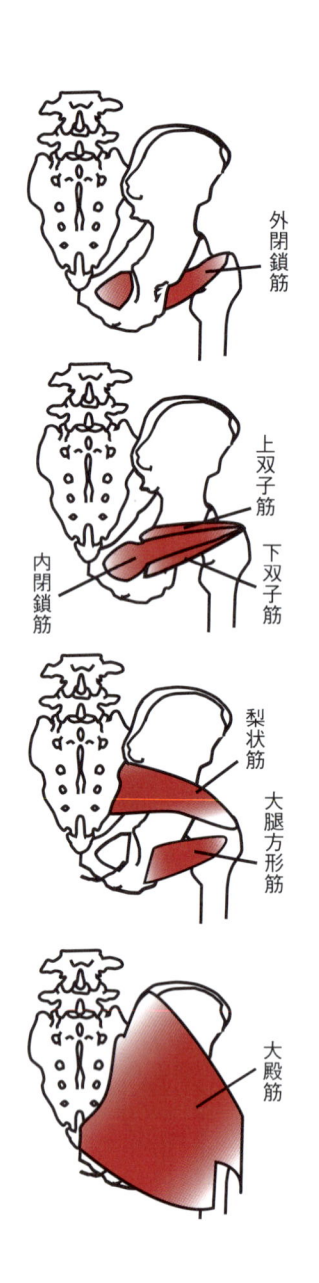

（外旋六筋）

梨状筋
上双子筋
下双子筋
大腿方形筋
内閉鎖筋
外閉鎖筋

外閉鎖筋

内閉鎖筋　上双子筋
　　　　　下双子筋

梨状筋
大腿方形筋

大殿筋

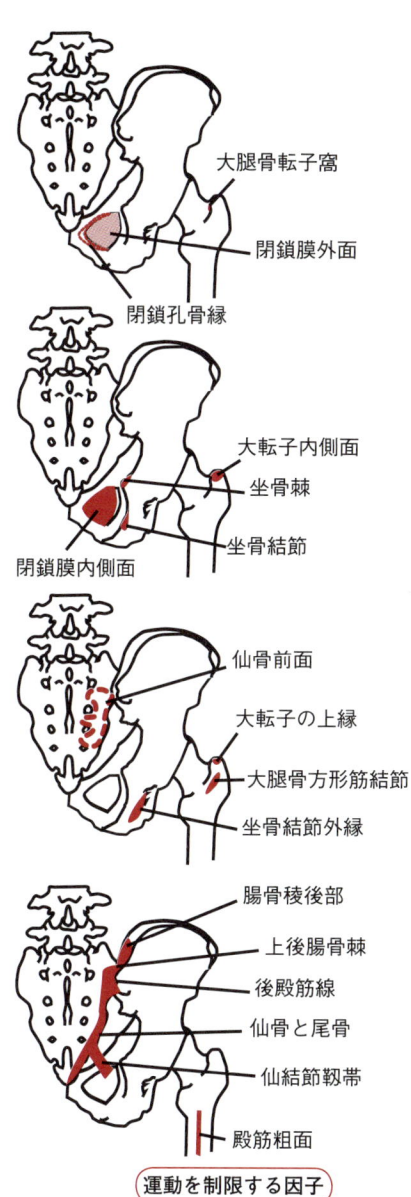

39. 股関節外旋

◆関節可動域

参考可動域	45°
基本軸	膝蓋骨より下ろした垂直線
移動軸	下腿中央線 （膝蓋骨中心より足関節内外果中央を結ぶ線）
測定肢位	仰臥位で股・膝90°屈曲

MMT（Fair）

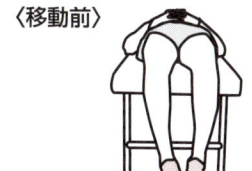

〈移動前〉

〈自動運動＋重力負荷〉

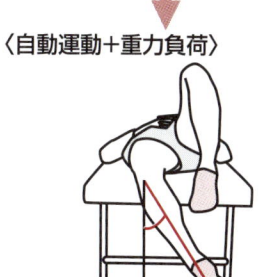

45°

MMT（Normal）
患者は台の縁から下腿を片方垂れた仰臥位をとり、他側の脚は膝関節および股関節で屈曲し、足を台の上にのせる．これによって骨盤が固定され腰椎の伸展を妨げる．検者は膝関節の上部で大腿を押さえ固定し、足関節の部分に抵抗を加え、大腿を外旋させる．

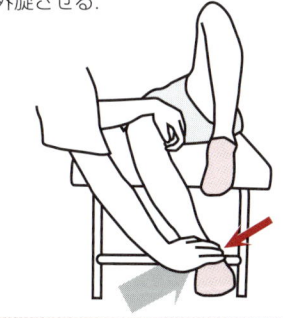

（図中ラベル）
大腿骨転子窩
閉鎖膜外面
閉鎖孔骨縁

大転子内側面
坐骨棘
坐骨結節
閉鎖膜内側面

仙骨前面
大転子の上縁
大腿骨方形筋結節
坐骨結節外縁

腸骨稜後部
上後腸骨棘
後殿筋線
仙骨と尾骨
仙結節靱帯
殿筋粗面

補助筋
縫工筋
大腿二頭筋長頭
小殿筋前部線維
中殿筋後部線維
恥骨筋
長内転筋
短内転筋
大内転筋

運動を制限する因子
股関節内旋筋群の緊張
腸骨大腿靱帯の外側束の緊張
恥骨大腿靱帯の緊張

固定
体幹の重み

40 股関節内旋

◆ 主動作筋

筋, 支配神経	起始	停止
大腿筋膜張筋 上殿神経（L4〜S1）	腸骨稜外唇前部 上前腸骨棘外側面	腸脛靱帯の中1/3と上1/3の境
小殿筋 上殿神経（L4〜S1）	腸骨外側で前殿筋線と下殿筋線の間 大坐骨切痕縁	大腿骨大転子の前面

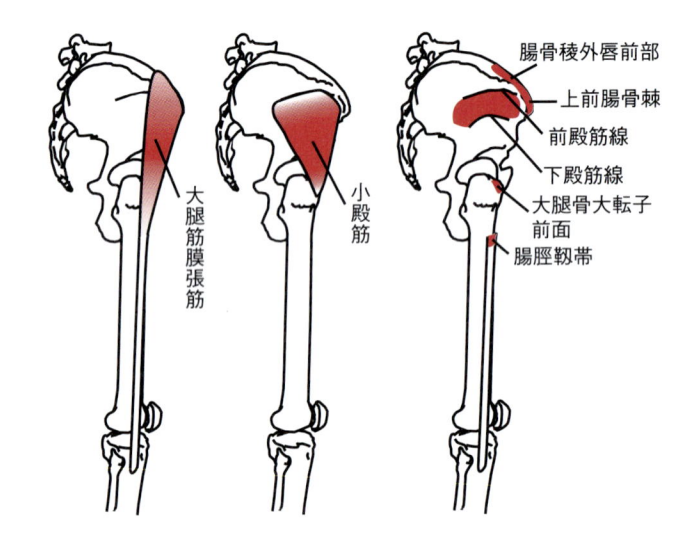

◆ 関節可動域

参考可動域	45°
基本軸	膝蓋骨より下ろした垂直線
移動軸	下腿中央線 （膝蓋骨中心より足関節内外果中央を結ぶ線）
測定肢位	仰臥位で股・膝90°屈曲

補助筋
中殿筋前部線維
半腱様筋
半膜様筋
小殿筋
薄筋
大内転筋

運動を制限する因子
股関節外旋筋群の緊張
坐骨大腿靱帯の緊張
股関節を伸展した場合には腸骨大腿靱帯の緊張

固定
体幹の重み

MMT（Fair）
〈移動前〉
〈自動運動＋重力負荷〉

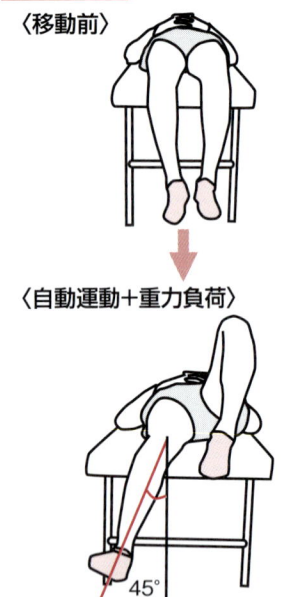

MMT（Normal）
患者は下腿を台の端から垂れた仰臥位をとり，反対側の脚は膝および股関節を屈曲して足を台の上にのせる．検者は大腿を膝関節の上部で押さえて固定し，足関節部に抵抗を加え，大腿を内旋させる．

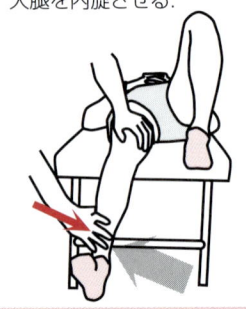

41 膝関節屈曲および股関節屈曲・外転・外旋

◆主動作筋

筋，支配神経	起　始	停　止
縫工筋 　大腿神経（L2,3）	上前腸骨棘	脛骨骨幹上部の前内側面 （薄筋と半腱様筋の前）

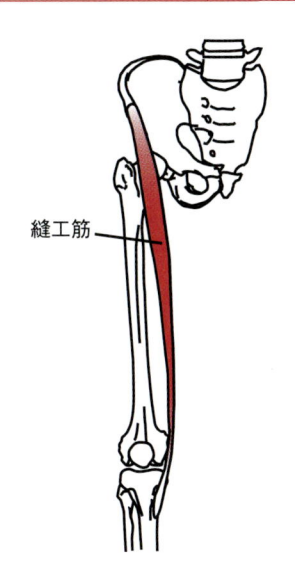

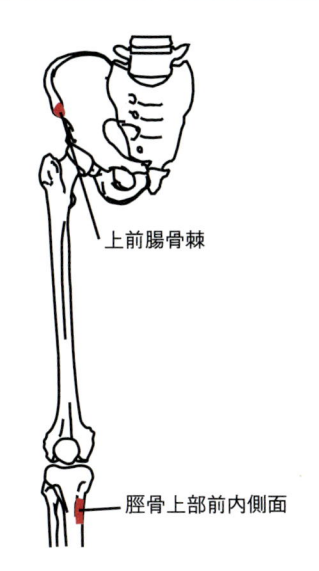

縫工筋

上前腸骨棘

脛骨上部前内側面

補助筋

股関節と膝関節の屈筋群
股関節外旋筋群
股関節外転筋群
股関節内転筋群

運動を制限する因子

なし：運動範囲は不完全

固定

腓腹筋が収縮して骨盤を固定
体幹の重み

MMT（Fair）
〈移動前〉

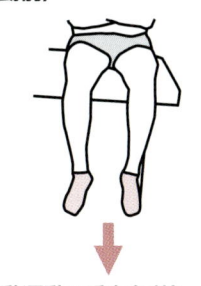

〈自動運動＋重力負荷〉

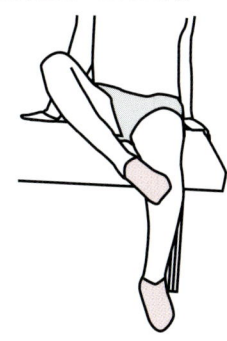

MMT（Normal）

患者は下腿を台の端から垂れた座位で股関節を屈曲・外転・外旋し，膝関節を屈曲させる．検者は，膝関節の上に一方の手を当てて股関節屈曲と外転に対する抵抗を加えるとともに足関節の上に他の手を当てて股関節の外旋と膝関節の屈曲に対する抵抗を加える．この際縫工筋の筋腹がその起始部近くで浮き上がるのを観察する．

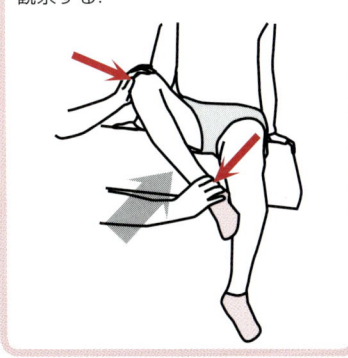

42 股関節屈曲からの外転

◆主動作筋

筋，支配神経	起始	停止
大腿筋膜張筋 上殿神経（L4～S1）	腸骨稜外唇前部 上前腸骨棘外側面	腸脛靱帯の中1/3と上1/3の境

大腿筋膜張筋

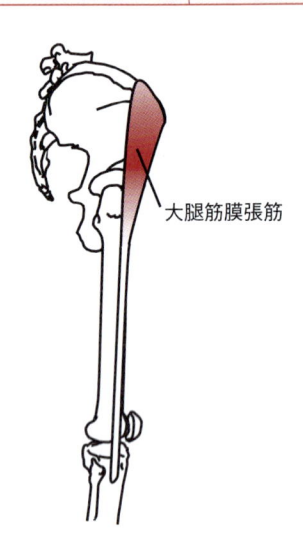

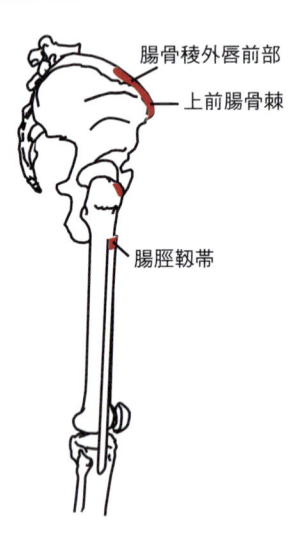

腸骨稜外唇前部
上前腸骨棘
腸脛靱帯

補助筋
　中殿筋
　小殿筋

運動を制限する因子
　なし：運動範囲は不完全

固定
　腹外側部の筋と広背筋の収縮
　体幹の重み

MMT（Fair）
〈移動前〉

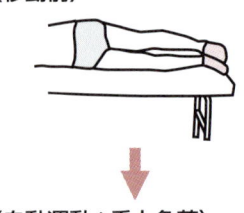

〈自動運動＋重力負荷〉

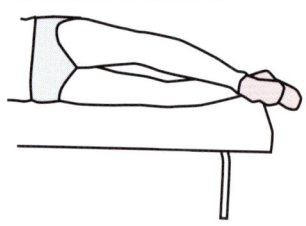

MMT（Normal）
　患者は検査側を上にして側臥位となり，下側の脚を少し曲げ，検査側の脚を股関節で約45°に屈曲し，検者は骨盤もしくは下側の脚を押さえて固定して，患者に股関節を外転させる．

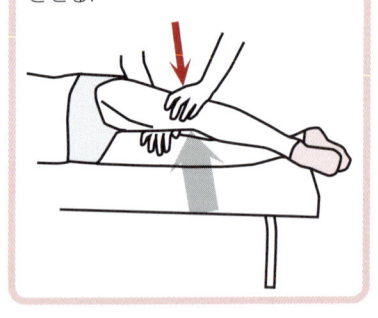

43 膝関節屈曲

◆主動作筋

筋，支配神経	起 始	停 止
大腿二頭筋（長頭） 脛骨神経（L5〜S2）	坐骨結節下内側凹痕部	腓骨頭の前外側面
大腿二頭筋（短頭） 総腓骨神経（L4〜S1）	大腿骨粗線外唇 大腿骨外側顆上線	
半腱様筋 脛骨神経（L4〜S2）	坐骨結節	脛骨上部内側面
半膜様筋 脛骨神経（L4〜S1）	坐骨結節	脛骨内側顆後内側面 膝窩筋筋膜 斜膝窩靱帯

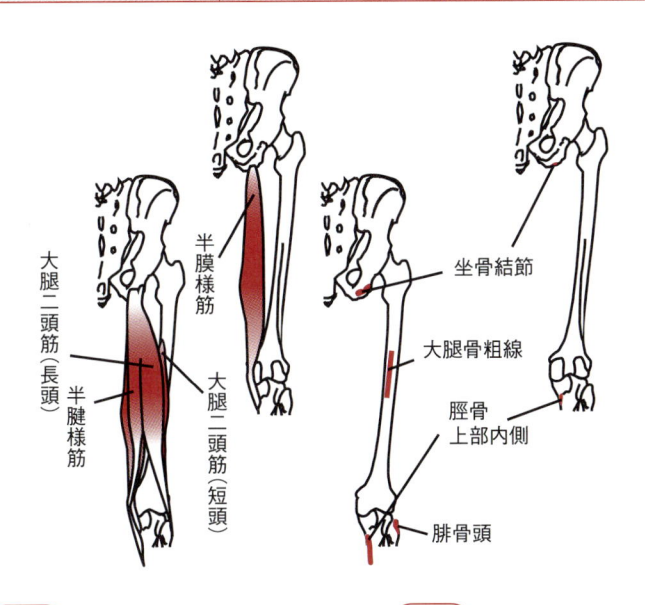

◆関節可動域

参考可動域	130°
基本軸	大腿骨
移動軸	腓骨 （腓骨頭と外果を結ぶ線）
測定肢位	股関節屈曲位

MMT（Fair）

〈移動前〉

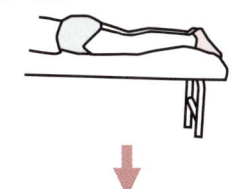

〈自動運動＋重力負荷〉

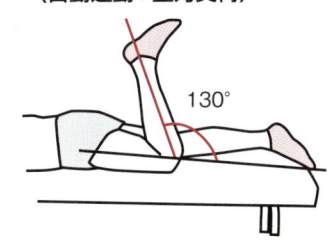

130°

補助筋

縫工筋
薄筋
膝窩筋
腓腹筋
足底筋

固 定

腰腸肋筋と腰方形筋の収縮
大腿と骨盤の重み

運動を制限する因子

膝伸展筋の緊張
股関節伸展位では大腿直筋の緊張
下腿と大腿後面とのぶつかり

MMT（Normal）

患者は下肢を伸展した腹臥位をとり，検者は患者の骨盤を押さえて固定し，足関節に抵抗を加え，膝関節を屈曲させる．

大腿二頭筋を検査するためには，検者が足関節の上部を握り下腿を外旋しながら膝関節を屈曲させる．

半腱様筋と半膜様筋を検査するときは，下腿を内旋しながら膝関節を屈曲させる．

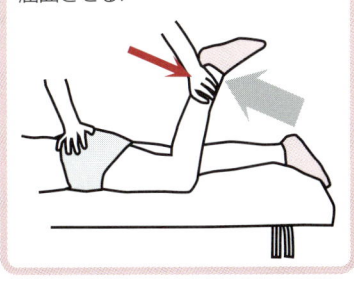

44 膝関節伸展

◆主動作筋

筋, 支配神経	起始	停止
外側広筋 　大腿神経（L3,4）	転子間線の上半分 大転子の前および下縁 大腿骨粗線外側唇	四頭筋の遠位付着部は共同腱となり，膝蓋骨を経由して膝蓋靱帯となって脛骨粗面に付着
中間広筋 　大腿神経（L2～4）	大腿骨骨幹の上2/3の前外側面	
内側広筋 　大腿神経（L2,3）	転子間線の下半分 大腿骨粗線内側唇と内側顆上縁近位部	
大腿直筋 　大腿神経（L2～4）	下前腸骨棘（長頭） 寛骨臼上縁	

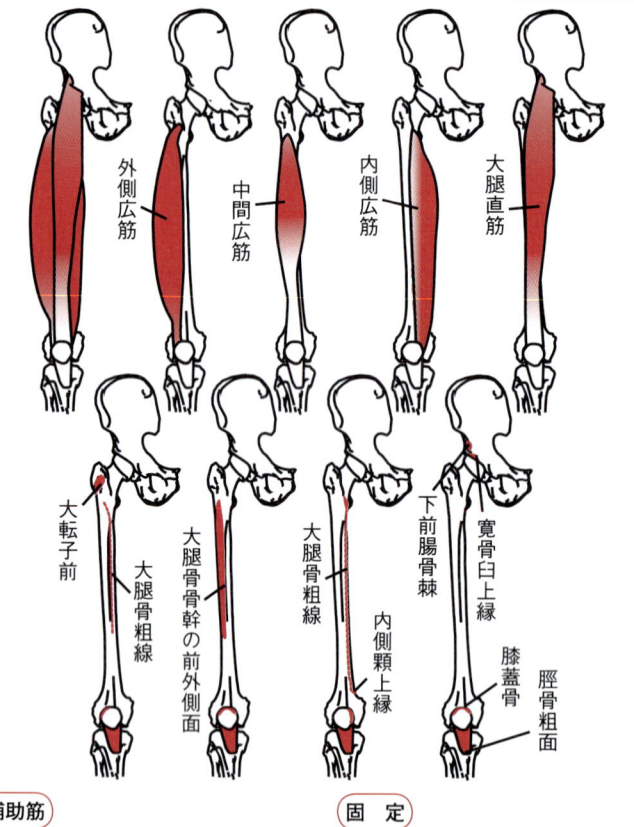

◆関節可動域

参考可動域	0°
基本軸	大腿骨
移動軸	腓骨 （腓骨頭と外果を結ぶ線）
測定肢位	仰臥位

MMT（Fair）
〈移動前〉

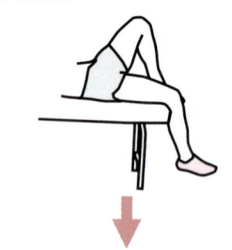

〈自動運動＋重力負荷〉

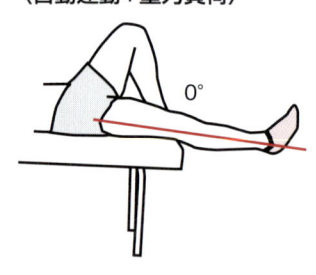

補助筋
大腿筋膜張筋

運動を制限する因子
膝屈筋の緊張
斜膝窩靱帯・前十字靱帯・
側副靱帯の緊張

固定
前腹筋群が収縮して，大腿直筋の起始部を固定する
大腿と骨盤の重み

MMT（Normal）
患者は仰臥位で，検査する側の下腿は台の端から垂らし，骨盤を安定させるために反対側の股関節および膝関節は屈曲して足を台の上にのせ踏ん張る．検者は，膝関節より上で大腿を押さえて固定し，足関節の上に抵抗を加え，伸展させる．

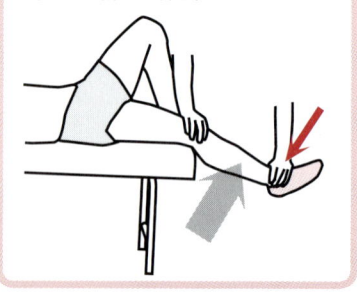

45 足関節底側屈曲

◆主動作筋

筋，支配神経	起　始	停　止
腓腹筋 脛骨神経（L5～S2）	内側頭：大腿骨内側上顆上方の膝窩面 外側頭：大腿骨外側上顆と外側顆上線下部	踵骨腱（アキレス腱） 踵骨隆起
ヒラメ筋 脛骨神経（L5～S2）	腓骨頭後面と骨体の上1/3 膝窩筋線と脛骨内側縁の中1/3（脛骨ヒラメ筋線）	

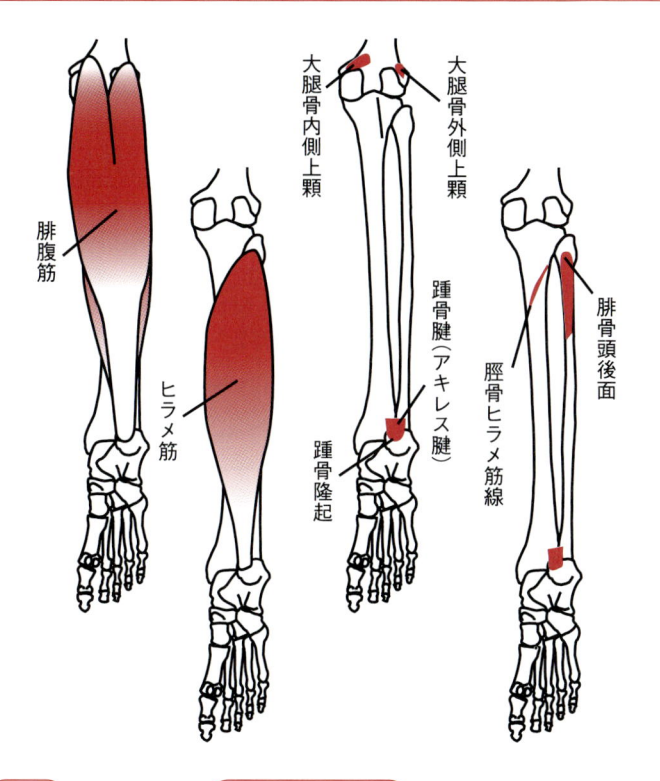

◆関節可動域

参考可動域	45°
基本軸	腓骨への垂直線
移動軸	第5中足骨
測定肢位	膝伸展位

〈移動前〉

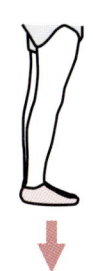

MMT（Normal）
患者は検査する側の脚で立ち，膝関節はまっすぐに伸ばす．正常ならば完全底屈位（つま先立ち）になるまで踵を床から離すことができる．

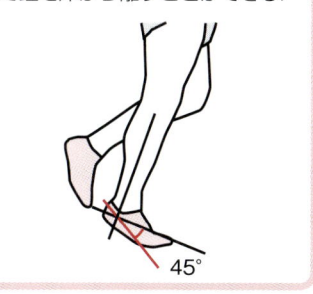

45°

補助筋
- 後脛骨筋
- 長腓骨筋
- 短腓骨筋
- 長母趾屈筋
- 長趾屈筋
- 足底筋

運動を制限する因子
- 足関節背屈筋の緊張
- 前距腓靱帯・三角靱帯前面部線維の緊張
- 距骨後部と脛骨との衝突

固　定
大腿の重み

46 足背側屈曲・内反

◆主動作筋

筋, 支配神経	起 始	停 止
前脛骨筋 　深腓骨神経（L4～S1）	脛骨外側顆前面 脛骨骨幹の前外側面の近位2/3 下腿骨間膜	内側楔状骨内側面 第1中足骨内側面

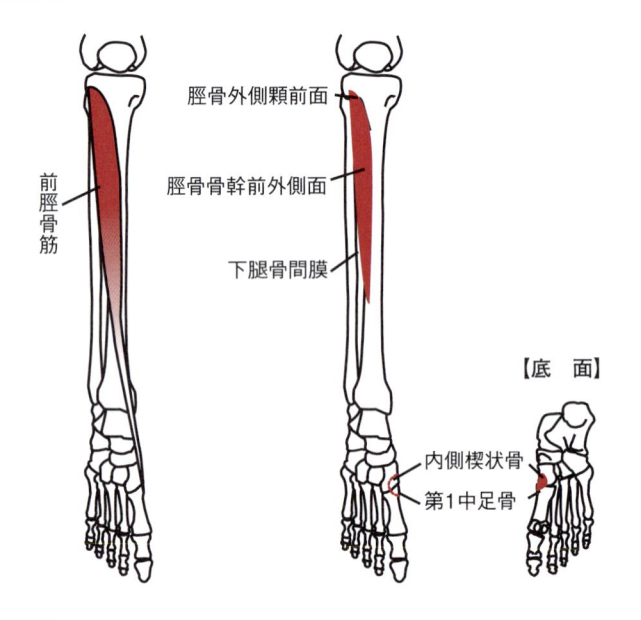

MMT（Fair）
〈移動前〉

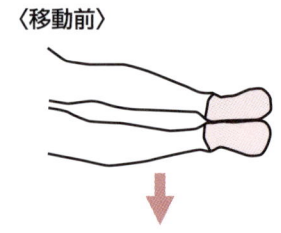

〈自動運動＋重力負荷〉

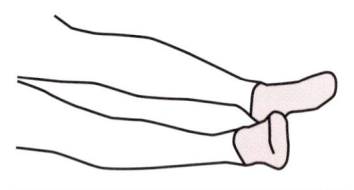

【底 面】

前脛骨筋
脛骨外側顆前面
脛骨骨幹前外側面
下腿骨間膜
内側楔状骨
第1中足骨

MMT（Normal）
患者は踵が台の端からはみ出すように仰臥位をとり、検者は下腿を押さえて固定し、足の内側と背側部に抵抗を加え、患者に足の指には力を入れないまま、足関節の背屈と内反を行わせる。

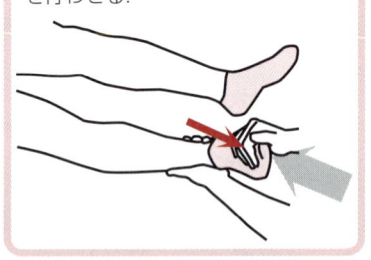

補助筋
長母趾伸筋
長趾伸筋
長趾屈筋
長母趾屈筋

運動を制限する因子
長腓骨筋と短腓骨筋の緊張
外側足根靱帯の緊張
足根骨同士の内側での衝突

固 定
下肢の重み

47 足底側屈曲からの内反

◆主動作筋

筋, 支配神経	起　始	停　止
後脛骨筋 脛骨神経 （L5〜S1）	脛骨後面内側の近位側2/3 腓骨後面上部 下腿骨間膜	舟状骨粗面 立方骨 内側・中間・外側楔状骨 第2〜4中足骨底

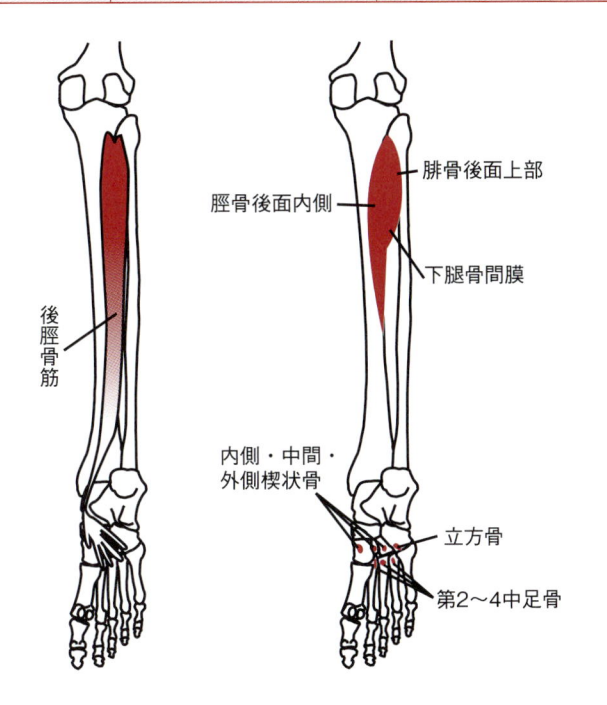

MMT（Fair）

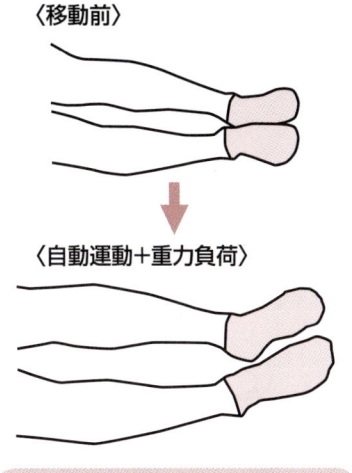

〈移動前〉

〈自動運動＋重力負荷〉

図中ラベル：
- 後脛骨筋
- 腓骨後面上部
- 脛骨後面内側
- 下腿骨間膜
- 内側・中間・外側楔状骨
- 立方骨
- 第2〜4中足骨

MMT（Normal）

患者は仰臥位で足を底屈位にし，検者は後脛骨筋筋腹を圧迫しないように患者の下腿下部をつかんで固定し，足底屈曲位をとったままで，前足部内側縁に抵抗を加え，内反させる．

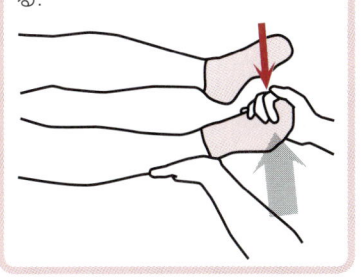

◆補助筋
- 長趾屈筋
- 長母趾屈筋
- 腓腹筋
- 前脛骨筋

◆運動を制限する因子
- 腓骨筋群の緊張
- 外側足根靱帯の緊張
- 足根骨同士の内側での衝突

◆固　定
- 下腿の重み

48 足底側屈曲からの外反

◆主動作筋

筋，支配神経	起　始	停　止
長腓骨筋 浅腓骨神経（L5,S1）	腓骨外側近位2/3 腓骨頭 多少の線維が脛骨外側顆から起こっている場合もある	（腱は外果の後ろを通り，斜め前方に走り立方骨下面長腓骨筋腱溝の中を通り足底を横切る） 第1中足骨底外側面 内側楔状骨
短腓骨筋 浅腓骨神経（L5,S1）	腓骨中部外側	（外果の後ろを回り） 第5中足骨底外側面

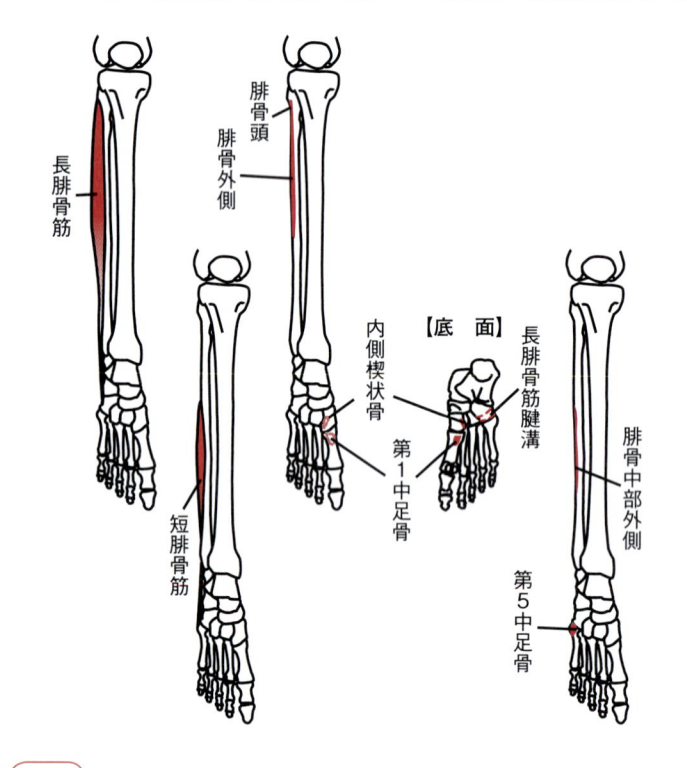

MMT（Fair）
〈移動前〉

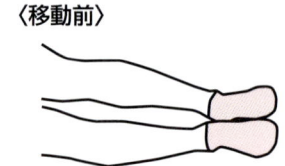

〈自動運動＋重力負荷〉

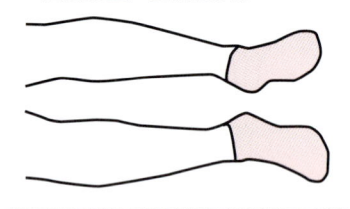

MMT（Normal）
患者は仰臥位で足関節を底屈させ，検者は下腿下部をつかんで固定し，患者に足を外反かつ第1中足骨骨頭部を押し下げさせる．

短腓骨筋に対しては足の外縁に抵抗を加え，長腓骨筋に対しては第1中足骨骨頭の足底面に対し抵抗を加える．

長母趾伸筋の力を抜いた状態で行う．

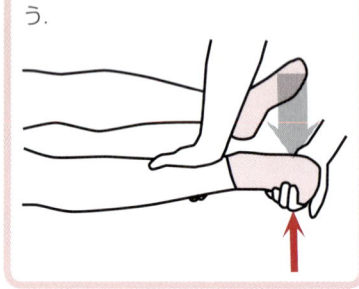

◆補助筋

長趾伸筋

◆運動を制限する因子

前脛骨筋と後脛骨筋の緊張
内側足根靱帯の緊張
足根骨同士の外側での衝突

◆固　定

下腿の重み

49 中足趾節（MTP）関節屈曲

◆主動作筋

筋，支配神経	起　始	停　止
短母趾屈筋 　内側腹：内側足底 　　神経（L5,S1） 　外側腹：外側足底 　　神経（S1,2）	立方骨下面内側部 第3楔状骨の立方骨 に隣接する部分	2本の腱をもって，母趾基 節骨底内・外両側へ（各腱 それぞれに種子骨がある）
虫様筋 　内側足底神経 　　（第1,2虫様筋） 　　（S2～3） 　外側足底神経 　　（第3,4虫様筋） 　　（S2～3）	長趾屈筋腱の内側	外側四趾の内側から近位指 節の背側面で長趾伸筋腱の 延長部に付着

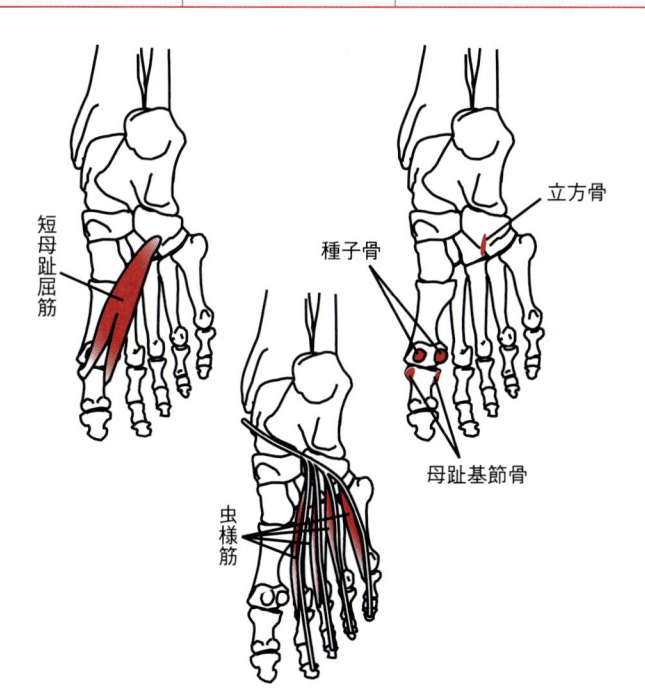

◆関節可動域

参考可動域	35°（母趾MTP） 35°（四趾MTP）
基本軸	第1中足骨（母趾） 第2～5中足骨（四趾）
移動軸	第1基節骨（母趾） 第2～5基節骨（四趾）

〈移動前〉

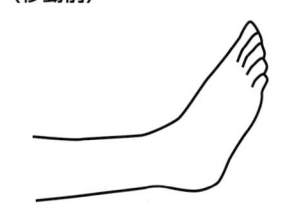

MMT（Normal）
・母趾中足趾節関節屈曲（短母趾屈筋）
　患者は仰臥位で，検者は患者の第1中足骨をつかんで固定し，母趾基節骨の下に抵抗を加え，患者に母趾を屈曲させる．
・外側四趾中足趾節関節屈曲（虫様筋）
　患者は仰臥位で，検者は患者の中足骨をつかんで固定し，基節骨の下に抵抗を加え，患者に外側四趾を屈曲させる．

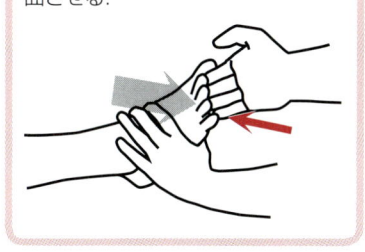

短母趾屈筋
立方骨
種子骨
母趾基節骨
虫様筋

補助筋
母趾　長母趾屈筋
四趾　背側・底側骨間筋
　　　短小趾屈筋
　　　長趾屈筋
　　　短趾屈筋

運動を制限する因子
足趾の伸筋腱の緊張
軟部組織同士の接触

固　定
下腿と足の重み

50 足趾節間(IP)関節屈曲

◆主動作筋

筋,支配神経	起始	停止
長趾屈筋 脛骨神経(L5〜S2)	脛骨骨幹の後面	第2〜5末節骨底
短趾屈筋 内側足底神経(L5,S2)	踵骨隆起下面	第2〜5中節骨底両側に分かれてつく
長母趾屈筋 脛骨神経(L5〜S2)	腓骨骨幹後面の遠位2/3	母趾末節骨底

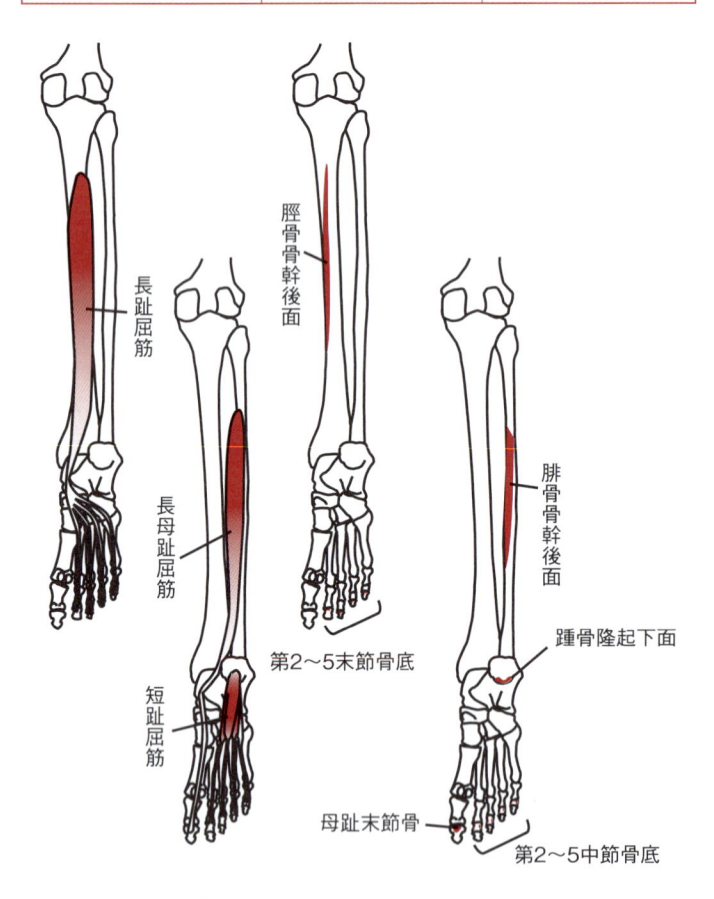

◆関節可動域

参考可動域	60°(母趾IP) 35°(四趾PIP) 50°(四趾DIP)
基本軸	第1基節骨(母趾IP) 第2〜5基節骨(四趾PIP) 第2〜5中節骨(四趾DIP)
移動軸	第1末節骨(母趾IP) 第2〜5中節骨(四趾PIP) 第2〜5末節骨(四趾DIP)

〈移動前〉

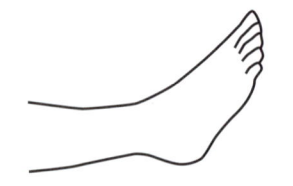

MMT(Normal)
・母趾趾節間関節屈曲(長母趾屈筋)
　患者は仰臥位で,検者は母趾基節骨を固定して末節骨の下に抵抗を加え,患者に母趾を屈曲させる.
・外側四趾近位趾節間関節屈曲(短趾屈筋)
　患者は仰臥位で,検者は外側四趾の基節骨を固定して中節骨の下に抵抗を加え,患者に趾の屈曲を行わせる.
・外側四趾遠位趾節間関節屈曲(長趾屈筋) 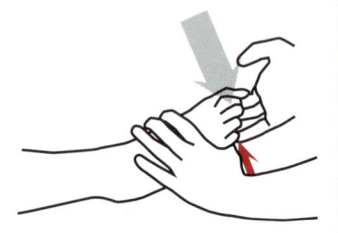
　患者は仰臥位で,検者は外側四趾の中節骨を固定して末節骨の下に抵抗を加え,患者に趾の屈曲を行わせる.

運動を制限する因子
足趾の伸筋腱群(背側靱帯)の緊張
趾節の軟部組織同士の接触

固定
内反・外反筋群による足の固定
下腿と足の重み
前脛骨筋の共同作用で足関節底屈の起こるのを抑制

51 中足趾節関節，母趾趾節間関節伸展

◆主動作筋

筋，支配神経	起　始	停　止
長趾伸筋 　深腓骨神経（L4～S1）	脛骨外側顆 腓骨上部前側面3/4 下腿骨間膜	第2～5中節骨・末節骨の背面（趾背筋膜）
短趾伸筋 　深腓骨神経（L4～S1）	踵骨前部背外側面	第2～4趾の長趾伸筋腱 母趾基節骨
長母趾伸筋 　深腓骨神経（L4～S1）	腓骨中央内側 下腿骨間膜	母趾末節骨底

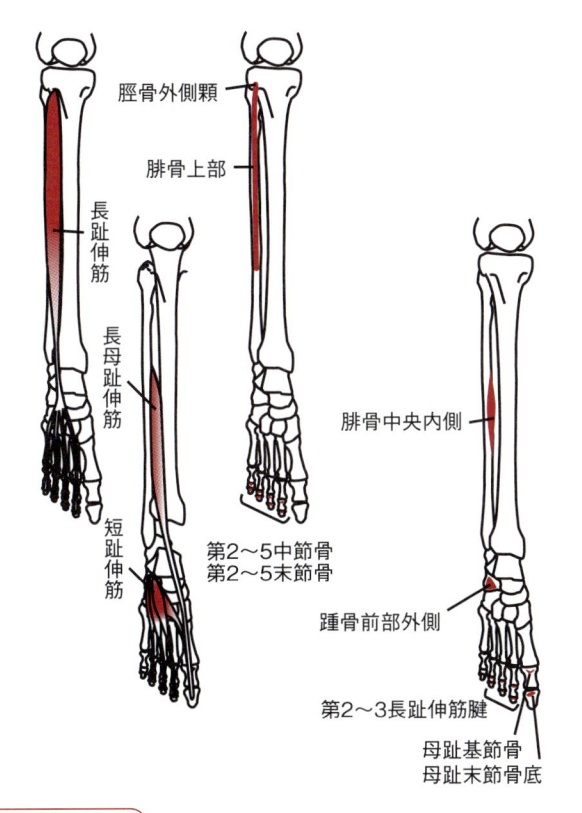

◆関節可動域

参考可動域	40°（四趾MTP） 60°（母趾MTP） 0°（母趾IP）
基本軸	第2～5中足骨（四趾MTP） 第1中足骨（母趾MTP） 第1基節骨（母趾IP）
移動軸	第2～5基節骨（四趾MTP） 第1基節骨（母趾MTP） 第1基節骨（母趾IP）

MMT（Fair）
〈移動前〉

〈自動運動＋重力負荷〉

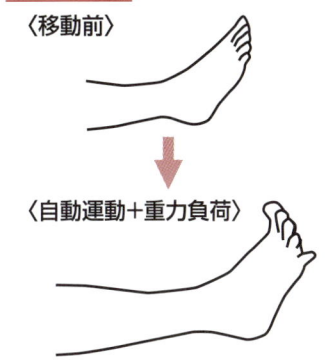

MMT（Normal）

・外側四趾中足趾節関節伸展（長・短趾伸筋）
　患者は仰臥位で，検者は患者の中足骨を固定して基節骨に抵抗を加え，患者に外側四趾を伸展させる．

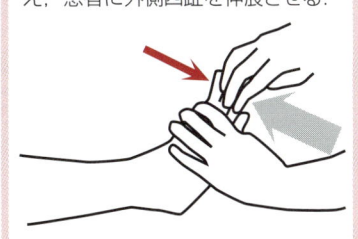

・母趾中足趾節関節伸展（短趾伸筋）
　患者は仰臥位で，検者は患者の第1中足骨を固定して母趾基節骨の上に抵抗を加え，患者に母趾の中足趾節関節を伸展させる．

・母趾趾節間関節伸展（長母趾伸筋）
　患者は仰臥位で，検者は母趾の基節骨を固定して趾背に抵抗を加え，患者に母趾趾節間関節を伸展させる．

運動を制限する因子
足趾関節の底側と側副靱帯の緊張

固　定
下腿と足の重み
腓腹筋とヒラメ筋の共同作用で（長趾伸筋群の収縮によって起こる）足関節背屈を抑制

52 足趾外転

◆主動作筋

筋，支配神経	起　始	停　止
母趾外転筋 　内側足底神経（L5,S1）	踵骨隆起の内側突起 屈筋支帯下縁	母趾基節骨底内側
背側骨間筋 　外側足底神経（S1,2）	中足骨各側面からの2頭	第2〜4基節骨底
小趾外転筋 　外側足底神経（S1,2）	踵骨隆起の外側突起 踵骨の側面 第5中足骨粗面	小趾基節骨底外側

【底　面】

- 小趾外転筋
- 母趾外転筋
- 第5中足骨粗面
- 小趾基節骨底
- 踵骨隆起
- 母趾基節骨底

【背　面】

- 背側骨間筋
- 第2〜4基節骨
- 第1〜5中足骨

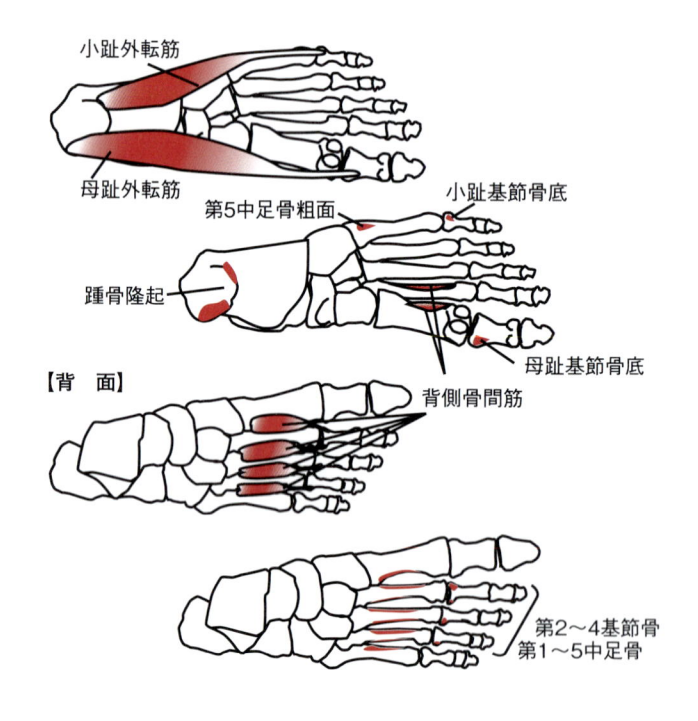

〈移動前〉

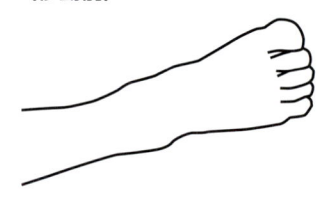

MMT（Normal）

　患者は仰臥位で検者は患者の第3〜5趾外側面，母趾内側面と第2趾両側面に抵抗を加え，患者に足趾を外転して趾を開かせる．

　足趾を外転，内転できなくても病的に筋力が弱いと考えることはできない．特に母趾外転筋は正常人でも使用することがないために萎縮していることがしばしばある．反対側に麻痺がなく，筋力が正常で運動が十分できるときにのみ，左右比較して正確な段階づけをすることができる．

　また，母趾外転筋および小趾外転筋の筋線維は前足部の内・外縁で容易に触知できる．

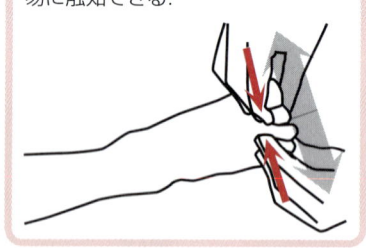

(運動を制限する因子)
- 中足趾節関節側副靱帯の緊張
- 足趾の間の皮膚・筋膜の緊張

(固　定)
- 下腿と足の重み

53 足趾内転

◆ **主動作筋**

筋, 支配神経	起 始	停 止
母趾内転筋 外側足底神経 （L4～S2）	斜頭：第2～4中足骨底長 腓骨筋腱鞘 横頭：第3～5中足趾節関 節底側の靱帯，中足 骨の横靱帯	母趾基節骨底の外側 外側種子骨
底側骨間筋 外側足底神経 （S1,2）	第3～5中足骨内側	各筋に相当する趾の基節骨 内側

母趾内転筋（横頭）
母趾内転筋（斜頭）
第3～5中足趾節関節
第2～4中足骨底
外側種子骨
母趾基節骨底
底側骨間筋
第3～5中足骨内側
第3～5基節骨内側

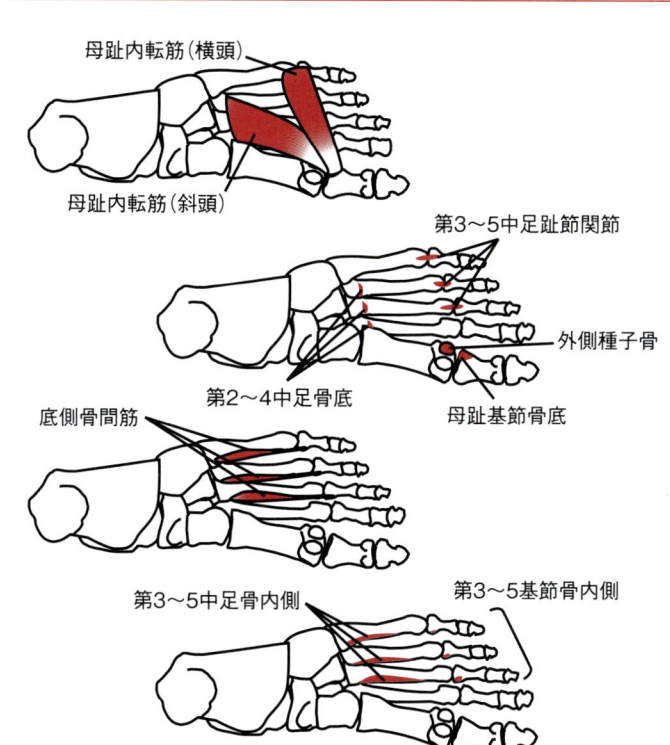

〈移動前〉

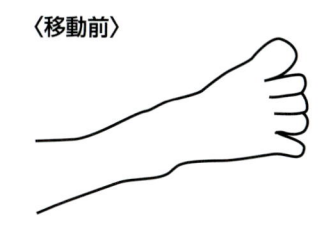

MMT（Normal）

患者は仰臥位で，検者はあらかじめ患者の足趾を外転位に開いて保持し，患者に趾を内転して閉じさせる．

底側骨間筋と母趾内転筋の筋力の判断は第3～5趾の内側面および母趾の外側面にかかる圧迫の程度によって行う．

正常もしくはNormalの筋力であれば，外方に開かせる力に打ち勝って趾を内転し，閉じることができる．

この筋力は個人差が大きいため，反対側の筋力が健全であれば，それを基準として筋力の段階を決める．

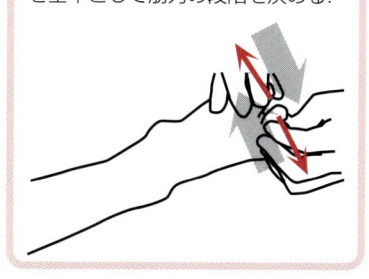

運動を制限する因子

各趾同士のぶつかり

固 定

下腿と足の重み

付 録　筋肉の位置関係と断面図

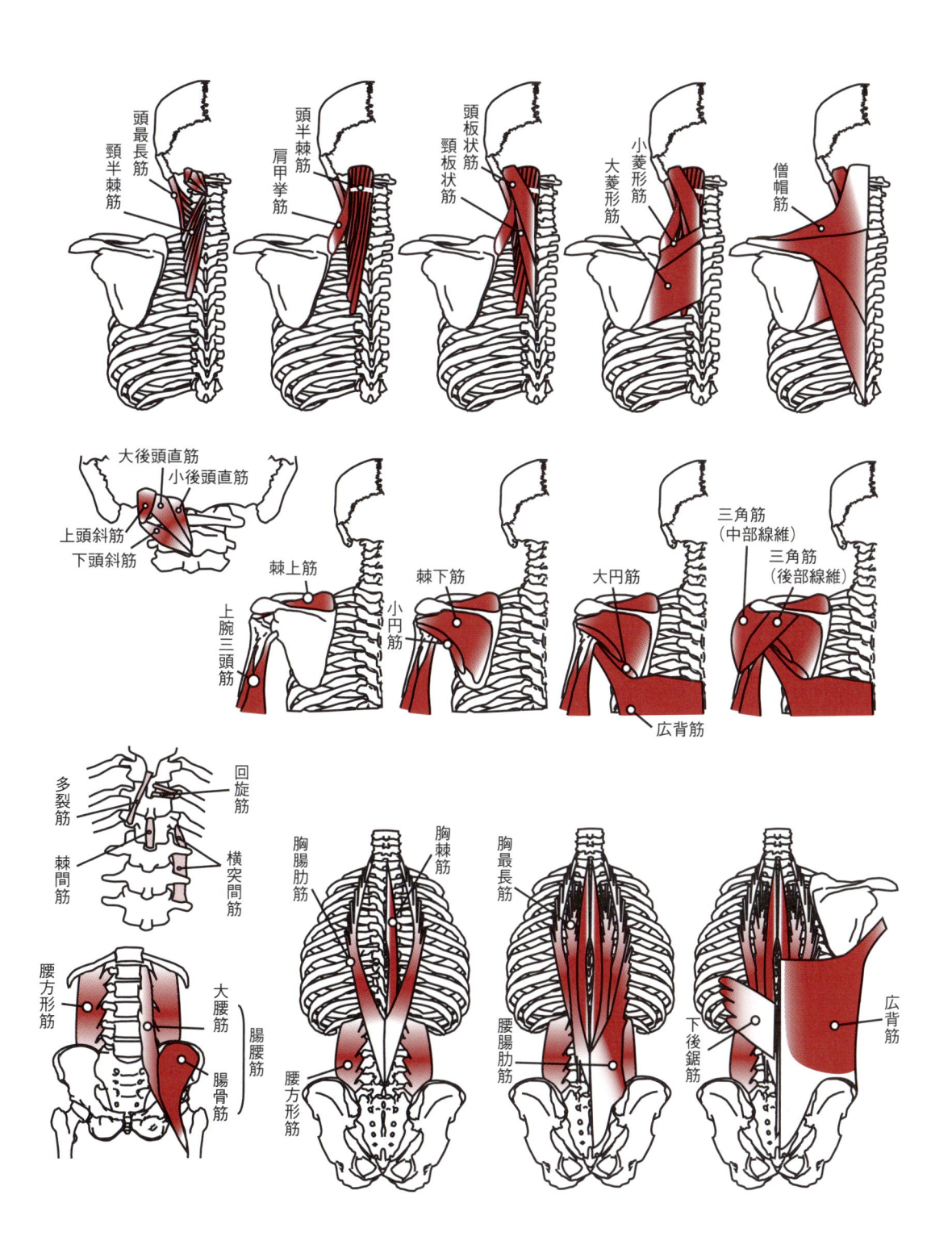

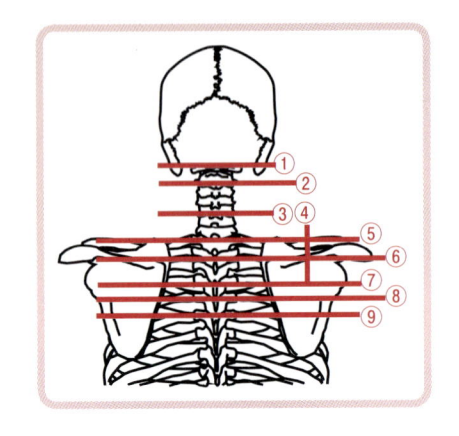

付録　筋肉の位置関係と断面図

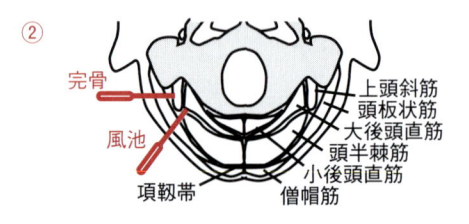

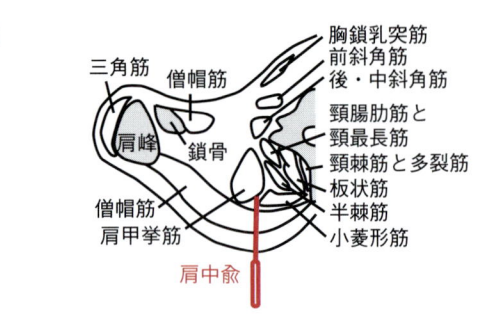

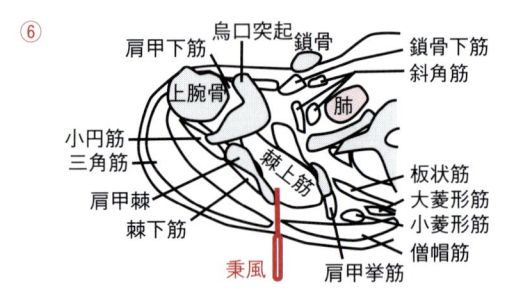

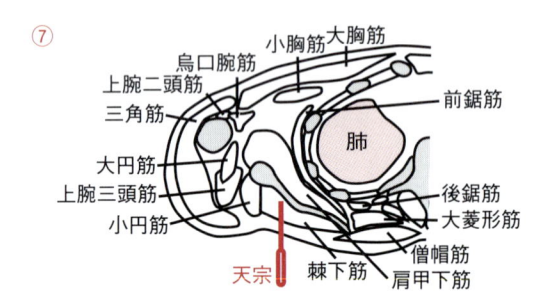

①
- 顎二腹筋
- 胸鎖乳突筋
- 頭最長筋
- 下頭斜筋
- 頭板状筋
- 頭半棘筋
- 大後頭直筋
- 僧帽筋
- 項靭帯
- **翳風**
- **天柱**

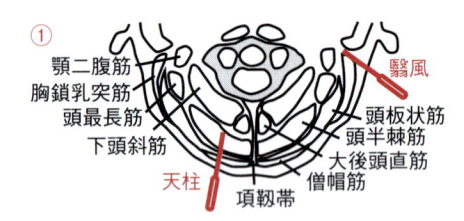

②
- 完骨
- 風池
- 上頭斜筋
- 頭板状筋
- 大後頭直筋
- 頭半棘筋
- 小後頭直筋
- 項靭帯
- 僧帽筋

③
- 胸鎖乳突筋
- 前斜角筋
- 頸長筋
- 中斜角筋
- 頸最長筋
- 後斜角筋
- 頸板状筋
- 肩甲挙筋
- 頭板状筋
- 頭最長筋
- 頸半棘筋
- 多裂筋
- 棘筋
- 僧帽筋
- 頭半棘筋
- **五頸**

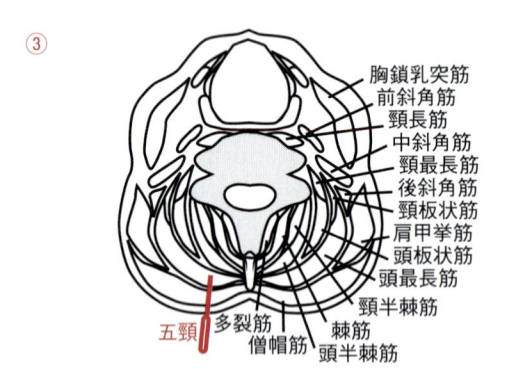

④
- 棘上筋
- 僧帽筋
- 棘下筋
- 肩甲下筋
- 前鋸筋
- 鎖骨下筋
- 大胸筋
- 肺
- **肩井**

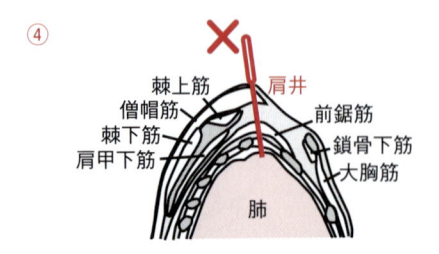

⑤
- 三角筋
- 僧帽筋
- 胸鎖乳突筋
- 前斜角筋
- 後・中斜角筋
- 肩峰
- 鎖骨
- 頸腸肋筋と頸最長筋
- 頸棘筋と多裂筋
- 僧帽筋
- 肩甲挙筋
- 板状筋
- 半棘筋
- 小菱形筋
- **肩中兪**

⑥
- 肩甲下筋
- 烏口突起
- 鎖骨
- 鎖骨下筋
- 斜角筋
- 上腕骨
- 肺
- 小円筋
- 三角筋
- 棘上筋
- 板状筋
- 肩甲棘
- 大菱形筋
- 棘下筋
- 小菱形筋
- 肩甲挙筋
- 僧帽筋
- **秉風**

⑦
- 烏口腕筋
- 小胸筋
- 大胸筋
- 上腕二頭筋
- 三角筋
- 前鋸筋
- 大円筋
- 肺
- 上腕三頭筋
- 後鋸筋
- 小円筋
- 大菱形筋
- 僧帽筋
- 棘下筋
- 肩甲下筋
- **天宗**

⑧
- 烏口腕筋
- 前鋸筋
- 小胸筋
- 大胸筋
- 上腕二頭筋
- 三角筋
- 肩甲下筋
- 肺
- 上腕三頭筋
- 大円筋
- 大菱形筋
- 小円筋
- 僧帽筋
- 棘下筋
- **膏肓**
- **厥陰兪**

⑨
- 大胸筋
- 小胸筋
- 前鋸筋
- 烏口腕筋
- 上腕二頭筋
- 三角筋
- 上腕三頭筋
- 肺
- 肩甲下筋
- 大円筋
- 小円筋
- 大菱形筋
- 棘下筋
- 僧帽筋
- **神堂**
- **心兪**

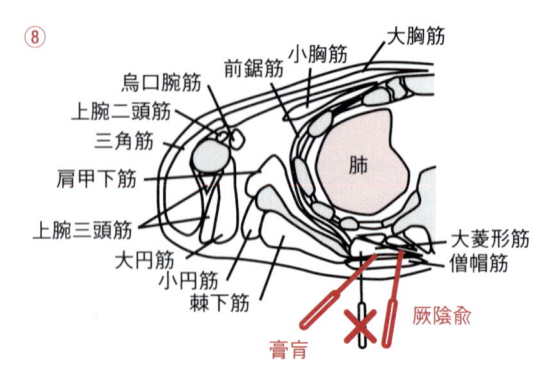

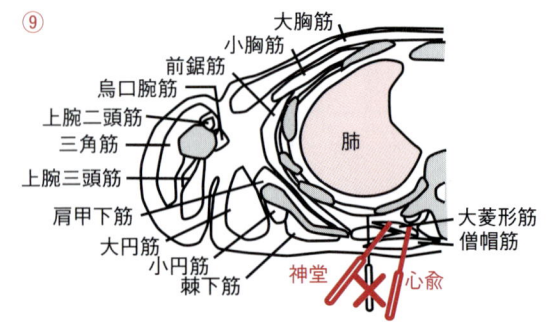

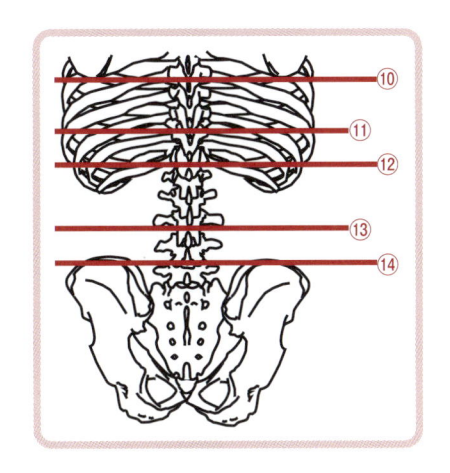

付録　筋肉の位置関係と断面図　231

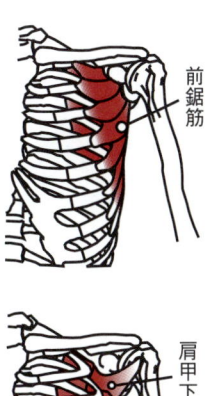

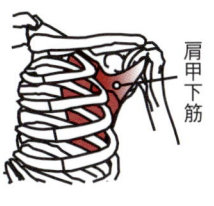

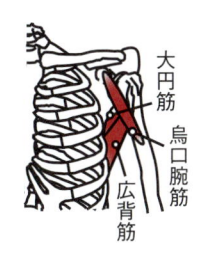

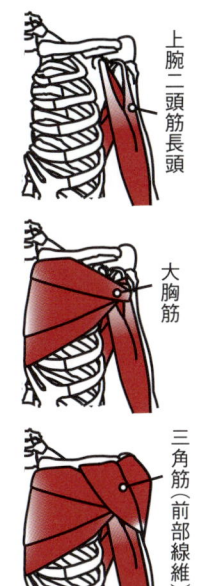

前鋸筋

肩甲下筋

上腕二頭筋長頭

大円筋
烏口腕筋
広背筋

大胸筋

三角筋（前部線維）

⑩
大胸筋 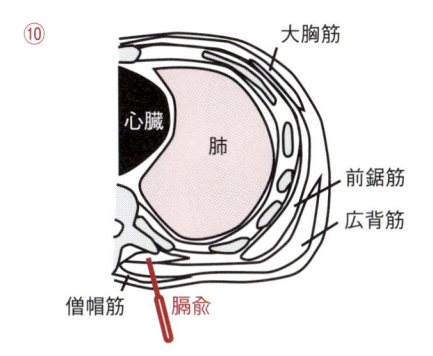
心臓　肺
前鋸筋
広背筋
僧帽筋　膈兪

⑪
外腹斜筋 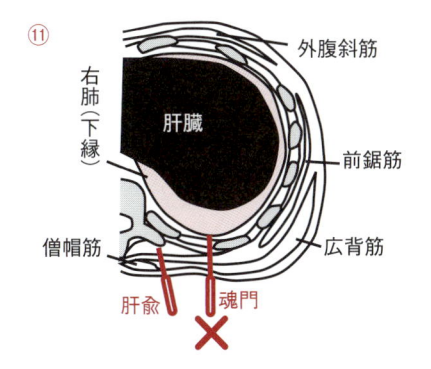
右肺（下縁）　肝臓
前鋸筋
広背筋
僧帽筋
肝兪　魂門

⑫
胃　膵臓　肝臓
腎臓
脾臓
前鋸筋
広背筋
腰方形筋
下後鋸筋
胃倉　多裂筋
胃兪　脊柱起立筋

⑬
小腰筋 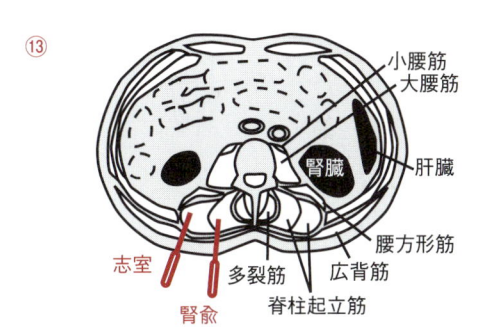
大腰筋
腎臓
肝臓
腰方形筋
広背筋
志室　多裂筋
腎兪　脊柱起立筋

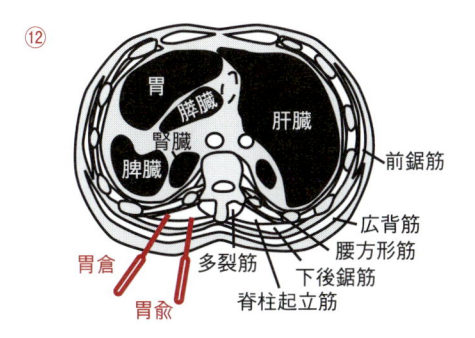

⑭
大腰筋 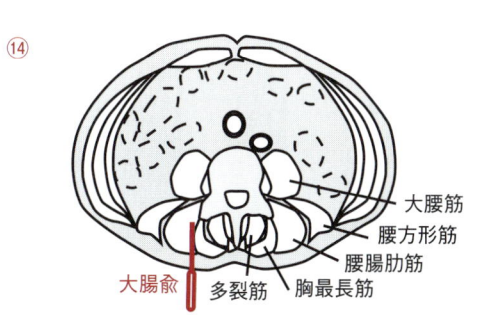
腰方形筋
腰腸肋筋
大腸兪　多裂筋　胸最長筋

付録　筋肉の位置関係と断面図

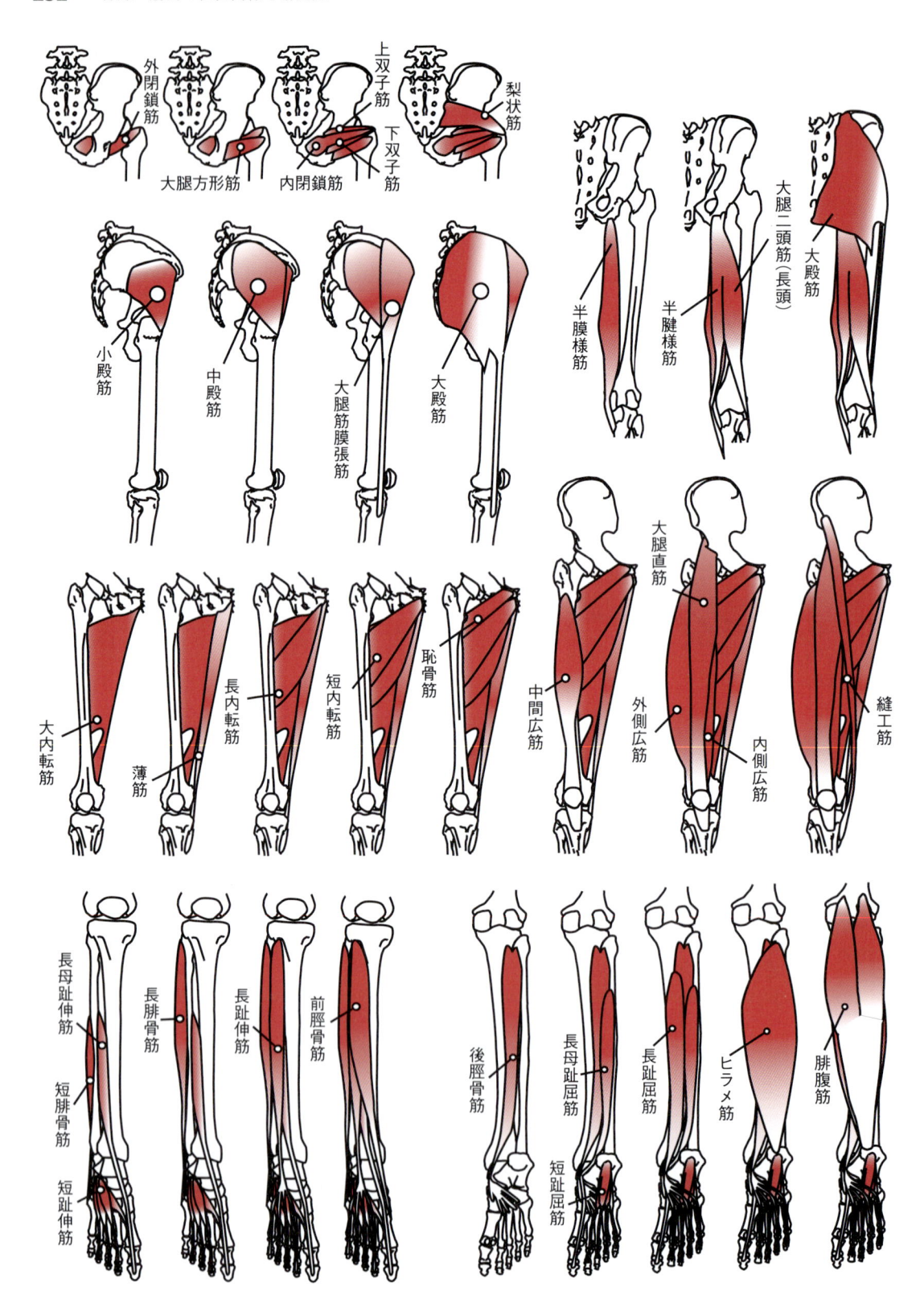

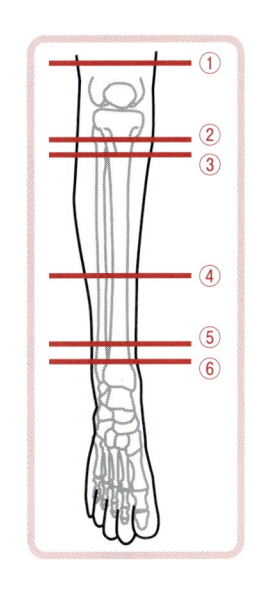

付録　筋肉の位置関係と断面図　233

① 大腿直筋腱
血海　　梁丘
内側広筋　　外側広筋
縫工筋　　中間広筋
薄筋
半膜様筋　　大腿二頭筋短頭
半腱様筋　　大腿二頭筋長頭

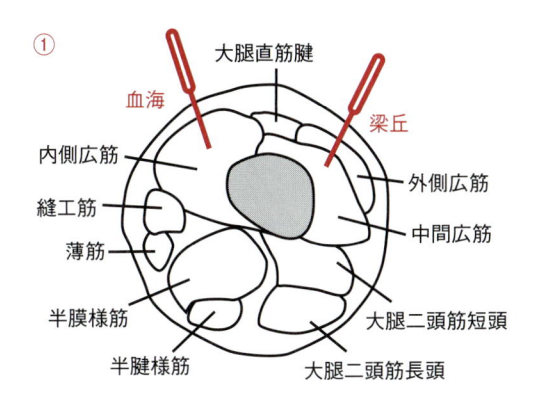

② 膝蓋靱帯
内側側副靱帯　前脛骨筋
縫工筋腱　　長趾伸筋
薄筋腱　　陽陵泉
半膜様筋腱　　長腓骨筋
半腱様筋腱　　大腿二頭筋腱
膝窩筋
足底筋
腓腹筋

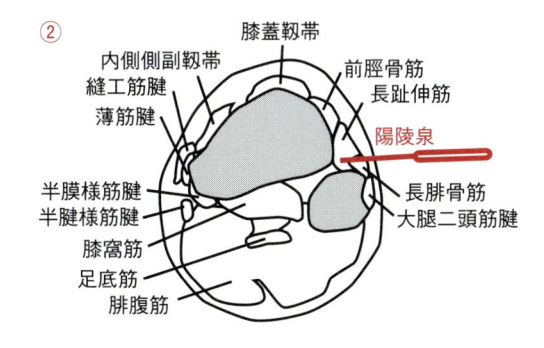

③ 内側側副靱帯
縫工筋腱　　前脛骨筋
薄筋腱　　長趾伸筋
半膜様筋腱　　長腓骨筋
半腱様筋腱
陰陵泉　　膝窩筋
ヒラメ筋
足底筋　　腓腹筋

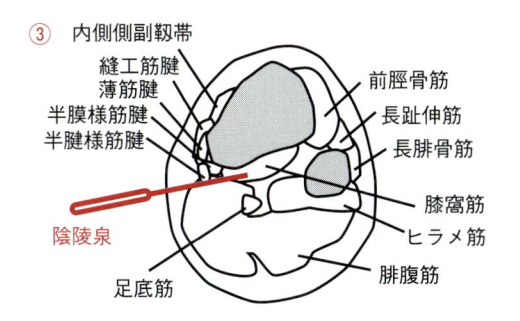

④ 前脛骨筋
長趾屈筋　　長趾伸筋
地機　　長腓骨筋
ヒラメ筋
後脛骨筋
腓腹筋

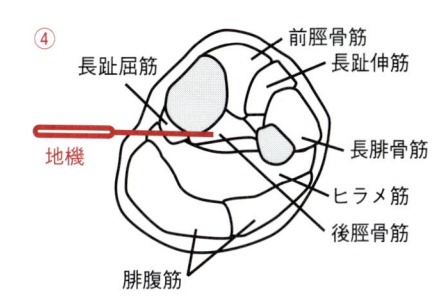

⑤ 前脛骨筋
長母趾伸筋
三陰交　　長趾伸筋
長腓骨筋腱
長趾屈筋　　短腓骨筋
後脛骨筋　　長母趾屈筋
アキレス腱　　ヒラメ筋

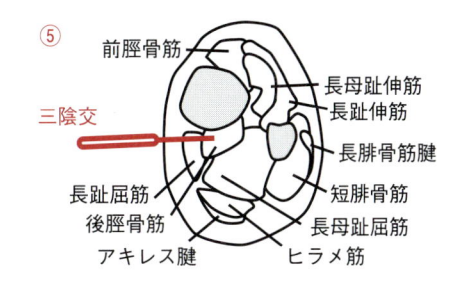

⑥ 前脛骨筋
長母趾伸筋
後脛骨筋　　長趾伸筋
長趾屈筋　　長腓骨筋
短腓骨筋
復溜　　長母趾屈筋
ヒラメ筋
アキレス腱

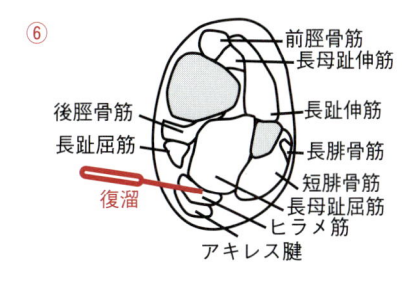

234　付録　筋肉の位置関係と断面図

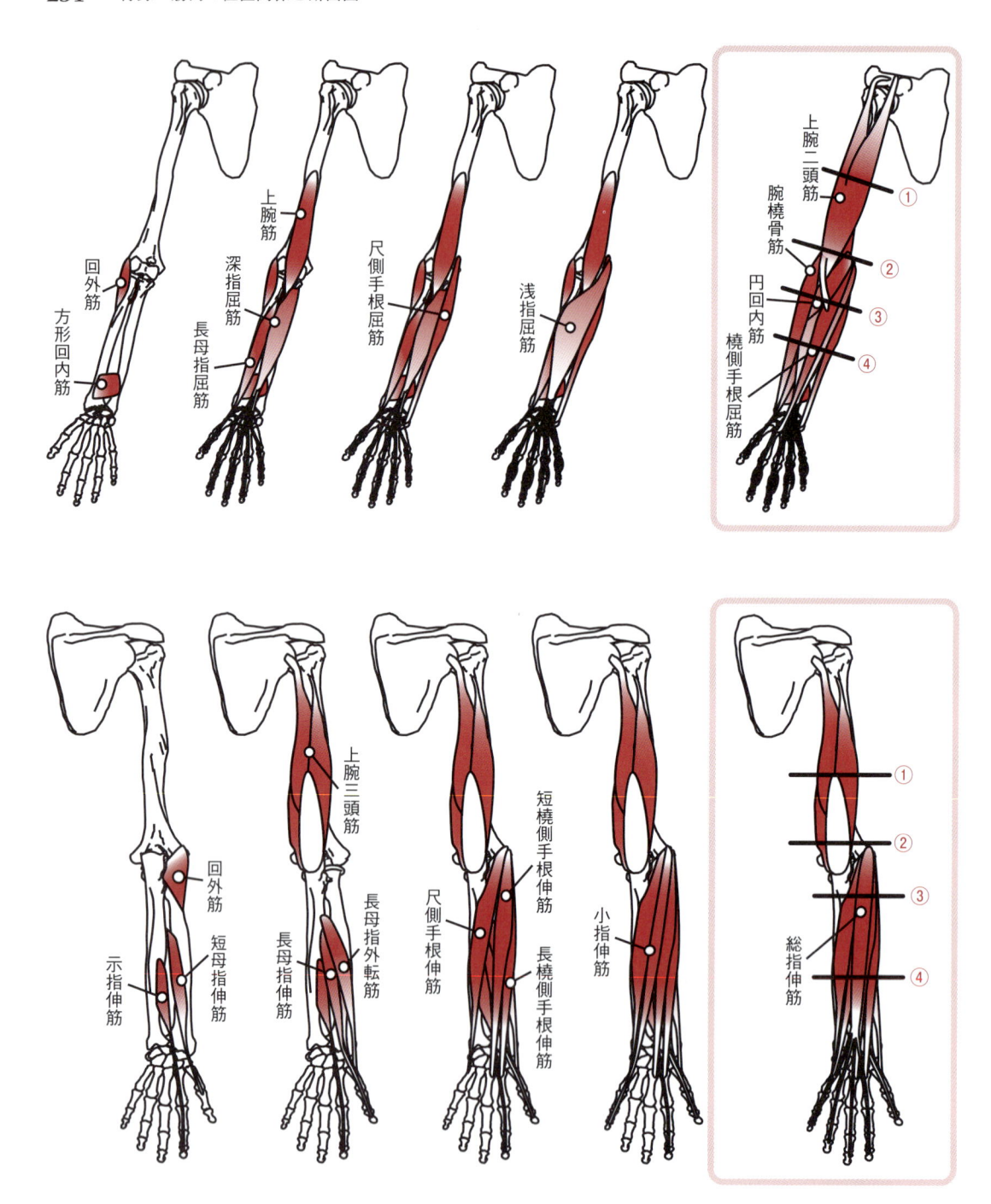

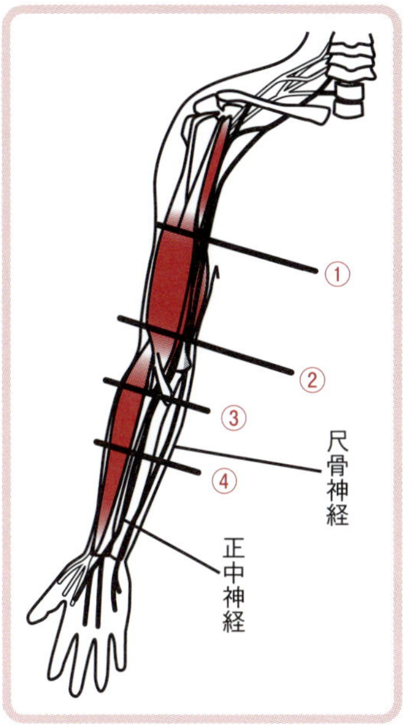
①
②
③
④
尺骨神経
正中神経

②

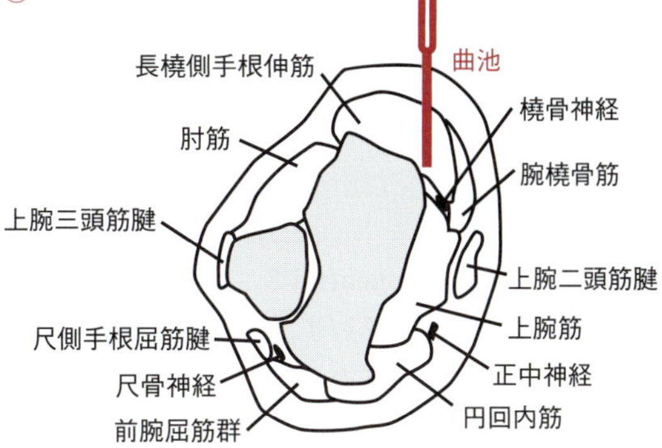
曲池
長橈側手根伸筋
肘筋
上腕三頭筋腱
尺側手根屈筋腱
尺骨神経
前腕屈筋群
橈骨神経
腕橈骨筋
上腕二頭筋腱
上腕筋
正中神経
円回内筋

③

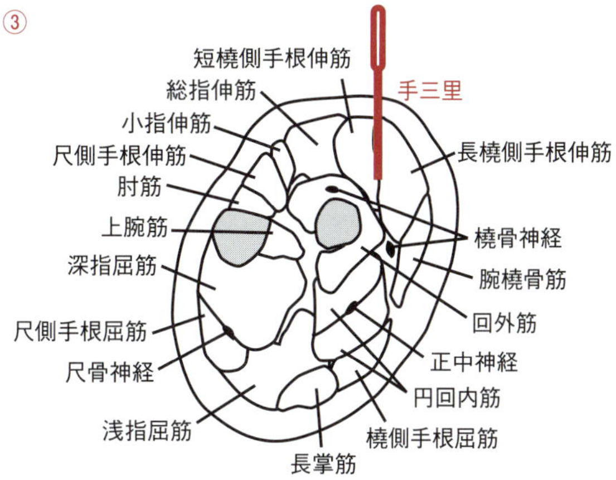
手三里
短橈側手根伸筋
総指伸筋
小指伸筋
尺側手根伸筋
肘筋
上腕筋
深指屈筋
尺側手根屈筋
尺骨神経
浅指屈筋
長掌筋
長橈側手根伸筋
橈骨神経
腕橈骨筋
回外筋
正中神経
円回内筋
橈側手根屈筋

①

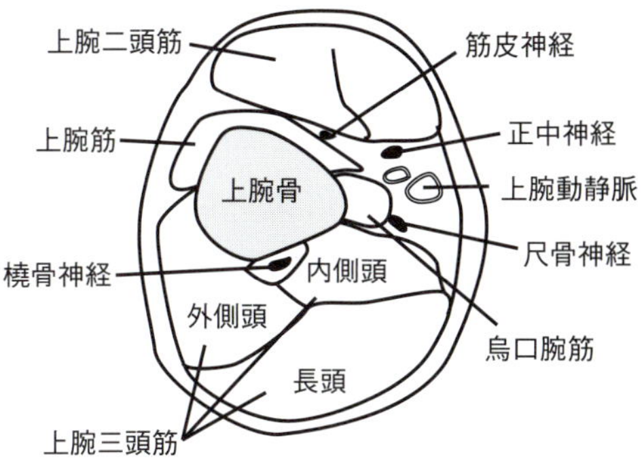
上腕二頭筋
上腕筋
上腕骨
橈骨神経
内側頭
外側頭
長頭
上腕三頭筋
筋皮神経
正中神経
上腕動静脈
尺骨神経
烏口腕筋

④

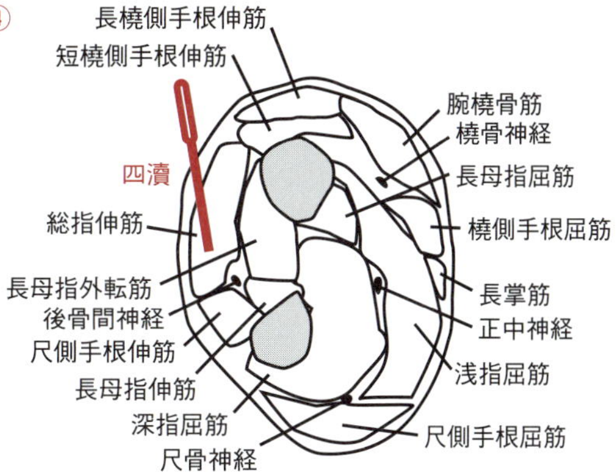
長橈側手根伸筋
短橈側手根伸筋
四瀆
総指伸筋
長母指外転筋
後骨間神経
尺側手根伸筋
長母指伸筋
深指屈筋
尺骨神経
腕橈骨筋
橈骨神経
長母指屈筋
橈側手根屈筋
長掌筋
正中神経
浅指屈筋
尺側手根屈筋

参考文献

1. S. Hoppenfeld 著，野島元雄監訳：図解 四肢と脊椎の診かた，医歯薬出版，東京，1984
2. 大島宜雄監修，山口真二郎著：鍼通電療法テクニック―運動器系疾患へのアプローチ，医道の日本社，神奈川，2001
3. H. J. Hislop, J. Montgomery 著，津山直一訳：新・徒手筋力検査法，原著第7版，協同医書出版社，東京，2003
4. 奈良　勲ほか：系統別・治療手技の展開，改訂第2版，協同医書出版社，東京，2002
5. 廣谷速人：しびれと痛み 末梢神経絞扼障害，金原出版，東京，1997
6. 新関真人：臨床で毎日使える図解姿勢検査法，医道の日本社，神奈川，2003
7. 出端昭男：鍼灸臨床 問診・診察ハンドブック，医道の日本社，神奈川，1987
8. 松本　勅：現代鍼灸臨床の実際，医歯薬出版，東京，1989
9. B. Kingston 著，足立和隆訳：よくわかる筋の機能解剖―描いて覚える筋の名称とはたらき，メディカル・サイエンス・インターナショナル，東京，2000
10. 社団法人東洋療法学校協会編，教科書執筆小委員会著：はりきゅう実技〈基礎編〉，医道の日本社，神奈川，1992
11. 社団法人全国柔道整復学校協会監修，三上真弘編：リハビリテーション医学，改訂第2版，南江堂，東京，2003
12. 社団法人全国柔道整復学校協会監修，齋藤　宏著：運動学，第2版，医歯薬出版，東京，2003
13. D. A. Neumann 著，嶋田智明，平田総一郎監訳：筋骨格系のキネシオロジー，医歯薬出版，東京，2005
14. 社団法人東洋療法学校協会編，奈良信雄著：臨床医学総論，医歯薬出版，東京，1991
15. 社団法人東洋療法学校協会編，河野邦雄ほか著：解剖学，第2版，医歯薬出版，東京，2006

索引

和文索引

あ

アイソメトリック（運動）　170
アキレス腱反射　147
アダムスポジション　24
圧迫（検査）　46
圧迫骨折　150
アプリヘンジョンテスト　161
アプレイの押し下げテスト　166
アプレイの引き上げテスト　166
アレンテスト　112

い

位置覚　84
イートンテスト　113

う

ウィリアムステスト　142
烏口肩峰靱帯　69
烏口鎖骨靱帯　69
烏口上腕靱帯　69
烏口突起　70
烏口腕筋　74, 176
運動学的連鎖　3
運動機能検査　41
運動鍼　95

え

エキセントリック（運動）　170
X脚　31
エデンテスト　113
エリー徴候　138
エレイテスト　141
遠位橈尺関節　47
円回内筋　191
鉛管様現象　79
遠心性収縮　170

お

O脚　31
オスグット・シュラター病　168
折りたたみナイフ現象　79

か

下位運動ニューロン　81
回外筋　190
外後頭隆起　12
回旋筋腱板　70
外旋股　31
外側広筋　218
外側上腕筋間中隔　127
外側側副靱帯　47, 56, 63
外側半月板　56
回内筋トンネル　125
外反膝　31
外腹斜筋　205
外閉鎖筋　212
過外転症候群　124
下角（肩甲骨）　16
下関節上腕靱帯　69
下肢伸展挙上訓練　171
下肢伸展挙上テスト　134
下双子筋　212
鵞足腱　63
下腿三頭筋　65
下腿周径　162
感覚解離　84
寛骨臼　56
関節可動域検査　78
関節上腕靱帯　69
関節副運動検査　45
関節モビライゼーション　55

き

キネマティックチェーン　3
機能的姿勢検査　4
機能的姿勢変位　3
求心性収縮　170
胸郭出口症候群　122
胸棘筋　206

胸最長筋　30, 206
胸鎖乳突筋　16, 173
胸腸肋筋　206
棘下窩　13
棘下筋　18, 181
棘上窩　13
棘上筋　178
棘突起叩打検査　135
棘突起の触診　13
拳睾筋反射　83
距腿関節　58
ギヨン管症候群　125
近位橈尺関節　47
筋・筋膜性腰痛　149

く

グラスピングテスト　167
グローバル筋　4

け

頸棘筋　174
頸最長筋　174
頸腸肋筋　174
頸椎叩打検査　92
頸椎症　94
頸椎症性神経根症　122
頸椎捻挫　94
頸半棘筋　174
頸板状筋　16, 174
頸部椎間板ヘルニア　94
頸部引き離しテスト　92
Kボンネットテスト　142
血行動態検査　77
結節間溝　70
肩甲下筋　18, 182
肩甲挙筋　18, 184
肩甲棘　13
肩甲骨　16
肩鎖関節　69
肩鎖靱帯　69
腱板炎　107
ケンプ徴候　137
肩峰　13

こ

肩峰下滑液包炎　107
後距腓靱帯　67
後脛骨筋　221
後十字靱帯　58
構造的姿勢変位　3
広背筋　177, 182
後方引き出しテスト　165
絞扼神経障害　121
股関節　56
股関節外旋強制テスト　141
股関節内旋強制テスト　141
五十肩　108
骨運動検査　43
骨粗鬆症　150
コッドマン体操　109
コンセントリック（運動）　170

さ

鎖骨　13
坐骨神経絞扼性神経症　151
坐骨神経パルス　156
坐骨大腿靱帯　56
三角筋　18
　――後部線維　177, 179
　――前部線維　176
　――中部線維　178
三角靱帯　67

し

示指伸筋　196
支持組織　41
指床間距離　131
矢状面　1
姿勢筋　4
姿勢検査　4
姿勢性腰痛　150
姿勢変位　3
膝蓋腱反射　147
膝蓋骨圧迫テスト　159
膝蓋靱帯炎　168
膝蓋大腿関節　56
膝蓋跳動　160
膝蓋軟骨軟化症　168
膝関節外反動揺テスト　163
膝関節内反動揺テスト　163
自動運動検査　43
斜角筋症候群　123
尺側手根屈筋　54, 192

尺側手根伸筋　193
ジャクソンテスト　90
ジャクソンの過伸展圧迫検査法　93
尺骨神経　126
尺骨神経管症候群　125
尺骨神経パルス　128
ジャンパー膝　168
収縮組織　41
重心線　1
手根管症候群　125
上位運動ニューロン　81
小円筋　18, 181
上角（肩甲骨）　16
上関節上腕靱帯　69
上項線　12
上後腸骨棘　30
小指外転筋　197
小趾外転筋　226
小指伸筋　196
小指対立筋　203
上前腸骨棘　30
上双子筋　212
掌側骨間筋　194, 198
小殿筋　214
踵腓靱帯　67
小菱形筋　185, 187
上腕筋　54, 188
上腕骨外側上顆　51
上腕骨内側上顆　51
上腕三頭筋　52, 189
上腕三頭筋反射　119
上腕二頭筋　54, 188, 190
上腕二頭筋長頭腱炎　107
上腕二頭筋長頭腱伸展テスト　99
上腕二頭筋反射　118
神経圧迫・伸展検査　86
神経根症　93
　頸椎症性――　122
　腰部――　150
神経パルス　128
深指屈筋　195
伸張性筋収縮　170
伸張反射　81
伸展組織　41
振動覚　84
深部腱反射　81
深部知覚　84
深部痛覚　84

す

錐体外路　81

錐体路　81
水平線　2
水平面　1
ストレッチテスト　99
スパーリングテスト　91
スパーリングの椎間孔圧迫検査法　93
スピードテスト　99
スプラング・バック　150
滑り（検査）　45

せ

整形外科的な姿勢変位　3
静止性収縮　170
正中神経　125
正中神経パルス　128
脊髄症　94
脊柱管狭窄症　151
脊椎症　94
脊椎分離すべり症　150
前額面　1
前鋸筋　183
前距腓靱帯　67
前屈テスト　24
前脛骨筋　220
前脛骨筋腱　65
浅指屈筋　195
前十字靱帯　58
前方引き出しテスト　165

そ

総指伸筋　196
相動筋　4
僧帽筋
　――下部線維　186
　――上部線維　16, 174, 184
　――中部線維　185
側滑　27
側屈テスト　24
側弯　24
阻血負荷検査　87
ゾーレンテスト　162

た

大円筋　18, 177, 182
大胸筋　180, 182
退行性関節症　26
代償変位　3
大腿筋膜張筋　214, 216
大腿脛骨角　159

索引　**239**

大腿脛骨関節　56
大腿骨外側上顆　63
大腿骨内側上顆　62
大腿周径　160
大腿神経伸展テスト　135
大腿直筋　218
大腿二頭筋
　　──短頭　217
　　──長頭　209, 217
大腿二頭筋腱　63
大腿方形筋　212
大殿筋　39, 209, 212
大転子　36
大内転筋　211
第7頸椎棘突起　13
大腰筋　208
大菱形筋　185, 187
ダウバーン徴候　106
他動運動検査　43
短趾屈筋　224
短趾伸筋　225
短縮性筋収縮　170
短橈側手根伸筋　193
短内転筋　211
短腓骨筋　222
短母指外転筋　201
短母指屈筋　199
短母趾屈筋　223
短母指伸筋　200

ち

知覚検査　84, 120, 148
恥骨筋　211
恥骨大腿靱帯　56
チネル徴候　114
中間広筋　218
肘関節　47
中関節上腕靱帯　69
中殿筋　39, 210
肘頭　50
肘頭窩　50
肘部管症候群　124
虫様筋　194, 223
腸脛靱帯　65
腸骨筋　208
腸骨大腿靱帯　56
腸骨稜　30
長趾屈筋　224
長趾伸筋　225
長趾伸筋腱　65
長掌筋　54
長橈側手根伸筋　193

長内転筋　211
長腓骨筋　222
長母指外転筋　201
長母指屈筋　199
長母趾屈筋　224
長母趾屈筋筋力　134
長母指伸筋　200
長母趾伸筋　225
長母趾伸筋筋力　134
長母趾伸筋腱　65

つ

椎間関節性腰痛　149
椎間板ヘルニア
　頸部──　94
　腰部──　151

て

底側骨間筋　227
手のバレー徴候　116
デルマトーム　84
デルマトームパルス　130

と

頭棘筋　174
橈骨手根関節　47
橈骨神経　127
橈骨神経パルス　130
橈骨頭　51
頭最長筋　174
等尺性筋収縮　170
等尺性抵抗運動検査　45
橈側手根屈筋　54, 192
橈側手根伸筋　54
頭半棘筋　174
頭板状筋　16, 174
特殊検査　77
徒手筋力検査　80
トーマステスト　28, 139
トレムナー反射　120
トレンデレンブルグ徴候　136
ドロップアームテスト　101

な

内旋股　31
内側広筋　218
内側側副靱帯　47, 56, 62
内側半月板　56
内反膝　31

内腹斜筋　205
内閉鎖筋　212

に

2点識別覚検査　84
乳様突起　12
ニュートンテスト　142

ね

ネリ徴候　136

は

背側骨間筋　194, 197, 226
薄筋　211
歯車様現象　79
パテラセッティング訓練　171
パトリックテスト　141
バビンスキー反射　147
ハルステッドテスト　112
バレー徴候　116
半月板　56
半腱様筋　209, 217
反射検査　81
半膜様筋　209, 217

ひ

引き出しテスト　165
腓腹筋　65, 219
皮膚書字試験　84
皮膚反射　81
皮膚分節　84
表在知覚　84
表在反射　81, 83
病的反射　81, 83
ヒラメ筋　65, 219

ふ

ファーレンテスト　114
フィンケルスタインテスト　116
フェアバンクテスト　161
複合知覚　84
腹斜筋　205
腹直筋　204
腹壁反射　83
ブラガード徴候　135
フリップテスト　137
フローマン徴候　114

へ

ペイス徴候　145
ペインフルアーク徴候　101
ペルヴィックロックテスト　143
変形性膝関節症　168
変形性腰椎症　149

ほ

方形回内筋　191
縫工筋　215
母趾外転筋　226
母指対立筋　203
母指内転筋　202
母趾内転筋　227
ホフマン反射　120
ボンネットテスト　142

ま

マクマレーテスト　165

も

モーレイテスト　110

や

ヤーガソンテスト　106
ヤコビー線　30

よ

腰腸肋筋　30, 206, 207
腰椎椎間関節圧迫テスト　135
腰痛
　筋・筋膜性——　149
　姿勢性——　150
　椎間関節性——　149
腰部神経根症　150
腰部椎間板ヘルニア　151
腰方形筋　30, 206, 207

ら

ライトテスト　112
ラセーグ徴候　134
ラックマンテスト　167

り

離開(検査)　46

梨〜

梨状筋　39, 212
梨状筋症候群　151
リストアレンテスト　116
理想姿勢　1
立体覚検査　84
リューインテスト　142
菱形筋　18, 185, 187

ろ

ローカル筋　4
肋鎖症候群　123

わ

Y靱帯　56
腕尺関節　47
腕神経叢　125
腕橈関節　47
腕橈骨筋　54, 188, 190
腕橈骨筋反射　118

欧文索引

A
Allen test　112
Appley compression test　166
Appley distraction test　166
apprehension test　161
ATR（Achilles tendon reflex）　147

B
Babinski reflex　147
Barre sign　116
biceps reflex　118
brachioradial reflex　118
Bragard sign　135

C
Codman exercise　109

D
Dawbarn sign　106
dermatome　84
Drawer test　165
drop arm test　101

E
Eaton test　113
Eden test　113
EHL（extensor hallucis longus）　134
Elley test　141
Ely sign　138

F
Fairbank test　161
FHL（flexor hallucis longus）　134
finger floor distance　131
Finkelstein test　116
flip test　137
floating sign of patella　160

FNS（femoral nerve stretch）test　135
Froment sign　114
FTA（femorotibial angle）　159

G
grasping test　167

H
Halstead test　112
Hoffmann reflex　120

J
Jackson（head compression）test　90
jumper knee　168

K
Katayama bonnet test　142
Kemp sign　137

L
Lackman test　167
Lasègue sign　134
Lewin test　143

M
McMurray test　165
MMT（manual muscle testing）　80
Morley test　110

N
Neri sign　136
Newton test　142

O
Osgood-Schlatter disease　168

P
Pace sign　145
painful arc sign　101
patella compression test　159
Patrick test　141
pelvic rock test　143
Phalen test　114
PTR（patellar tendon reflex）　147

R
ROM（range of motion）　78

S
SLR（straight leg raising）test　134
speed test　99
Spurling test　91
stretch test　99

T
Tinel sign　114
Tomas test　139
Trendelenburg sign　136
triceps reflex　119
Trömner reflex　120

W
Williams test　142
Wright test　112
wrist Allen test　116

Y
Yergason test　106

Z
Zholen test　162

はりきゅう 検査・治療学

2008年1月15日　第1刷発行	編集者　有馬義貴
2019年2月5日　第3刷発行	発行者　小立鉦彦
	発行所　株式会社 南江堂
	〒113-8410 東京都文京区本郷三丁目42番6号
	☎(出版) 03-3811-7235　(営業) 03-3811-7239
	ホームページ https://www.nankodo.co.jp/
	振替口座 00120-1-149
	印刷・製本　真興社

Evaluation and Treatment of Acupuncture and Moxibustion
© Yoshitaka Arima, 2008

定価は表紙に表示してあります．　　　　　　　　　　　　Printed and Bound in Japan
落丁・乱丁の場合はお取り替えいたします．　　　　　　　ISBN978-4-524-24759-2

本書の無断複写を禁じます．

[JCOPY]〈出版者著作権管理機構 委託出版物〉
本書の無断複写は，著作権法上での例外を除き，禁じられています．複写される場合は，そのつど事前に，出版者著作権管理機構（TEL 03-5244-5088，FAX 03-5244-5089，e-mail: info@jcopy.or.jp）の許諾を得てください．

本書をスキャン，デジタルデータ化するなどの複製を無許諾で行う行為は，著作権法上での限られた例外（「私的使用のための複製」など）を除き禁じられています．大学，病院，企業などにおいて，内部的に業務上使用する目的で上記の行為を行うことは私的使用には該当せず違法です．また私的使用のためであっても，代行業者等の第三者に依頼して上記の行為を行うことは違法です．

はりきゅう基礎技術学

編集
有馬 義貴　常葉大学

鍼・灸の基礎知識から基本手技とその練習法までをまとめたテキスト．鍼・灸の形状，基本的な扱い方から実際の施術部位・手順までを，豊富な図を用いてわかりやすく解説．学生が普段使用する教科書を補う内容であり，臨床実習や卒後臨床，実際の診療の場においても必須となる知識・技術の修得ができるようになっている．鍼灸学生のサブテキストとして，また実務者の知識整理に必携の一冊．

【主要目次】

第1章　基礎知識
Ⅰ．鍼灸用具
　1．鍼の用具
　2．灸の用具
　3．吸角の用具
Ⅱ．鍼灸治療における感染防止
　1．法令
　2．ディスポーザブル器具
　3．洗浄・消毒・滅菌のための器具
　4．器具の洗浄・消毒・滅菌
　5．手指の洗浄と消毒
　6．廃棄物の取り扱い
Ⅲ．実習時の服装と衛生
　1．服装・身だしなみ
　2．用具の準備
　3．施術前後の洗浄と消毒
　4．片づけ
Ⅳ．鍼灸治療の過誤と副作用
　1．脳貧血
　2．遺感覚
　3．抜鍼困難・渋鍼
　4．折鍼
　5．皮膚反応
　6．外出血・内出血
　7．気胸
　8．発熱・倦怠感
　9．火傷と化膿
　10．灸あたり

第2章　基本手技
Ⅰ．鍼の基本手技
　1．管鍼法
　2．撚鍼法
　3．鍼術の種類
Ⅱ．灸の基本手技
　1．艾炷灸
　2．灸術の種類
Ⅲ．吸角の基本手技
　1．基本手順
　2．吸角の種類

第3章　基本手技の練習法
Ⅰ．鍼技術の練習法
　1．基本刺入法
　2．クリーンニードルテクニック
　3．管鍼法による基本手技の確認
　4．銀鍼の刺入（軟らかい鍼の刺入法）
　5．片手挿管
　6．側面への刺鍼
　7．反応組織への刺鍼
　8．頸部への刺鍼
　9．肩への刺鍼とつまみ押手
　10．肩背部周囲への刺鍼と斜刺・横刺
　11．筋肉に対する鍼通電療法
　12．関節の動きによる筋内刺入の確認
　13．細い筋・薄い筋に対する刺入法
　14．皮内鍼・円皮鍼
　15．擦過鍼（頸部・肩部・肘部の施術）
　16．擦過鍼（腰部・下肢の施術）
　17．円鍼
　18．鍉鍼
Ⅱ．灸技術の練習法
　1．艾炷灸の基本技術
　2．箱灸
　3．円筒灸
　4．市販の温筒灸
　5．生姜灸・大蒜灸
　6．灸点紙灸
　7．和紙灸
　8．知熱灸
　9．透熱灸
　10．灸の温度と所要時間
　11．紫雲膏灸
　12．指圧触診
　13．温灸器
　14．MT式温灸器
　15．棒灸と押灸
　16．押灸とフード灸
　17．灸頭鍼
　18．仙骨部の灸
　19．糸状灸
Ⅲ．吸角の練習法
　1．投火法
　2．閃火法
　3．吸角手技

付録　古代鍼灸法・刺法
　1．九刺（九変に応じる刺法）
　2．十二刺（十二経に応じる刺法）
　3．五刺

B5判・206頁　2007.11.
ISBN978-4-524-24758-5
定価(本体3,200円＋税)

南江堂

〒113-8410　東京都文京区本郷三丁目42-6
(営業) TEL 03-3811-7239　FAX 03-3811-7230
〈http://www.nankodo.co.jp〉